李乾构带徒小课200讲

李乾构 主讲

吴　兵　朱培一　整理

全国百佳图书出版单位

中国中医药出版社

·北　京·

图书在版编目（CIP）数据

李乾构带徒小课 200 讲 / 李乾构主讲；吴兵，朱培一整理 . —北京：中国中医药出版社，2023.12

ISBN 978 – 7 – 5132 – 8394 – 6

Ⅰ . ①李…　Ⅱ . ①李… ②吴… ③朱…　Ⅲ . ①脾胃病－中医临床－经验－中国－现代　Ⅳ . ① R256.3

中国国家版本馆 CIP 数据核字（2023）第 183133 号

中国中医药出版社出版

北京经济技术开发区科创十三街 31 号院二区 8 号楼

邮政编码　100176

传真　010-64405721

三河市同力彩印有限公司印刷

各地新华书店经销

开本 710×1000　1/16　印张 23.75　字数 362 千字

2023 年 12 月第 1 版　2023 年 12 月第 1 次印刷

书号　ISBN 978 – 7 – 5132 – 8394 – 6

定价　98.00 元

网址　www.cptcm.com

服 务 热 线　010-64405510

购 书 热 线　010-89535836

维 权 打 假　010-64405753

微信服务号　zgzyycbs

微商城网址　https://kdt.im/LIdUGr

官 方 微 博　http://e.weibo.com/cptcm

天猫旗舰店网址　https://zgzyycbs.tmall.com

如有印装质量问题请与本社出版部联系（010-64405510）

前　言

首都医科大学附属北京中医医院成立于 1956 年，北京市政府把北京市的很多名老中医云集到此来发展北京市中医药事业。为了继承老中医的临床经验和学术思想，北京中医医院领导采用传统的师承教学方法来培养青年中医师，给每个青年中医师配一位老中医当师傅，徒弟跟着师傅出门诊抄方，跟着师傅查房学习。工作之余，师傅还会给徒弟在小诊桌前讲课，讲一味中药、一个方子、一句医理、一个治法、讲一个病例，短则三五分钟，长则 10 ～ 20 分钟，名之曰"小桌讲课"。我 1964 年从广州中医学院（现广州中医药大学）毕业后，分配到北京中医医院内科肝病组工作，医院领导安排关幼波教授当我师傅，我从此就跟随关老学习。1978 年，医院领导送我去北京协和医院进修内科消化专业，进修学习回医院后，我的工作由内科肝病组转到内科消化组，但工作之余我还是会去肝病组跟关老出门诊，继续学习关老的临床经验和学术思想。

我晋升主治医师（讲师）以后，开始带教中医学院毕业实习医生和进修医生。我带学生时，继承了北京中医医院传统的师承教学方法，采用"小桌讲课"的方式教学生。当我晋升主任医师（教授）带硕士研究生和博士研究生的时候，仍然坚持采用"小桌讲课"的方法进行教学。当我作为第三批、第四批、第五批、第六批全国老中医药专家学术经验继承工作指导老师带徒弟的时候，还是坚持用"小桌讲课"的方式进行教学。我每周给徒弟讲 2 次"小桌讲课"。每次讲课之前，我要先备课，写出讲稿并打印出来，早上 7 点开始"小桌讲课"，讲重点，讲要点，讲完课后，再把讲稿发给徒弟，要徒弟回去学习领会，有不明白、不清楚之处回来问我。

2014 年，我把给全国第三批、第四批、第五批徒弟"小桌讲课"的内容汇编成册，取名《李乾构带徒小课 128 讲》，由中国中医药出版社出版，受到徒弟们和青年中医师们的欢迎。现将带全国第六批徒弟的"小桌讲课"新增加的内容补充进去，取名《李乾构带徒小课200讲》。全书分六大部分：一讲脾、胃、小肠、大肠的生理功能与常见证候；二讲脾、胃、肝、胆、胰疾病的常用治法；三讲临证常用的中药；四讲临证常用的对药、方剂、经验方、中成药；五讲常见脾胃病的诊治；六讲学术思想、观点。希望本书的出版，对从事中医内科脾胃病的临床医生有些帮助。由于时间较紧，错误之处难免，敬请同道和读者提出宝贵意见，以期再版时修订完善。

李乾构

2023 年 10 月写于北京中医医院

目　录

李乾构 带徒小课 200 讲

目
录

第1讲
"仁术勤和"与医生的"六心"

今天是小桌讲课第一课，我给大家介绍医院院训和医生要有"六心"。

医生的职责是"治病救人，救死扶伤"。北京中医医院大门口的院训是"仁术勤和"。"仁"是指仁爱宽厚，体现了医务工作者救死扶伤的高尚医德。"术"是指学术、医术，它体现了医务工作者精湛的医术和科学严谨的学术思想。"勤"是指勤奋、勤劳，它体现了医务工作者爱岗敬业，勤学苦练，努力为患者服务的品格。"和"是指和谐、和睦，既体现了中医天人合一的思想，也体现了医院构建和谐的医患关系，以及和谐医院的理念。

俗话说"医者父母心"，我认为医生仅仅有"父母心"还不够，还要有"六心"。我对待患者不论地位高低、富贵贫穷都一视同仁，都用"全心全意为人民服务"的尺子来衡量自己的工作。我诊疗工作的座右铭是"六心"——孝心、耐心、体贴心、同情心、关心、爱心。医生在诊病时，对待比自己年长的患者，要像对待自己的父母一样有孝敬心，有耐心；对待与自己年龄相近的患者，要像对待自己的兄弟姐妹一样有体贴心，有同情心；对待年幼的患者，要像对待自己的子女一样去关心，有爱心。医生有了这"六心"，把患者当作家里人，当作亲人，诊治疾病时就会为患者着想，想尽一切办法解除患者的痛苦，就不容易出现医患纠纷，也不容易出现医疗差错和医疗事故。我从医60余年，诊治患者几十万人，没有出过一起医患纠纷和严重差错，总是受到患者的称赞。我要求大家将医者的"六心"和医院"仁术勤和"的院训作为自己当医生的座右铭。

第2讲
如何写门诊病历

关于如何书写门诊病历，国家中医药管理局和医院医务处有具体规定。因病历书写内容较多，门诊患者又多，医生往往没有按规定书写门诊病历，但脾胃病科初诊病历至少要按以下 12 项要求书写。

1. 主诉

患者感受主要、最明显的症状，也是患者本次就诊主要的原因及其持续时间。一般写 12 个字以内，写主症多少年，加重多少天。

例如：胃脘疼痛 7 ～ 8 年，加重 1 个月。

2. 病史

写发病后的检查治疗情况，要求写阳性理化检查结果和胃肠镜检查或造影等检查情况。

3. 现在症状

现在症状主要以写消化系统症状为主。

例如饮食情况、有无胃痛胃胀胃堵、有无嗳气打嗝、有无烧心反酸、大小便等内容。此外，写睡眠、精神、体力等异常情况，女性患者要写月经情况。

其他 4 ～ 12 项分别为舌象脉象、西医诊断、中医诊断、辨证、治法、处方、医嘱（告诉患者中药煎服法、饮食忌宜、注意事项等内容）、补充必要的理化检查、签名签章。

第3讲
脾的生理功能与临床证候

消化科主要看脾胃病，我们首先要了解中医脾胃的生理功能和病理表现，今天先给大家讲讲脾的生理功能与临床证候。

中医学认为，脾胃为后天之本、气血生化之源。脾是五脏之一，在五行中属土，位居中焦，在膈之下，与胃相表里。中医脾的功能，包含西医的消化、血液、循环、运动及免疫等多个系统的功能。

中医对脾的描述最早见于《难经》。如《难经·四十二难》说："脾重二斤三两，扁广三寸，长五寸，有散膏半斤，主裹血，温五脏，主藏意。"脾的生理功能主要是主运化、升清、统摄血液，主四肢肌肉。脾开窍于口，其华在唇，在五行属土，在志为思，在液为涎，其经为太阴，脾藏意。我们在学校读书时，以上内容老师都讲过，在此就不重复了。下面我重点讲讲脾病的临床证候。

凡是饮食不节、情志失调、劳倦内伤均可损伤脾胃，导致脾的生理功能异常而产生各种证候。脾病的证候，从脏腑失调、升降失常、阴阳偏盛和邪正盛衰四个方面来分析，常见的脾病有如下证候。

脾胃正虚出现的证候，有脾胃气虚证、脾胃阴虚证、脾阳不振证、中气下陷证与脾不统血证。

中虚邪盛出现的证候，有脾虚湿阻证、脾虚痰湿证、脾虚水泛证、脾虚血瘀证和脾虚气滞证。

脾病脏腑失调出现的证候，有脾胃不和证、心脾两虚证、肝郁脾虚证、脾肺两虚证和脾肾阳虚证。

脾阴阳偏衰出现的证候，有脾阳不足证、脾阴不足证、太阴寒盛证和阳明实热证。

脾胃升降失常出现的证候，有脾气不升证、胃浊不降证、胃气上逆证和脾胃升降失调证。

第4讲
胃的生理功能与病理表现

昨天讲了脾的生理功能和常见证候，我们今天讲讲胃的生理功能与病理表现。

胃为六腑之一，与脾相为表里。胃的生理功能是主受纳、腐熟水谷、化生气血、主通降、主脘腹、主咽部、主舌苔，与脾共主肌肉而充养四肢百骸。若胃的生理功能异常可出现以下病症。

胃主受纳功能异常，可出现饮食减少、脘腹饱胀、水谷不化等症。

胃主化生气血的功能异常，可出现疲乏无力、头晕眼花、易感冒、不耐劳等症。

胃主通降功能失职，则可出现脘腹饱胀、恶心呕吐、呃逆嗳气、口中泛酸等症状。

胃主脘腹功能异常，可出现脘腹胀满、时有疼痛等症状。

胃主咽部、舌苔功能异常，可出现咽喉不利、咽部焮红热痛、吞食梗阻，以及舌苔白、黄、厚腻、黄糙起芒刺或舌光干无苔等症状。

胃与脾共主肌肉的功能异常，可出现肌肉松软、四肢无力等症状。

第5讲
小肠的生理功能与常见证候

前人有"大肠、小肠皆属于胃"之说，用脾胃的生理功能来概括小肠的生理功能。今天给大家补课讲讲小肠的生理功能与常见证候。

肠位于腹中，有小肠与大肠之分。小肠上口在幽门处，与胃之下口相接；其下口在阑门处，与大肠之上口相连。小肠与心有经络相互联系，故谓小肠与心互为表里。

1. 小肠的生理功能

小肠的生理功能为受盛化物、泌别清浊、主液、主水道、主降。

（1）受盛化物：《素问·灵兰秘典论》指出"小肠者，受盛之官，化物出焉"。受盛即接受，以器盛物之意。化物，乃消化、化生、吸收之意。饮食经过胃的初步消化之后，即进入小肠，小肠将食物进一步消化为可被人体利用的精微物质，并加以吸收。不难看出，小肠的这种功能与脾主运化的功能有着相似之处。小肠与脾共同参与了饮食物消化吸收的全过程，但各有侧重，小肠的重点在于"化"，脾的重点在于"运"。

（2）泌别清浊：清指水谷精微；浊指食物的糟粕；泌即分泌；别即分别。饮食经胃初步消化后进入小肠，在小肠进一步消化，分别为水谷精微和食物残渣两部分，小肠将水谷精微（清）加以吸收交给脾升（清），把食物残渣输送到大肠排出体外。

（3）小肠主液：是指小肠通过泌别清浊，吸收水谷精微，也吸收大量水液，故称小肠主液，同时小肠也参与人体津液的生成、吸收、输布与调节。脾之运化水液的功能与小肠的"主液"功能密切相关，脾与小肠共同完成人体水液代谢过程中的推动、调节与输布。

（4）小肠主水道：《儒门事亲》云"小肠水道，专主通流"。膀胱中的尿液是小肠泌别清浊，吸收清者之后，将浊者中的水液渗入膀胱，化为尿液排出。

（5）小肠主降：小肠为六腑之一，传化物而不藏，以通为用，故小肠亦主降。张景岳云："脾气化而上升，小肠化而下降。"小肠主降是指食物通过胃的腐熟后下行至小肠，再进一步消化吸收后，将食物残渣下传降于大肠，最后排出体外。

2. 小肠疾病常见的中医证候

原山西中医学院附属医院白兆芝教授曾对 7 家三甲医院近 10 年的住院病例 220 例和中医小肠病门诊患者中医证候进行研究，发现小肠疾病的中医证候有小肠气滞证、小肠实热证、小肠湿热证、小肠瘀血证、饮留小肠证、小肠寒热错杂证、小肠津亏证、小肠虚寒证 8 个证候。

（1）小肠气滞证：多因外邪侵袭或情志抑郁，或饮食不节而引起。临床表现为脐腹疼痛，腹胀肠鸣，胀痛随矢气而稍减，或脐腹部有气，攻冲作痛，情志不舒时疼痛加重，舌苔薄白，脉弦。

（2）小肠实热证：多由六淫外袭、饮食不节、脏腑功能失调而形成。临床表现为脐腹疼痛、灼热、胀满、口干口渴，面赤心烦，口舌生疮，小便短赤不利，大便秘结，甚或便血，舌红苔黄厚，脉滑数。

（3）小肠湿热证：多由感受湿热或暑湿病邪，或饮食不节、劳倦过度，影响脾肠运化，水湿停滞于小肠，进而化热，从而形成湿热证。临床表现为脐腹灼痛、胀满，大便黏稠臭秽、泻而不爽，肠鸣，口干、口苦，不欲饮水，或伴有肛门灼热，小便短赤，尿道灼痛，舌质红，苔黄腻而厚，脉滑数。

（4）小肠瘀血证：多因邪结小肠，由气及血，跌仆、手术等所致。临床表现为脐腹刺痛、痛有定处、痛无休止、夜间尤甚，或见腹中包块，腹胀，大便色黑或见便血，肌肤甲错，舌质紫暗或有瘀点、瘀斑，脉细涩。

（5）饮留小肠证：多由外感六淫、饮食不节、阳气虚弱等导致脾脏运化失常；或小肠功能障碍，肠运无力，水饮内停于小肠所致。临床表现为腹中胀满肠鸣、辘辘有声，便秘，口干舌燥，肢体沉重，纳差，舌苔黄白厚腻，脉沉滑。

（6）小肠寒热错杂证：多因小肠感受外邪；或脾肠虚寒，邪郁化热；或寒热转化，脏腑相传所致。临床表现为脐腹疼痛、时而加重，胀满不适，腹部恶寒，喜食热食，口干口苦，大便时干时溏，或便下臭秽，小便短赤，苔黄或黄白相兼，脉弦数。

（7）小肠津亏证：多由饮食不节，脏腑功能失调所致。临床表现为脐腹隐痛、微感灼热，口干、口渴，大便干涩难下，纳食不香，身体消瘦，肢体倦怠，舌红少津，苔少，脉细数。

（8）小肠虚寒证：多由外感寒邪、饮食不节、劳倦过度，导致小肠阳气不足，化物、分清泌浊功能障碍所表现的证候。临床表现为脐腹疼痛、喜温喜按，腹部及四肢恶冷，面色无华，神疲乏力，纳差，肠鸣，小便清长，大便溏薄，甚或便血，舌淡，苔薄白，脉细弱。

第6讲

大肠的生理功能与常见证候

昨天讲了小肠的生理功能和小肠疾病中常见的中医证候。今天讲大肠的生理功能与证候。大肠位于腹腔，上接小肠，下端紧接肛门。大肠与肺有经脉相互联络，故肺与大肠相表里。

1. 大肠的生理功能

（1）传导糟粕：大肠是六腑之一，主传导糟粕。《素问·灵兰秘典论》曰："大肠者，传导之官，变化出焉。"传导即接上传下，传送之意；"变化出"即变为糟粕，化为粪便，由大肠排出体外。

（2）大肠主津：大肠在"变化"过程中，将食物残渣中的部分水分再吸收后，使之变成粪便排出体外。无形之中，大肠也参与了人体水的代谢，这种作用称为大肠"主津"的作用。

2. 大肠疾病的常见证候

凡是感受六淫之邪，或饮食不节（如暴饮暴食，恣食肥甘厚味）、过度饮酒，或情志失调、命门火衰等原因均可损伤脾胃，导致脾胃运化失职，大肠生理功能失调而病。

（1）寒湿中阻证：症见泄泻清稀，或如水样，大便腥秽，腹痛肠鸣，恶心纳呆，胸脘满闷，身体沉倦，寒热头痛，舌淡苔白，脉象濡弱。

（2）大肠湿热证：症见暴泻下迫，泻后不爽，便黄臭秽，肛门灼热，腹部疼痛，烦热口渴，小便短赤，舌苔黄腻，脉象滑数。

（3）饮食积滞证：症见暴饮暴食，泻便臭如败卵，泻后痛减，脘腹胀满，嗳腐恶食，舌苔垢厚，脉象滑数。

（4）脾虚湿困证：症见大便溏薄，胸闷肠鸣，食少腹胀，小便不利，四肢沉重，面黄神疲，舌淡体胖，舌苔白滑，脉象细滑。

（5）肝脾不和证：症见平素胁痛，气怒泻重，肠鸣矢气，胸胁胀满，嗳气叹气，泛吐酸水，舌苔薄腻，脉象沉弦。

（6）中焦虚寒证：症见腹凉便溏，腹痛隐隐，遇冷症重，得热症轻，喜热饮食，纳少不香，腹胀肠鸣，神疲气短，舌淡苔白，脉象沉细。

（7）脾肾阳虚证：症见五更泄泻，肠鸣辘辘，泻后痛止，喜热畏寒，下肢觉冷，腰酸腿软，疲乏无力，舌淡苔白，脉象沉细。

第7讲
治脾十五法

我在总结前人治脾的基础上，结合自己治脾病的体会，归纳了治脾病的十五法，即补气健脾法、健脾化湿法、健脾清化法、温补脾阳法、补脾升陷法、补脾摄血法、补脾生血法、健脾滋阴法、补益心脾法、健脾补肺法、健脾和胃法、调和肝脾法、温补脾肾法、健脾养肝法、健脾息风法。今天给大家讲讲治脾十五法。

1. 补气健脾法

适应证：脾气亏虚证，或脾气不足证，或中气不足证，或脾不健运证。

主症：腹胀便溏。

次症：食欲不振，脘腹痞满，神疲乏力，少气懒言，舌淡苔白，脉象细弱。

诊断：凡具备主症和任意两项次症者，即可诊断为脾气虚弱证。

辨证：脾气虚弱，运化失司。

治法：补气和中，健脾助运。

方药：自拟补气健脾汤为主方。

党参 10g，炒白术 10g，茯苓 15g，炙甘草 5g，陈皮 10g，砂仁 5g（后下），黄芪 15g，焦三仙 30g。

中成药：可选用香砂六君子丸或香砂养胃丸。

2. 健脾化湿法

适应证：脾虚湿困证，或湿困脾阳证，或湿阻中焦证。

主症：胃脘痞闷。

次症：口黏纳呆，脘腹隐痛，肢体沉重，浮肿便溏，舌苔白腻，脉细濡缓。

诊断：凡具备主症和任意两项次症者，即可诊断为脾虚湿困证。

辨证：湿困脾土，运化失职。

治法：健脾助运，芳香化湿。

方药：自拟健脾化湿汤为主方。

党参 15g，苍术 10g，茯苓 15g，六一散 10g，炒薏苡仁 15g，藿香 10g，茵陈 15g，白豆蔻 6g。

中成药：可选用茵陈五苓丸。

3. 健脾清化法

适应证：脾虚湿热证，或脾胃湿热证，或湿热中阻证。

主症：脘痞灼热。

次症：口苦口黏，便溏溺赤，肢体困重，黄疸身热，舌苔黄腻，脉细濡数。

诊断：凡具备主症和任意两项次症者，即可诊断为脾虚湿热证。

辨证：湿热中阻，脾失健运。

治法：健脾助运，清化湿热。

方药：自拟健脾清化汤为主方。

太子参 10g，白术 10g，茯苓 15g，六一散 10g，茵陈 10g，栀子 10g，大黄 5g，车前子 15g。

中成药：可选用香薷丸，用茵陈煎水送服。

4. 温补脾阳法

适应证：脾胃阳虚证，或脾阳不足证，或中阳不振证，或脾胃虚寒证。

主症：脘腹凉痛。

次症：纳少吐涎，下利清谷，畏寒肢冷，倦怠喜暖，舌淡体胖，脉沉细迟。

诊断：凡具备主症和任意两项次症者，即可诊断为脾胃阳虚证。

辨证：脾胃阳虚，水谷不化。

治法：温补中阳，健脾助运。

方药：自拟温补脾阳汤为主方。

党参 10g，炒白术 10g，干姜 8g，炙甘草 8g，炮附子 10g，肉桂 3g，黄芪 15g，焦三仙 45g。

中成药：可选用附桂理中丸。

5. 补脾升陷法

适应证：中气下陷证，或脾气下陷证，或气虚下陷证。

主症：内脏下垂。

次症：面黄消瘦，腹部重坠，气短声低，倦怠乏力，舌淡齿痕，脉细无力。

诊断：凡具备主症和任意两项次症者，即可诊断为脾虚气陷证。

辨证：脾虚气陷，健运失职。

治法：补益脾气，升提举陷。

方药：自拟补脾升陷汤为主方。

党参 15g，黄芪 30g，白术 10g，炙甘草 5g，陈皮 10g，升麻 5g，柴胡 5g，当归 10g。

中成药：可选用补中益气丸。

6. 补脾摄血法

适应证：脾不统血证。

主症：吐血便血。

次症：食少腹胀，便溏倦怠，气短浮肿，面白消瘦，舌淡齿痕，脉沉细弱。

诊断：凡具备主症和任意两项次症者，即可诊断为脾不统血证。

辨证：中气不足，脾不统血。

治法：补益脾气，摄血止血。

方药：自拟补脾摄血汤为主方。

党参 30g，白术 10g，茯苓 15g，炙甘草 5g，仙鹤草 20g，海螵蛸 15g，阿胶 10g（烊化），三七粉 3g（冲服）。

中成药：可选用云南白药。

7. 补脾生血法

适应证：出血后的气血两虚证。

主症：失血眩晕。

次症：心悸气短，纳少化迟，神疲肢乏，面色不华，唇舌淡白，脉沉细弱。

诊断：凡具备主症和任意两项次症者，即可诊断为气血两虚证。

辨证：失血过多，生化不足。

治法：补气健脾，生化气血。

方药：自拟补脾生血汤为主方。

党参 15g，炒白术 10g，茯苓 10g，炙甘草 5g，生黄芪 20g，当归 15g，杭白芍 15g，熟地黄 15g。

中成药：可选用八珍丸。

8. 健脾滋阴法

适应证：脾阴虚证，或脾阴不足证。

主症：纳呆烦热。

次症：口咽干燥，手足心热，干呕呃逆，大便干结，舌红无苔，脉象细数。

诊断：凡具备主症和任意两项次症者，即可诊断为脾阴不足证。

辨证：脾虚不运，脾阴不足。

治法：健脾助运，滋生脾阴。

方药：自拟健脾滋阴汤为主方。

北沙参 30g，生白术 10g，茯苓 15g，生甘草 5g，麦冬 15g，玉竹 20g，生三仙各 10g，细生地 15g。

中成药：可选用知柏地黄丸。

9. 补益心脾法

适应证：心脾两虚证。

主症：心悸失眠。

次症：眠则多梦，健忘胆怯，纳少腹胀，气短倦怠，舌淡苔白，脉象细弱。

诊断：凡具备主症和任意两项次症者，即可诊断为心脾两虚证。

辨证：脾气虚弱，心神失养。

治法：健脾益气，补心宁神。

方药：自拟补益心脾汤为主方。

党参 10g，白术 10g，茯神 10g，炙甘草 5g，酸枣仁 15g，夜交藤 20g，当归 10g，炒三仙各 15g。

中成药：可选用人参归脾丸。

10. 健脾补肺法

适应证：脾肺气虚证。

主症：腹胀咳喘。

次症：纳少便溏，咳痰浮肿，胸闷气短，神疲自汗，舌淡苔白，脉象细弱。

诊断：凡具备主症和任意两项次症者，即可诊断为肺脾气虚证。

辨证：脾失健运，肺失宣降。

治法：健脾益气，补肺祛痰。

方药：自拟健脾补肺汤为主方。

党参 15g，白术 10g，茯苓 15g，甘草 5g，陈皮 15g，法半夏 9g，浙贝母 10g，生黄芪 15g。

中成药：可选用参芪定喘丸。

11. 健脾和胃法

适应证：脾胃不和证。

主症：纳少腹胀。

次症：胃脘疼痛，恶心呕吐，嗳气反酸，便溏倦怠，舌边齿痕，脉象细弦。

诊断：凡具备主症和任意两项次症者，即可诊断为脾胃不和证。

辨证：脾虚不运，胃失和降。

治法：健脾助运，和胃止痛。

方药：自拟健脾和胃汤为主方。

党参 10g，白术 10g，茯苓 15g，枳实 10g，陈皮 10g，姜半夏 9g，延胡索 10g，海螵蛸 15g。

中成药：可选用胃苏颗粒。

12. 调和肝脾法

适应证：肝脾不和证，或肝脾不调证。

主症：胁痛腹胀。

次症：心烦易怒，胸腹痞满，纳少便溏，善叹息，舌苔白腻，脉象细弦。

诊断：凡具备主症和任意两项次症者，即可诊断为肝脾不调证。

辨证：肝郁乘脾，脾失健运。

治法：调和肝脾，疏通中焦。

方药：自拟调和肝脾汤为主方。

党参15g，白术10g，茯苓15g，甘草5g，醋柴胡10g，白芍15g，枳壳10g，郁金10g。

中成药：可选用健脾舒肝丸。

13. 温补脾肾法

适应证：脾肾阳虚证或脾肾两虚证。

主症：五更泄泻。

次症：脘腹冷痛，完谷不化，腰痛肢冷，阳痿水肿，舌淡齿痕，脉沉虚弱。

诊断：凡具备主症和任意两项次症者，即可诊断为脾肾阳虚证。

辨证：脾肾两虚，清浊混下。

治法：温补肾阳，健脾止泻。

方药：自拟温补脾肾汤为主方。

党参15g，炒白术10g，干姜10g，炙甘草6g，补骨脂10g，吴茱萸3g，五味子10g，肉豆蔻10g。

中成药：可选用附桂理中丸，或附桂八味丸，或四神丸。

14. 健脾养肝法

适应证：肝脾两虚证。

主症：腹胀眩晕。

次症：便溏倦怠，肢体麻木，面色萎黄，视弱消瘦，舌淡苔白，脉象沉细。

诊断：凡具备主症和任意两项次症者，即可诊断为肝脾两虚证。

辨证：脾虚不运，肝血不足。

治法：健脾助运，补血养肝。

方药：自拟健脾养肝汤为主方。

党参15g，白术10g，茯苓15g，甘草5g，当归15g，白芍15g，鸡血藤30g，天麻10g。

中成药：选用八珍丸。

15. 健脾息风法

适应证：小儿脾虚生风证。

主症：腹泻抽搐。

次症：纳呆呕吐，昏睡露睛，消瘦肢凉，面色萎黄，舌淡弄舌，脉象细弦。

诊断：凡具备主症和任意两项次症者，即可诊断为脾虚生风证。

辨证：脾气不升，虚风内动。

治法：健脾补气，平息内风。

方药：自拟健脾息风汤为主方。

太子参 10g，炒白术 10g，茯苓 15g，天麻 5g，生牡蛎 30g，钩藤 10g，当归 10g，水牛角 10g。

根据脾病临床所见，可辨证选用以上十五法。若临床见到二证或三证同时出现时，则可二法或三法并用。脾病除用中药辨证论治外，还应注意饮食与生活调摄，对治疗脾病和促进身体康复具有积极作用。重视体育健身运动，增强体质，亦有利于脾病的治疗。

第8讲
治胃十五法

我在前人治胃法的基础上，结合自己治胃病的体会，归纳了治胃十五法，今天就给大家讲讲。

1. 疏肝和胃法

适应证：胃痛肝胃不和证。

主症：胃脘胀痛。

次症：痛窜胁背，气怒痛重，胸脘堵闷，嗳气频作，善叹息，排便不爽，舌苔薄白，脉象多弦。

诊断：凡具备主症和任意两项次症者，即可诊断为胃痛肝胃不和证。

辨证：肝气犯胃，胃失和降。

治法：疏肝和胃，理气止痛。

方药：自拟疏肝和胃汤。

醋柴胡 10g，醋白芍 15g，枳壳 10g，延胡索 12g，川楝子 5g，陈皮 10g，青皮 10g，甘草 5g。

2. 散寒温胃法

适应证：胃痛寒凝证。

主症：胃部凉痛。

次症：遇冷痛甚，口淡流涎，得温痛减，或有寒热，大便溏薄，小便清长，舌淡苔白，脉象弦紧。

诊断：凡具备主症和任意两项次症者，即可诊断为胃痛寒凝证。

辨证：寒邪客胃，胃气阻滞。

治法：散寒温胃，调理气机。

方药：自拟散寒温胃汤。

制香附 10g，高良姜 10g，荜茇 10g，甘草 5g，干姜 5g，炒白芍 15g，陈皮 10g，生姜 5g。

3. 补中益胃法

适应证：胃痛中气下陷证。

主症：胃部坠胀。

次症：不思饮食，食后症重，脘腹痞满，呕吐清水，辘辘水声，面黄体瘦，舌淡苔白，脉象沉细。

诊断：凡具备主症和任意两项次症者，即可诊断为胃痛中气下陷证。

辨证：脾胃气虚，中气下陷。

治法：补中益气，升阳举陷。

方药：自拟补中益胃汤。

炙黄芪 30g，党参 15g，白术 10g，炙甘草 6g，当归 10g，升麻 6g，柴胡 6g，陈皮 10g。

4. 滋阴润胃法

适应证：胃痛胃阴不足证。

主症：胃灼隐痛。

次症：五心烦热，口干舌燥，嘈杂干呕，口渴不饮，烦急易怒，纳少便干，舌红无苔，脉象细数。

诊断：凡具备主症和任意两项次症者，即可诊断为胃痛胃阴不足证。

辨证：阴津不足，胃失濡养。

治法：滋阴润胃，和中止痛。

方药：自拟滋阴润胃汤。

沙参 20g，麦冬 15g，生地黄 15g，生甘草 6g，生白芍 15g，玉竹 15g，山药 10g，陈皮 6g。

5. 消食泻胃法

适应证：胃痛食积证。

主症：伤食胃痛。

次症：胃部饱胀，厌食纳呆，嗳腐酸臭，吐后症轻，矢气酸臭，大便不爽，苔厚垢腻，脉象弦滑。

诊断：凡具备主症和任意两项次症者，即可诊断为胃病食积证。

辨证：饮食伤胃，宿食停滞。

治法：消食导滞，泻胃和中。

方药：自拟消食化积汤。

枳实 10g，大黄 10g，炒白术 10g，甘草 3g，陈皮 6g，半夏曲 9g，鸡内金 10g，焦三仙 30g。

6. 化瘀活胃法

适应证：胃痛瘀血证。

主症：胃脘刺痛。

次症：痛处固定，痛时拒按，夜间痛甚，痛时持久，呕血黑便，食后痛甚，舌质暗红，脉象弦涩。

诊断：凡具备主症和任意两项次症者，即可诊断为胃痛瘀血证。

辨证：瘀血停胃，胃络瘀阻。

治法：活血化瘀，通络活胃。

方药：自拟化瘀活胃汤。

丹参 20g，生蒲黄 10g，五灵脂 10g，檀香 10g，延胡索 15g，九香虫 3g，酒大黄 5g，三七粉 3g（冲服）。

7. 温中暖胃法

适应证：胃痛虚寒证。

主症：胃凉隐痛。

次症：遇寒痛甚，喜按喜暖，喜热饮食，畏寒肢冷，体乏无力，纳少便溏，舌淡苔白，脉象细弦。

诊断：凡具备主症和任意两项次症者，即可诊断为胃痛虚寒证。

辨证：中阳不振，寒自内生。

治法：温补中阳，暖胃止痛。

方药：自拟温中暖胃汤。

党参 15g，炒白术 10g，干姜 10g，炙甘草 6g，黄芪 30g，桂枝 10g，炒白芍 15g，荜茇 10g。

8. 化湿清胃法

适应证：胃痛湿热证。

主症：胃脘灼痛。

次症：胸脘满闷，口苦口黏，头身重着，食欲不振，大便黏滞，肛门灼热，舌苔黄腻，脉象濡数。

诊断：凡具备主症和任意两项次症者，即可诊断为胃痛湿热证。

辨证：湿热之邪，阻滞中焦。

治法：清化湿热，调理气机。

方药：自拟化湿清胃汤。

黄芩 15g，黄连 5g，厚朴 9g，大黄 6g，陈皮 10g，清半夏 9g，六一散 15g，茵陈 15g。

9. 清热泻胃法

适应证：胃痛实热证。

主症：胃痛灼热。

次症：痛势急迫，口干口苦，烦躁易怒，渴喜冷饮，大便干结，小便黄赤，舌红苔黄，脉象略数。

诊断：凡具备主症和任意两项次症者，即可诊断为胃痛实热证。

辨证：肝郁化热，火邪犯胃。

治法：疏肝清热，泻胃止痛。

方药：自拟清热泻胃汤。

黄芩 15g，黄连 5g，黄柏 10g，栀子 10g，生石膏 30g，大黄 6g，陈皮 10g，生甘草 5g。

10. 芳化胃浊法

适应证：胃痛湿浊证。

主症：胃痛流涎。

次症：胸脘痞闷，口中黏腻，纳少不香，身体困倦，胃声辘辘，大便稀溏，苔白厚腻，脉象多滑。

诊断：凡具备主症和任意两项次症者，即可诊断为胃痛湿浊证。

辨证：脾虚不运，湿浊中阻。

治法：健脾助运，芳化胃浊。

方药：自拟芳化胃浊汤。

苍术 15g，厚朴花 10g，石菖蒲 10g，甘草 5g，藿香 15g，佩兰 15g，茯苓 15g，陈皮 10g。

11. 疏气降胃法

适应证：胃痛气逆证。

主症：胃痛呃逆。

次症：嗳气频作，恶心呕吐，嘈杂反酸，不思饮食，胃脘堵闷，餐后饱胀，舌苔薄白，脉象多弦。

诊断：凡具备主症和两项次症者，即可诊断为胃痛气逆证。

辨证：腑气不通，胃气上逆。

治法：疏通腑气，降逆和胃。

方药：自拟通腑降胃汤。

枳实 15g，白术 15g，大黄 10g，炒莱菔子 30g，陈皮 10g，姜半夏 9g，旋覆花 9g（包煎），代赭石 15g。

12. 化痰顺胃法

适应证：胃痛痰饮证。

主症：胃痛痰多。

次症：胸中满闷，喉中痰阻，呕吐痰涎，纳食不香，胃脘痞闷，身困欲睡，舌胖苔腻，脉象细滑。

诊断：凡具备主症和任意两项次症者，即可诊断为胃痛痰饮证。

辨证：脾虚失运，痰饮凝胃。

治法：健脾助运，化痰顺胃。

方药：自拟化痰顺胃汤。

陈皮 10g，法半夏 9g，茯苓 15g，甘草 6g，浙贝母 10g，白术 10g，桂枝 6g，旋覆花 10g（包煎）。

13. 驱蛔安胃法

适应证：胃痛蛔虫扰胃证。

主症：胃痛吐蛔。

次症：胃痛乍作，痛时鼓包，痛止如常，能食消瘦，唇面虫斑，嗜异物癖，苔白或黄，脉象多弦。

诊断：凡具备主症和任意两项次症者，即可诊断为胃痛蛔虫扰胃证。

辨证：湿热生虫，蛔虫扰胃。

治法：驱蛔杀虫，止痛安胃。

方药：自拟驱蛔安胃汤。

乌梅 15g，使君子 10g，胡黄连 9g，槟榔 10g，苦楝皮 6g，白芍 12g，干姜 5g，甘草 6g。

14. 止血护胃法

适应证：胃痛胃络损伤证。

主症：胃痛呕血。

次症：胃痛剧烈，痛处固定，胃痛拒按，柏油样便，头晕乏力，烦躁心悸，舌紫瘀斑，脉象弦涩。

诊断：凡具备主症和任意两项次症者，即可诊断为胃痛胃络损伤证。

辨证：胃络损伤，血溢脉外。

治法：宁络止血，护胃止痛。

方药：自拟止血护胃汤。

白芍 15g，甘草 10g，白茅根 30g，大黄 10g，白及 10g，仙鹤草 15g，海螵蛸 10g，三七粉 3g（冲服）。

15. 解毒养胃法

适应证：胃痛毒物损伤证。

主症：毒袭胃痛。

次症：误食毒物，恶心呕吐，不思饮食，脘腹痞满，体乏汗出，心悸烦躁，舌紫暗红，脉沉细数。

诊断：凡具备主症和任意两项次症者，即可诊断为胃痛毒物损伤证。

辨证：毒物侵袭，胃气阻滞。

治法：清解毒物，养胃止痛。

方药：解毒养胃汤。

绿豆 30g，甘草 10g，白芍 20g，车前 30g，大黄 10g，土茯苓 20g，生姜 10g，五汁饮 30g。

注：五汁饮即梨汁 5mL，姜汁 5mL，马蹄汁 5mL，奶汁 10mL，藕汁 5mL。

第 9 讲

治泻十法

大肠传导功能失常会导致泄泻，针对泄泻的辨证治疗，我归纳了治泻十法。

1. 散寒化湿法

适应证：寒湿中阻证。

主症：泄泻清稀，或如水样。

次症：大便腥秽，腹痛肠鸣，恶心纳呆，胸脘满闷，身体沉倦，寒热头痛，舌淡苔白，脉象濡弱。

诊断：凡具备主症和任意两项次症者，即可诊断为寒湿中阻证。

辨证：寒湿外袭，脾失健运。

治法：温化寒湿，健脾助运。

方药：藿香正气散合胃苓汤加减。

藿香 15g，苏叶 10g，苍术 10g，陈皮 10g，法半夏 10g，大腹皮 10g，厚朴 10g，猪苓 15g，泽泻 10g，生姜 8g。

2. 清热（暑）利湿法

适应证：湿热下迫证。

主症：暴泻下迫。

次症：泻后不爽，便黄臭秽，肛门灼热，腹部疼痛，烦热口渴，小便短赤，舌苔黄腻，脉象滑数。

诊断：凡具备主症和任意两项次症者，即可诊断为湿热下迫证。

辨证：湿热下注，传化失常。

治法：清热利湿，调理肠胃。

方药：葛根芩连汤合六一散加减。

葛根 10g，黄芩 15g，黄连 6g，滑石 30g，甘草 5g，藿香 10g，厚朴 10g，木香 10g。

3. 消导和中法

适应证：食积停滞证。

主症：暴食腹泻。

次症：臭如败卵，泻后痛减，脘腹胀满，嗳腐恶食，舌苔垢厚，脉象滑数。

诊断：凡具备主症和任意两项次症者，即可诊断为食积停滞证。

辨证：食积停滞，伤及胃肠。

治法：消食导滞，和中止泻。

方药：保和丸加减。

陈皮 10g，半夏曲 10g，茯苓 10g，黄连 6g，木香 10g，枳壳 10g，鸡内金 10g，焦三仙 60g。

4. 健脾化湿法

适应证：湿盛困脾证。

主症：大便溏薄。

次症：胸闷肠鸣，食少腹胀，小便不利，四肢酸重，面黄神疲，舌淡体胖，舌苔白滑，脉象沉滑。

诊断：凡具备主症和任意两项次症者，即可诊断为湿盛困脾证。

辨证：脾胃虚弱，湿困中州。

治法：补益脾胃，化湿止泻。

方药：参苓白术散加减。

党参 15g，白术 10g，茯苓 10g，甘草 5g，莲子 10g，炒山药 10g，炒扁豆 10g，煨葛根 10g。

5. 调和肝脾法

适应证：肝脾不和证。

主症：平素胁痛，气怒泻重。

次症：腹痛而泻，肠鸣矢气，胸胁胀满，嗳气纳少，泛吐酸水，舌苔薄腻，脉象沉弦。

诊断：凡具备主症和任意两项次症者，即可诊断为肝脾不和证。

辨证：肝气横逆，脾失健运。

治法：调和肝脾，缓痛止泻。

方药：痛泻要方加味。

防风 10g，白芍 15g，白术 10g，陈皮 10g，柴胡 10g，延胡索 10g，茯苓 10g，郁金 10g。

6. 温中健脾法

适应证：中焦虚寒证。

主症：腹痛隐隐，大便稀溏。

次症：遇冷症重，得热症轻，喜热饮食，纳少不香，腹胀肠鸣，神疲气短，舌淡苔白，脉沉细弦。

诊断：凡具备主症和任意两项次症者，即可诊断为中焦虚寒证。

辨证：中焦虚寒，运化失司。

治法：温中散寒，健脾助运。

方药：附子理中汤加味。

附子 10g，党参 15g，焦白术 10g，干姜 5g，甘草 10g，茯苓 10g，肉豆蔻 10g，木香 10g。

7. 健脾益胃法

适应证：脾胃虚弱证。

主症：纳少不香，大便溏薄。

次症：餐后饱胀，肠鸣嗳气，倦怠无力，短气懒言，面色萎黄，身体消瘦，舌淡苔白，脉沉细弱。

诊断：凡具备主症和任意两项次症者，即可诊断为脾胃虚弱证。

辨证：脾胃虚弱，传导失常。

治法：健脾益胃，调中止泻。

方药：香砂六君子汤加减。

党参 15g，白术 10g，茯苓 10g，甘草 10g，木香 10g，砂仁 3g（后下），陈皮 10g，法半夏 10g。

8. 补益心脾法

适应证：心脾两虚证。

主症：食少失眠，腹胀便溏。

次症：体倦神疲，心悸健忘，眠差多梦，面白无华，经水量少，舌淡苔白，脉细无力。

诊断：凡具备主症和任意两项次症者，即可诊断为心脾两虚证。

辨证：心脾两虚，传导失职。

治法：补益心脾，安神止泻。

方药：归脾汤加减。

黄芪 15g，党参 15g，炒白术 10g，茯神 10g，甘草 10g，炒枣仁 10g，莲子肉 10g，龙眼肉 10g。

9. 温补脾肾法

适应证：脾肾阳虚证。

主症：黎明五更，腹痛即泻。

次症：肠鸣辘辘，泻后痛止，喜热畏寒，下肢觉冷，腰酸腿软，疲乏无力，舌淡苔白，脉象沉细。

诊断：凡具备主症和任意两项次症者，即可诊断为脾肾阳虚证。

辨证：脾肾阳虚，大肠失固。

治法：温补脾肾，固肠止泻。

方药：四神丸加味。

补骨脂 10g，五味子 10g，肉豆蔻 10g，吴茱萸 6g，附子 10g，肉桂 6g，生姜 10g，大枣 10g。

10. 升提固涩法

适应证：中气下陷证。

主症：腹泻日久，甚则滑泻。

次症：时有脱肛，食欲不振，脘闷肠鸣，神疲倦怠，短气懒言，面色萎黄，舌淡苔白，脉沉细弱。

诊断：凡具备主症和任意两项次症者，即可诊断为中气下陷证。

辨证：脾气虚弱，中气下陷。

治法：升提固涩，补益脾气。

方药：补中益气汤合真人养脏汤加减。

黄芪 15g，党参 15g，白术 10g，甘草 10g，陈皮 10g，升麻 5g，柴胡 10g，肉豆蔻 10g。

泄泻十证，既可单独出现，临床上亦可见二证或三证相兼出现，并能互相转化。治泻十法，贵在审证求因，辨证施治，灵活应用。见某证用某法治，遇二证或三证相兼，则需二法三法联合应用。此外，泄泻患者要禁生冷油腻之品，应吃清淡易消化的少渣饮食，方有利于泄泻的康复。

第 10 讲
调肝十法

肝为将军之官，其性刚强。肝藏血，体阴而用阳，性喜柔而恶燥，肝气太过与不及均可致病。我总结临床调肝有十法，今天给大家讲讲。

1. 疏肝解郁法

适应证：肝郁气滞证。

症状：胸胁满闷或疼痛，善太息，嗳气频作，饮食呆滞，胃脘痛，腹痛，咽中如物梗阻，吞之不下，吐之不出，月经不调，或有两胁、乳房及少腹胀痛，情志抑郁，苔薄，脉弦。

病机：多因情志不遂，肝失疏泄，气机郁滞所致。

治法：疏肝解郁法。

常用方：柴胡疏肝散或逍遥散。

常用药：柴胡 10g，白芍 15g，香附 10g，郁金 10g，合欢花 10g，玫瑰花 10g。

2. 泻肝清热法

适应证：肝火上炎证。

症状：胁痛，烦躁易怒，头痛昏胀，耳鸣耳聋，面红目赤，口苦咽干，失眠多梦，便秘尿赤，舌边红，苔黄，脉弦。

病机：多因恼怒伤肝，肝气郁结，日久化火，火气上逆所致。

治法：泻肝清热法。

常用方：龙胆泻肝汤或当归芦荟丸。

常用药：龙胆草 10g，芦荟 10g，黄芩 15g，虎杖 15g，大黄 5g，栀子 10g 等。

3. 补血养肝法

适应证：肝血不足证。

症状：胁痛隐隐，头晕耳鸣，体乏无力，失眠多梦，舌质淡红，苔薄白，脉沉细。

病机：多因手术或失血过多或月经过多所致。

治法：补血养肝法。

常用方：四物汤或当归补血汤。

常用药：当归 15g，白芍 15g，柴胡 10g，熟地黄 10g，鸡血藤 30g，阿胶 10g 等。

4. 柔肝滋肾法

适应证：肝阴不足证。

症状：胁痛隐隐，眩晕头痛，耳鸣耳聋，四肢麻木，口干不饮，舌质红干少津，苔少，脉细弦。

病机：多因久病伤阴或肝气郁结，日久化火伤阴，水不涵木，虚火上炎所致。

治法：柔肝滋肾法。

常用方：杞菊地黄丸或一贯煎。

常用药：熟地黄 15g，黄精 15g，女贞子 15g，旱莲草 15g，枸杞子 10g，当归 15g，白芍 15g 等。

5. 平肝潜阳法

适应证：肝阳上亢证。

症状：急躁易怒，头晕、头胀、头痛，目眩畏光或视物不清，面红目赤，失眠多梦，口舌干燥，舌红，苔黄，脉弦。

病机：多因抑郁焦虑，气郁化火，耗血伤阴，阴不制阳，肝阳妄动所致。

治法：平肝潜阳。

常用方：珍珠散或三甲复脉汤。

常用药：龟甲 15g，鳖甲 15g，珍珠母 30g，代赭石 10g 等。

6. 镇肝息风法

适应证：肝风内动证。

症状：眩晕耳鸣，头胀头痛，甚则昏仆失语，不知人事，肢体震颤，手足蠕动，甚则抽搐，角弓反张，舌质红或绛，苔黄，脉弦细数。

病机：多因年老肾亏，房室劳倦，七情所伤，或热邪直入，耗伤阴血，导致阴血亏虚，肝脉失养，化燥生风所致。

治法：镇肝息风。

常用方：镇肝息风汤或天麻钩藤饮。

常用药：生赭石30g，生龙骨30g，生龟甲20g，天麻10g，钩藤15g等。

7. 清肝利湿法

适应证：肝经湿热证。

症状：胁肋胀痛，口苦口黏，恶闻荤腥，耳聋耳肿，小便短黄，巩膜黄染，阴肿阴痒，带下色黄，苔白黄腻，弦滑数。

病机：多因嗜食辛辣肥甘，或过量饮酒损伤肝脾，或久居潮湿之地，复感湿热之邪，或外邪入里化热，气机郁滞所致。

治法：清肝利湿。

常用方：龙胆泻肝汤或茵陈蒿汤加减。

常用药：龙胆草10g，茵陈15g，栀子10g，车前子10g，黄芩10g，土茯苓15g，虎杖15g等。

8. 化瘀软肝法

适应证：肝血瘀滞证。

症状：胁下痞块，呈刺痛，痛处固定不移，入夜痛甚，面色青黑不华，腹部胀满，舌质紫暗，苔白，脉弦涩。

病机：多因肝气郁结日久，血流不畅，瘀血停滞肝区所致。

治法：化瘀软肝。

常用方：血府逐瘀汤加减或桃红四物汤加减。

常用药：当归10g，川芎10g，赤芍15g，桃仁10g，红花10g，丹参15g，柴胡10g，穿山甲15g，鳖甲15g等。

9. 暖肝温经法

适应证：寒滞肝脉证。

症状：少腹胀痛，睾丸重坠或阴囊紧缩，得热则减，遇寒加重；女子痛经或闭经、带下清冷，畏寒肢冷，苔白，脉沉迟。

治法：暖肝温经。

常用方：暖肝煎加减或温经汤加减。

常用药：肉桂3g，桂枝10g，小茴香10g，干姜5g，吴茱萸3g，当归10g，川芎10g，乌药10g等。

10. 温补肝阳法

适应证：肝阳亏虚证。

症状：畏寒肢冷，面色㿠白，口唇发青，男子阳痿，女子少腹冷痛、月经不调，懈怠疲劳，忧郁胆怯，舌质淡，苔白，脉沉细无力。

病机：多由寒邪直中脏腑，损伤阳气，肝阳虚损，无以升发，阴寒之气充斥脏腑而发病。

治法：温补肝阳。

常用方：温阳补肝汤或金匮肾气丸加减。

常用药：肉桂 3g，桂枝 10g，附子 10g，干姜 5g，高良姜 10g，当归 10g，白芍 15g，党参 10g，黄芪 20g 等。

以上介绍了调肝十法，临床上往往二证或三证同见，宜用二法或三法联合应用，要灵活应用调肝十法，方能获得满意疗效。

第11讲

治胆（病）八法

临床上常见的胆病，有急性胆囊炎、慢性胆囊炎、胆结石、肝内外胆管结石、胆道蛔虫症等，多因饮食不节、情志失调、外邪侵袭、劳累创伤，使肝胆疏泄失调、胆腑通降不利所致。我对胆病的治疗，常用以下八法。

1. 利胆疏肝法

适应证：肝胆气滞证。

主症：胁胀痛窜。

次症：胸闷不舒，脘腹痞满，不思饮食，嗳气欲呕，口苦咽干，目眩头晕，舌苔薄白，脉象多弦。

诊断：凡具备主症和任意两项次症者，即可诊断为胆病肝胆气滞证。

治疗：疏肝利胆，理气止痛。

方药：利胆疏肝汤（柴胡疏肝散合金铃子散加减）。

醋柴胡 10g，赤芍 10g，白芍 10g，江枳实 10g，生甘草 6g，制香附 10g，延胡索 10g，川楝子 10g，虎杖片 10g。

加减：胁痛甚者，加郁金、娑罗子；呕恶者，加橘皮、姜半夏；痞满者，加白术、厚朴；纳差者，加炒三仙、砂仁；气郁化热见口苦、烦躁或潮热者，加栀子、龙胆草。

2. 降胆清化法

适应证：胆胃湿热证。

主症：右胁灼痛。

次症：胸腹痞闷，呕吐苦水，口渴不饮，口苦口黏，大便溏滞，小便黄赤，苔黄厚腻，脉象弦滑。

诊断：凡具备主症和任意两项次症者，即可诊断为胆病胆胃湿热证。

治法：清化降胆，和胃止痛。

方药：降胆清化汤（茵陈蒿汤合龙胆泻肝汤加减）。

茵陈 15g，栀子 10g，生大黄 10g，龙胆草 10g，六一散 20g（包煎），车前子 10g，清半夏 10g，广陈皮 10g。

加减：热甚者，加黄连、黄芩；湿盛者，加藿香、佩兰；有黄疸者，加虎杖、垂盆草；兼有结石者，加金钱草、芒硝。

3. 泻胆解毒法

适应证：胆热火毒证。

主症：右胁热痛。

次症：痛剧拒按，喜右蜷卧，高热便秘，烦躁不安，神昏谵语，呕血黑便，舌苔黄燥，脉弦滑数。

诊断：凡具备主症和任意两项次症者，即可诊断为胆病胆热火毒证。

治法：泻胆解毒，凉血开窍。

方药：泻胆解毒汤（五味消毒饮合犀角地黄汤加减）。

金银花 15g，蒲公英 20g，野菊花 10g，栀子 10g，水牛角 10g，生地黄 30g，赤芍 15g，白芍 15g，牡丹皮 15g。

三宝应用法：偏于高热神昏，选用安宫牛黄丸；偏于高热、惊厥，选用紫雪丹；偏于高热痰鸣，选用至宝丹。

加减：兼用清开灵注射液 40～60mL 加入 5% 葡萄糖盐水 500mL 中静点，一日 1～2 次。本病为危重症，应密切观察病情，宜采取中西医结合抢救治疗，必要时要转外科进行手术治疗。

4. 活胆化瘀法

适应证：胆络瘀阻证。

主症：右胁刺痛。

次症：痛处不移，入夜痛重，右胁拒按，脘腹胀满，大便干燥，舌质紫瘀，舌苔薄黄，脉沉弦涩。

诊断：凡具备主症和任意两项次症者，即可诊断为胆病胆络瘀阻证。

治法：化瘀活胆，理气止痛。

方药：活胆化瘀汤（复元活血汤加减）。

北柴胡 10g，全当归 15g，南红花 10g，生甘草 6g，山甲珠 10g，制大黄 10g，赤芍 15g，白芍 15g，延胡索 10g。

加减：瘀血甚者，加三棱、莪术；胁痛甚者，加香附、郁金；兼痰浊瘀阻者，加法半夏、胆南星。

5. 疏胆化痰法

适应证：胆郁痰扰证。

主症：胁痛吐涎。

次症：胸胁堵闷，呕吐痰涎，眩晕烦躁，口苦咽干，眠睡不实，体胖身沉，舌苔黄腻，脉象弦滑。

诊断：凡具备主症和任意两项次症者，即可诊断为胆病胆郁痰扰证。

治法：疏泄胆腑，清化痰湿。

方药：疏胆化痰汤（温胆汤加减）。

青皮 10g，陈皮 10g，法半夏 10g，茯苓 15g，生甘草 6g，北柴胡 20g，枳实 10g，姜竹茹 10g，莱菔子 30g。

加减：痰浊引动肝阳而眩晕甚者，加天麻、钩藤、生石决明以平肝潜阳；痰热内扰心神而善惊易恐者，加莲子心、远志、天竺黄以清心化痰；痰郁化火而口苦便秘者，加黄连、黄芩、大黄以清泻热痰。

6. 清胆养阴法

适应证：阴虚胆热证。

主症：胁灼隐痛。

次症：遇劳痛重，手足心热，口干咽燥，低热心烦，胸腹痞闷，大便不爽，苔黄厚腻，脉细滑数。

诊断：凡具备主症和任意两项次症者，即可诊断为胆病阴虚胆热证。

治法：养阴清胆，调理气机。

方药：清胆养阴汤（一贯煎加减）。

北沙参 20g，麦冬 15g，生地黄 20g，全当归 15g，延胡索 10g，绵茵陈 15g，六一散 20g，川楝子 6g。

加减：低热者，加知母、黄柏、地骨皮；胸腹痞闷者，加苍白术、厚朴；大便不爽者，加焦四仙、大黄炭。

7. 通胆排石法

适应证：胆石湿热证。

主症：胁肋绞痛。

次症：剧痛阵作，右胁压痛，叩击痛重，恶心呕吐，脘腹胀满，大便失调，苔黄厚腻，脉弦滑数。

诊断：凡具备主症和任意两项次症者，即可诊断为胆病结石湿热证。

治法：通胆排石，清化湿热。

方药：通胆排石汤（大承气汤加减）。

金钱草 30g，生大黄 10g，玄明粉 10g，枳实 10g，延胡索 10g，川楝子 6g，鸡内金 10g，六一散 20g（包煎）。

加减：合并胆囊炎且白细胞增多时，加蒲公英、连翘、栀子以消炎利胆；剧痛不缓解时，加制乳香、制没药、赤芍、白芍以解痉止痛。

8. 和胆安蛔法

适应证：胆道蛔虫病。

主症：胁痛吐蛔。

次症：有便蛔史，钻顶样痛，时作时止，四肢厥冷，呕吐苦水，心烦不安，舌质暗红，脉象沉伏。

诊断：凡具备主症和任意两项次症者，即可诊断为胆道蛔虫病。

治法：和胆安蛔，理中止痛。

方药：和胆安蛔汤（乌梅丸合理中汤加减）。

醋乌梅 30g，黄连 10g，细辛 6g，炮干姜 10g，党参 10g，炒白术 10g，炙甘草 10g，延胡索 15g。

加减：绞痛者，加川楝子、娑罗子，并配合针灸治疗；四肢厥冷者，加炮附子、桂枝；寒热往来者，加北柴胡、黄芩、半夏；呕吐甚者，加橘皮、姜半夏。

临床上对治胆八法的运用要灵活变通，遇到二证或三证并见时，要二法或三法同用，并随症加减，才符合中医辨证论治的精神。

第 12 讲
通腑八法

中医学认为，六腑以通为顺，特别是大肠、小肠更要保持时时通畅，腑气不通则便秘。常用通腑之法有八，今天来给大家讲讲。

1. 清热通腑法

适应证：大肠实热证。

症状：大便干结，口苦燥渴，腹胀腹痛，小便短赤，舌红苔黄，脉滑数。

治法：清热通腑。

方药：芩连大承气汤（黄芩、黄连、大黄、厚朴、枳实、芒硝）。

2. 顺气通腑法

适应证：肠道气滞证。

症状：大便艰涩难下或排便不畅，腹满胀痛，嗳气呃逆，食欲不振，舌苔薄白，脉弦。

治法：顺气通腑。

方药：六磨汤（木香、槟榔、乌药、沉香、枳实、大黄）。

3. 补气通腑法

适应证：气虚证。

症状：神疲乏力，少气懒言；虽有便意但努挣难下，甚则汗出，大便不干结，舌胖或有齿印，脉细无力。

治法：补气通腑法。

方药：莱菔四君子汤（莱菔子、黄芪、党参、生白术、茯苓、炙甘草）。

4. 补血通腑法

适应证：血虚证。

症状：大便干结，起立时眼前昏暗，唇舌色淡，脉细。

治法：补血通腑。

方药：莱菔四物汤（莱菔子、黄芪、当归、白芍、川芎、熟地黄）。

5. 滋阴通腑法

适应证：肠道津亏证。

症状：大便干结难下，口干舌燥，心烦失眠，潮热盗汗，头晕耳鸣，头面阵热，舌红少苔，脉象细数。

治法：滋阴通腑。

方药：莱槟增液汤（莱菔子、槟榔、玄参、麦冬、生地黄）。

6. 温里通腑法

适应证：中焦虚寒证。

症状：大腹疼痛，腹部恶寒，得热稍缓，手足冰凉，大便不通，舌质淡，苔白润，脉弦紧。

治法：温里通腑。

方药：温脾汤（大黄、附子、干姜、人参、甘草）。

7. 消导通腑法

适应证：肠道食积证。

症状：腹部胀痛，痛处拒按，嗳腐酸臭，厌食呕恶，大便不通，舌苔厚腻，脉弦。

治法：消导通腑。

方药：消导承气汤（大黄、厚朴、枳实、芒硝、鸡内金、山楂、神曲、莱菔子）。

8. 润肠通腑法

适应证：大肠燥结证。

症状：大便干结，排出艰难，口干舌燥，舌干苔少，脉象沉细。

治法：润肠通腑。

方药：五仁丸（桃仁、杏仁、柏子仁、郁李仁、火麻仁）。

第13讲

说说疏肝泻肝柔肝法

肝的主要生理功能是主疏泄，主藏血。肝与胆互为表里，肝为将军之官，其性刚强，肝喜柔而恶燥，肝气太过与不及均可致病。临床上治肝常用疏肝法、柔肝法、泻肝法。今天给大家讲讲这些方法。

1. 疏肝法

适应证：肝气郁结证。

症状：胸胁满闷，善太息，嗳气纳呆，胃痛腹痛，咽中如物梗阻而吞吐不利，月经不调，或有乳房及少腹胀痛，情志抑郁等。

治法：疏肝。

方药：柴胡疏肝散加减。

柴胡10g，白芍15g，枳壳10g，甘草10g，郁金10g，佛手10g，合欢花10g，玫瑰花10g。

2. 泻肝法

适应证：肝火上炎证。

症状：两胁灼痛，烦躁易怒，头痛昏胀，耳鸣耳聋，面红目赤，口苦咽干，失眠多梦，便秘尿赤等。

治法：泻肝。

方药：龙胆泻肝汤加减。

龙胆草10g，栀子10g，黄芩10g，车前子15g，生地黄15g，当归10g，柴胡10g，大黄5g。

3. 柔肝法

适应证：肝血不足证。

症状：胁痛隐隐，眩晕头痛，耳鸣耳聋，体乏无力，失眠多梦，四肢麻木等。

治法：补血柔肝。

方药：四物汤加减。

当归 15g，白芍 15g，熟地黄 10g，女贞子 15g，旱莲草 15g，天麻 10g，鸡血藤 30g，夜交藤 15g。

第 14 讲

健脾法与运脾法的区别

今天给大家讲健脾法与运脾法在临床上应用的区别。

脾主运化是指消化食物和运输营养，脾将经胃腐熟后的食物进一步消化为精微物质，上输于肺，随气血运行转输到全身，维持人体生命活动。

脾的运化，包括运化水谷精微和运化水湿两个方面。若各种病因损伤脾胃，导致脾不运化，可出现食欲不振、食后饱胀、大便稀溏、四肢乏力、肌肉消瘦、少气懒言、舌淡苔白、脉象细弱等症状。治宜补气健脾。健脾法的方剂选用四君子汤加味，药用党参、白术、茯苓、甘草、陈皮等。若是脾虚不能运化水湿，湿邪困脾，则可出现口黏纳呆、胸闷呕恶、脘腹痞满、浮肿便溏、神疲乏力、头重如裹、肢体沉重、舌苔白腻、脉细濡缓等症状。治宜补气运脾法，以运脾化湿。运脾法的方剂选用四君子汤加味，但臣药白术改用苍术（能健脾燥湿），使药甘草改用六一散（能解暑利湿）。此外，再加具有健脾化湿的薏苡仁、芡实、白豆蔻等中药。临床上应用健脾法与运脾法的目的都是恢复脾主运化的生理功能，但引起脾虚的病因不同，临证用药还是有区别的。

第 15 讲
关幼波老的治痰四要

1964 年，我拜关幼波教授为师，跟关老学习，关老小桌讲课讲了治痰四要，今天我传授给你们。

我查了一下文献，"痰"字最早见于《神农本草经》，书中称巴豆能治"留饮痰"。隋代《诸病源候论·痰饮病诸候》中指出，"诸痰者，此由血脉壅塞，饮水积聚而不消散，故成痰也"，认为血瘀导致痰的形成。张景岳认为"夫人之多痰，悉由中虚而然，盖痰即水也，其本在肾，其标在脾"，明确指出痰是不能被利用的病理性"水"。古人还有"怪病多痰""百病皆生于痰"之说。

痰有狭义和广义之分。狭义的痰是指咳吐之痰，广义的痰泛指人体新陈代谢所产生的废物。生成痰的原因是多方面的，凡一切内外因素引起人体气血不和，脏腑功能失调，三焦气化不利，津液运行不畅，均可生痰。

"痰"既是病理产物，又是致病因素。所以，有痰必除。关老总结治痰四要：

1. 见痰休治痰，辨证求根源

中医治病要求其本，见痰休治痰，即是说要审证求因，要从证候特点及整体观念出发而辨证治"痰"，或治已生之痰，或阻断生痰之源，以求治其根源。

2. 治痰必治气，气顺痰自去

气为血之帅，气血流畅则脾气散精，水道通调，痰无以生。如痰已生，气机流畅，则痰可随之消散。气郁者，用郁金、合欢花疏肝解郁；气虚者，用黄芪、党参补益中气；气逆者，用降香、旋覆花降逆顺气；气陷者，用黄芪、升麻、柴胡补气升陷。"治气"能使人体气机通顺，方可阻断生痰之源，已生之痰方可迅速消散。

3. 治痰要治血，血活则痰劫

气为血之帅，血为气母，气血相互为用，气血流畅则津液并行，无痰以生。所以治痰要治血，血活则痰易化易劫。要在治痰处方中，加活血化瘀药丹参、三七等。

4. 治痰要辨证，论治疗效奇

自古有"怪病责之于痰""痰生百病"之说，因此对疑难怪病，应从"痰"辨治。从痰论治，不但突出了"辨痰"的思路，也为疑难怪病的治疗提供了有效的途径。

下边介绍我治痰的习惯用药：

（1）湿痰：痰白量多，稀而易咯，身重嗜卧。治宜燥湿化痰，用陈皮、法半夏。

（2）热痰：痰色黄稠，心胸烦热，舌苔黄。治宜清热化痰，用竹茹、瓜蒌。

（3）寒痰：痰白而稀，畏寒肢冷。治宜温化寒痰，用麻黄、胆南星。

（4）燥痰：痰少难咳，偶带血丝，舌红咽干。治宜润肺化痰，用紫菀、款冬花。

（5）风痰：痰多泡沫，体胖眩晕，四肢麻木。治宜息风化痰，用白芥子、天竺黄。

（6）顽痰：痰稠胶固，癫狂惊悸。治宜荡涤顽痰，用礞石、猴枣。

（7）气痰：痰聚咽喉，咳吐不出，如物梗阻。治宜利气化痰，用橘红、桔梗。

第16讲
浅说辛开苦降法的临床应用

辛开苦降法是用辛味中药开宣胸腹郁结，用苦味中药通降胸腹气机，辛温药与苦寒药同用以达宣散郁结、通降气机、寒热同调目的的治法。辛开苦降法是治疗脾胃病寒热错杂证的常用治法。

1. 辛开苦降之扶正祛邪——半夏泻心汤

慢性胃炎的临床表现以胃脘（心下）胀满痛为主，是脾胃虚弱，气机升降失常，导致气结心下而致虚实相兼、寒热错杂的痞证。其病机一是脾胃虚弱，升降失常；二是寒热错杂，心下成痞。采用辛开苦降法治疗，方选半夏泻心汤。用半夏、干姜之辛开，黄芩、黄连之苦降，辛通以开气宣浊，苦寒以降泻湿热，以调理脾胃气机升降，从而达到胃痞消散，病邪自退的目的。方中还有人参、甘草、大枣补气健脾。半夏泻心汤清上温下，苦降辛开，寒热并用，以和脾胃，为治疗心下痞的主方。

2. 辛开苦降之清热泻火——左金丸

《丹溪心法》中的左金丸由黄连、吴茱萸两味中药组成，具有清肝泻火、降逆止呕的功效，主治肝火犯胃证。症见胁肋胀痛，嘈杂吞酸，呕吐口苦，脘痞嗳气，舌红苔黄，脉弦数。方中重用黄连配少量吴茱萸（6：1），意在以黄连苦寒，清热泻火为主，降逆止呕，少佐吴茱萸辛热，以热药反佐以制黄连之寒。两药相伍，有清泻肝火、降逆止呕的作用。

3. 辛开苦降之清热利湿——王氏连朴饮

王氏连朴饮为湿热郁遏中焦，脾胃升降失职，气机运行不畅之吐泻而设。方中黄连清热燥湿解毒，厚朴行气燥湿、消胀除满，二者合用，湿去热清，气行胃和，共为君药。栀子苦寒，助黄连清热燥湿，且可通利三焦；半夏燥湿化痰，降逆和胃止呕。二者共为臣药。佐以石菖蒲辛香走窜，化湿浊，醒脾胃，用于湿阻中焦之脘腹胀闷；淡豆豉芳香化湿，和胃除烦；芦根甘寒，能清透肺胃气分之实热，并能养胃生津、止渴除烦。诸药合用，共奏清热化湿、理气和中之效。

第17讲

人参的名字来源及分类、加工

李乾构 带徒小课 200 讲

我在消化科治疗脾胃病的开方习惯，是用补益脾胃的四君子汤为基础方。四君子汤的君药是人参，今天给大家讲人参命名的缘由、分类与加工。

人参入药始载于《神农本草经》。人参为五加科多年生草本植物人参的根，人参这种植物独生一茎，高达60cm，茎上结有七八枚形如大豆的紫红色花籽，其根如人形，古人以其"形状如人，功参天地"，故名人参。

人工栽培的称园参，山上挖的称野山参。人参因产地不同，名称有别。产于我国的人参，称"人参"；产于朝鲜、韩国的人参，称"高丽参"；产于加拿大、美国的人参，称为"西洋参"；产于日本的人参，叫"东洋参"。

人参因加工方法不同，名称有别：挖出的新鲜人参，称为鲜参、园参；将鲜园参剪去小支根，用硫黄熏后在日光下晒干，称为"生晒参"；剪下的小支根及须根晒干，称为"白参须"。将鲜人参掷于锅内以清汁浸一宿，翌日取出阴干，名为"白参"。若削剪去支根及须根，洗刷干净，蒸2～3小时，至参根呈黄色、皮呈半透明状时，取出烘干或晒干，即为"红参"。其中带有较长支根者，称为"边条红参"；将剪下的支根如法蒸熟并干燥，即为"红参须"；若将鲜参洗净刷干，浸糖后干燥者，称为"糖参"。还有按重量划分级别，如：16边条红参即16支边条红参，重500g；80支红参不足500g者，为小边条红参。野山参以支大、芦长、体灵，色嫩黄、纹细密、饱满、浆水足、无破伤者为佳，支头大者为上品。

第18讲
人参的功效与主治

人参大补元气，为补气健脾要药，今天给大家讲人参的功效与主治。

人参入药始载于《神农本草经》，为五加科多年生草本植物人参的干燥根。人参味甘、微苦，性温，入心、肺、脾经，具有大补元气、补脾益肺、生津安神的功效。主治气虚欲脱，阴阳欲竭；脾气亏虚，中气下陷；肺虚喘咳，气短乏力；津伤口渴，虚热消渴；失眠健忘，心悸怔忡；气虚失摄，吐衄崩漏；气虚感冒便秘；阳痿宫冷，胸痹心痛；气虚血瘀，中风偏瘫；气虚神乱，风痰惊痫；气虚反胃，呕吐呃逆等症。

用法用量：汤剂用人参5～10g，宜文火另煎，将人参汁兑入其他药汤中内服；用于急危重症，人参用量可增至15～30g，煎浓汁分多次服；亦可研末吞服，每次1g，每日2～3次。

使用注意：人参甘温，有助火腻滞敛邪之弊。凡骨蒸劳热、血热吐衄、肝阳上亢、目赤头眩等一切实证、热证、火证均不宜用人参。人参反藜芦，畏五灵脂，不宜与莱菔子同用。服人参时，不宜同时吃萝卜或喝浓茶，以免影响药力。

人参用药鉴别：人参因产地、加工方法，以及药用部位的不同，功效亦有差异。野山参大补元气，功效卓著，但产量太小，价格贵，故多用于危急重症的急救；园参补益之力比野山参稍逊，但药源广，价较廉，适用于一般的虚弱证候；红参性偏温，适用于气虚阳弱证；生晒参性偏凉，适用于气阴不足证；参须补益力较弱，多用于气津亏损轻症。

第 19 讲
人参在临床上的应用

李乾构 带徒小课 200 讲

　　昨天讲了人参的功效与主治，今天讲人参在临床上的应用。

　　人参入脾经，补脾调中，为补脾要药。凡脾气虚弱，运化失司，生化无权所致的食欲不振、腹胀便溏、神疲乏力者，常与白术、茯苓、甘草配伍，如《太平惠民和剂局方》四君子汤；若脾气亏虚，中气下陷，导致脱肛、阴挺、内脏下垂等症，人参补脾气以助升发，每与黄芪、升麻、柴胡等相配，补中益气，升阳举陷，如《脾胃论》补中益气汤；人参亦为补肺气之良药，凡久病喘咳、肺气耗伤，或因肺气虚弱，宣降失常所致咳嗽声低、气短喘促、少气懒言、咳痰清稀，常与苏子、黄芪、紫菀配用，如《永类钤方》补肺汤；若肺肾两虚，摄纳无权，咳嗽虚喘，人参配胡桃等补肺益肾、纳气定喘，如《济生方》人参胡桃汤；人参甘温不燥，补益脾肺，使气旺生津，以达益气生津止渴之效，用于热伤气阴、口渴多汗、脉大无力者，常与生石膏、知母、粳米配用，如《伤寒论》白虎加人参汤；治内热消渴，引饮无度，常配天花粉、黄芪等益气养阴生津，如《沈氏尊生书》玉泉丸；治老人、虚人消渴、久渴，常配麦冬、茯苓、甘草、枸杞子、五味子益气养阴，生津止渴，如《杂病源流犀烛》人参麦冬汤；人参补益心气，用于心气不足，失眠多梦，心神不宁，惊悸怔忡，常与茯神、龙齿同用，以养心安神，如《医学心悟》安神定志丸；若心脾两伤，气虚血亏，失眠体倦少气，配黄芪、龙眼肉、当归等益气健脾，补血养心，如《济生方》归脾汤；人参益气，可使正气足以祛邪外出，治气虚外感风寒，内有痰饮，咳嗽痰多者，常与苏叶、半夏、陈皮等同用，益气解表，祛痰止咳，如《太平惠民和剂局方》参苏饮；人参益气生血，可用治血虚萎黄，常与黄芪、白术、当归、熟地黄等同用，以增强益气生血之效，如《太平惠民和剂局方》人参养荣汤；人参益气助阳，可用治元气不足，阳痿宫冷等症，常配鹿茸、巴戟天、紫河车等药，益气温肾助阳，如《中医学大辞典》参茸固本丸；人参补肺气而通经活血，用治"因虚致瘀"

的中风偏瘫，口眼㖞斜，常配当归、川芎、蕲蛇、麝香等药，益气活血，祛瘀通络，如《常用中成药》人参再造丸。

人参应用临床报道：①用于休克的急救；②治疗冠心病、心绞痛；③治疗病窦综合征；④治疗病毒性心肌炎；⑤人参口服液治疗高凝血症；⑥治疗消化不良症；⑦治疗脱肛；⑧治疗白细胞减少症；⑨延缓衰老；⑩治疗慢性肝炎。

第20讲

人参的化学成分与药理作用

人参是大补元气的第一药，苏联有专门研究人参的研究所，研究人参的化学成分与药理作用。今天给大家介绍人参的化学成分和药理作用。

1. 化学成分

人参含多种人参皂苷，总皂苷含量约5%。迄今为止，共分离出30多种人参皂苷，包括人参皂苷 R，如人参皂苷 Ro、Ra、Rb_1、Rb_2、Rc、Rd、Re、Rg、Rh 等；还含有人参奎酮（即人参素）、人参炔醇、人参环氯炔醇、人参烯、人参宁、柠檬酸、亚油酸、人参酸等。此外，人参还含 B 族维生素、维生素 C 及烟酸、叶酸等；尚含多种糖类和铜、锌、铁、锰等 20 多种微量元素；另含有甾醇、木质素、酶类、黄酮类等多种成分。

2. 药理作用

（1）具有强心作用。

（2）能调节中枢神经系统兴奋过程和抑制过程的平衡，能提高工作能力，减轻疲劳。

（3）能降低血糖，并与胰岛素有协同作用。

（4）能增进食欲，改善消化吸收和代谢功能。

（5）能兴奋肾上腺皮质功能，提高机体对外界刺激的抵抗力。

（6）有促性腺激素样作用，增强性功能。

（7）具有抗过敏作用。

（8）具有抗利尿作用。

（9）对骨髓的造血功能有保护和刺激作用，使红细胞数、白细胞数和血红蛋白含量增加；具有抑制血小板聚集的作用。

（10）具有抗休克作用：人参对过敏性休克的豚鼠、烫伤性休克的小鼠可减轻其休克，延长生命；预先给予人参皂苷，可使失血性休克犬存活时间明显延长。

第 21 讲
党参的临床应用

四君子汤中的君药人参在公费医疗和医保中均不能报销，我用药效相近的党参代替，今天讲讲党参在临床上的应用。

1. 概述

党参，又名上党人参，始载于《本草从新》。古代党参与人参不分，清代以前用的是紫园参。由于五加科上党人参资源日趋减少，至明清已绝迹，于是将桔梗科党参作药用，到《本草从新》开始区分人参与党参。因以山西上党的党参最有名，故名党参。以条大粗壮、皮松肉紧、断面黄白色横纹多、味甜者为佳。

党参味甘性平，入脾、肺经，具有补中益气、生津养血的功效。主治脾胃虚弱，肺气不足，津伤口渴，血虚萎黄，头晕心慌，食少便溏，体乏无力等症。临床用量一般 10 ～ 15g，大剂量可用 30 ～ 60g，单用大剂可用至 90 ～ 120g，水煎服。

2. 临床应用

（1）脾胃虚弱：党参甘平，补脾养胃，健运中气，鼓舞清阳，为常用补中益气之品。治脾虚食少，纳呆便溏，倦怠乏力等症。可代人参与白术、茯苓、炙甘草同用以健脾补气，如《太平惠民和剂局方》的四君子丸。

（2）肺虚喘咳：党参甘平入肺而不燥，善补益肺气。用治肺气不足，声低气怯，动则喘促。党参可代人参与黄芪、五味子、紫菀、桑白皮等同用，有补肺益气、止咳平喘之效，如《永类钤方》的补肺汤。

（3）津伤口渴：党参甘平，补中州，升清阳，益肺气，布津液。用治外感热病，热伤气津，心烦口渴。党参可代人参与清热养阴生津的石膏、竹叶、麦冬、半夏、粳米、甘草同用以益气生津，如《伤寒论》的竹叶石膏汤。

（4）血虚体弱：党参甘平，益脾胃，化精微，生阴血，有补气生血之效。用治气血亏虚，面色萎黄，头晕心悸，体弱乏力等症。党参常与白术、茯苓、炙甘草、熟地黄、当归、白芍、川芎同用，如《正体类要》的八珍汤。

（5）气虚邪盛：党参补气养血生津，药性平和，临证遇有邪实正虚之病证，常与相应祛邪药同用。如治体弱感冒风寒引起的恶寒发热、头痛鼻塞、咳嗽痰多等症，党参可代人参与紫苏、前胡、陈皮、半夏、桔梗、葛根、茯苓、枳壳、木香等解表化痰止咳药同用，以益气解表祛痰止咳，如《太平惠民和剂局方》参苏饮。

（6）胃肠疾病：我院消化中心主要治疗胃肠疾病，邪之所凑，其气必虚。凡是患胃肠疾病者，都存在脾气虚，所以我在临床上常以四君子汤为基础方加减，辨证与辨病相结合进行治疗。开处方的第一味药就是党参，再根据患者的病、证、症，配方选药，具体怎么配方选药，下一课专讲。

3. 不良反应

党参毒性小，一般临床应用无不良反应。如用量过大（每剂用量超过60g），可致心前区不适和心律不齐，停药后可自行恢复。

第22讲
党参的化学成分和药理作用

昨天讲了党参在临床上的应用，今天给大家讲党参的化学成分和药理作用。

1. 党参的化学成分

党参含有菠菜甾醇、豆甾烯醇、豆甾醇等甾醇类；含菊糖、果糖、4 种含果糖的杂多糖、丁香苷、β-D- 吡喃葡葡糖己醇苷等糖和苷类；含胆碱、党参酸等生物碱及含氯成分（己酸、庚酸、蒎烯等挥发性成分）；含有铁、锌、铜、锰等 14 种无机元素；含天门冬氨酸、苏氨酸、丝氨酸、谷氨酸等 17 种氨基酸等化学成分。

2. 党参的药理作用

（1）对中枢神经系统的作用：如党参煎剂对小鼠自发活动有一定抑制作用；对印防己毒素和戊四氮有一定的拮抗作用，还能增强异戊巴比妥钠的催眠作用。

（2）可提高机体适应性，具有抗衰老作用。

（3）党参煎剂可明显增强小鼠腹腔巨噬细胞的吞噬活力，增强免疫作用。

（4）对消化系统的作用，如抗溃疡作用；对胃黏膜有保护作用；有明显的抑酸作用；对乙酰胆碱、5- 羟色胺、组胺、氯化钡均有明显的对抗作用。

（5）可改善患者的心肌代谢，增强心肌耐缺氧能力。

（6）可增加白细胞和血红蛋白的数量，抑制血小板的凝集功能。

（7）水煎液能使小鼠血浆皮质醇明显升高。

（8）能提高动脉血氧分压和血氧饱和度，降低二氧化碳分压的作用；能纠正酸碱平衡的紊乱；保护肺泡上皮细胞和毛细血管内皮细胞。

第23讲
太子参在临床上的应用

1. 概述

四君子汤的君药是人参，患者若是儿童，我开方的习惯是用孩儿参代替人参。孩儿参又名太子参，今天给大家讲太子参在临床上的应用。

太子参入药，始载于《本草从新》，为石竹科多年生草本植物孩儿参的块根。以条粗肥壮，有粉性、黄白色、无须根者为佳。

太子参味甘、微苦，性平，入脾、肺经，具有补气生津的功效。主治肺虚咳嗽，脾虚泄泻，久病气虚，气短自汗，精神疲倦，津液不足。

2. 临床应用

（1）脾虚失运，胃阴亏虚：太子参入脾、胃经，能补气生津，常用于治疗胃阴不足而又不受峻补者。常与药性平和的山药、石斛、山药、扁豆、茯苓等药配伍应用，以增强疗效。

（2）肺虚燥咳：太子参入肺经，益气生津而润燥，治气阴两伤的燥咳。常与沙参、百合、麦冬、贝母配伍应用，以养阴润肺止咳。

（3）气虚津伤，心悸失眠：太子参性平偏凉，补中兼清，常治热病后期气虚津伤。多与生地黄、知母、麦冬、竹叶等药同用，共奏清热养阴、生津止渴之功。

用法用量：水煎服用 10 ～ 15g；亦可用到 30g。

注意事项：不能与藜芦配伍。

3. 化学成分

太子参含有氨基酸、多聚糖或糖苷、酚酸或鞣质、黄酮、香豆素和甾醇或三萜，但具体鉴定的化合物仅有棕榈酸、亚油酸单甘油酯、3- 糠醇 - 吡咯 -2- 甲酸酯，以及微量元素铜、锌、锰、铁、镁和钙。此外，根中尚还含有果糖、淀粉和皂苷。最近从太子参中得到太子参环酞 A 和 B。

4. 药理作用

（1）对淋巴细胞增殖有明显的刺激作用。

（2）能明显延长小鼠在常压缺氧情况下的存活时间。

（3）对吸烟引起的损害具有较强的保护作用。

（4）具有抗衰老作用。

5. 临床报道

（1）治疗充血性心力衰竭。

（2）治疗顽固性原发性血小板减少性紫癜。

（3）治疗糖尿病。

第23讲　太子参在临床上的应用

第 24 讲
西洋参在临床上的应用

气虚又有口干舌燥是兼有伤阴的表现，我常用西洋参代替人参。今天给大家讲西洋参在临床上的应用。

1. 概述

西洋参产于美国和加拿大，又称花旗参。其入药始载于《本草从新》，为五加科多年生草本植物西洋参的干燥根。西洋参味甘、微苦，性凉，入心、肺、胃、肾经，具有补气养阴、清火生津的功效。主治肺虚久咳，干咳少痰，烦渴少气，体倦多汗，口干舌燥等症。水煎用 6 ～ 10g。另煎兑服，或切片含服。

2. 临床应用

（1）治肺虚久咳，耗伤气阴，阴虚火旺证，多与生地黄、麦冬、玄参、知母同用。若燥热伤阴，咽干咳血，常与桑叶、枇杷叶、杏仁、贝母配伍。

（2）热伤气阴，烦倦口渴，常与西瓜翠衣、石斛、麦冬、知母等同用，如《温热经纬》清暑益气汤。若热伤气阴，津液大耗，心脉虚微者，可代人参与麦冬、五味子同用，有益气敛阴生脉之功。

（3）津枯肠燥，便秘下血：如《类聚方》西洋参与龙眼肉同蒸内服，有润燥通便、凉血止血之效。

西洋参使用注意：中阳虚衰、寒湿中阻及气郁化火等实证、火郁之证均忌服。

3. 化学成分

西洋参含有 17 种人参皂苷、十一烷、长竹烯、β - 金合欢烯等多种挥发性成分；油脂含己酸、庚酸、亚油酸等有机酸；尚含人参三糖和具有降血糖活性的多糖（A、B、C、D 及 E），以及还原糖、低聚糖、多糖、蛋白质、淀粉、果胶多糖等。此外，西洋参还含 16 种氨基酸和多种微量元素。

4. 药理作用

（1）对大脑有镇静作用，对神经中枢则有中度的兴奋作用。

（2）具有抗缺氧和抗疲劳作用，其水提液 5g/kg 灌胃，能明显延长低压缺氧和窒息性小鼠的生存时间。

（3）具有抗应激作用。

（4）具有抗休克作用。

（5）能增加心肌血流量，降低冠脉阻力，减少心肌耗氧量及心肌耗氧指数。

5. 临床报道

（1）抑制鼻咽癌放疗副作用。

（2）治疗急性心肌梗死。

（3）治疗心气不足证的冠心病、高脂血症、高血压患者 208 例，总有效率达 93.7%。

第 25 讲
西洋参、人参、党参、太子参临床应用有别

西洋参、人参、党参、太子参均为补气药，具有补气健脾的功效，临床用于脾气亏虚证。但四种参在临床应用时还是有区别的。

人参：大补元气，多用于元气亏虚的休克，一般抢救或急救时用，如独参汤、参附汤、生脉饮等。因为人参较贵，公费医疗、医保又不能报销，所以在门诊很少用人参。

西洋参：益气生津，补气之力不及人参，侧重于补益阴气、生津止渴、清肺润燥，多用于体质虚弱而偏于气阴两虚者，尤其适用于肺气不足、伤津口渴、阴虚咳嗽。西洋参也很贵，公费医疗、医保也不能报销，所以在门诊也很少用。

党参：性味甘平，入脾、肺经，具有补中益气、生津养血的功效。主治脾胃虚弱，肺气不足，津伤口渴，血虚萎黄，头晕心慌，食少便溏，体乏无力等症。补气作用，党参不如人参；养阴生津作用，党参不如西洋参。但党参在医保与公费医疗中能报销，故常使用。

太子参：药性平和，具有补气益阴生津之功。

太子参与人参比较：人参补力胜于太子参，强心救脱或体虚而偏于寒者，用人参较好；太子参性凉，用于阴虚血热则较适宜。在补益中，也可用太子参代人参。如血压高不宜用人参时，可用太子参代人参。太子参又名孩儿参，多用于儿科，小儿病后体弱无力、自汗，纳呆，用太子参为佳。

太子参与西洋参比较：两者都能益气生津，但西洋参作用较强，所以在热病后耗气伤津，出现体乏无力、口干舌燥、舌红少津症状时，可用太子参代西洋参。补气作用太子参不如党参，但小儿脾气亏虚可用太子参替代人参、党参使用。特别是对体虚不受补者，多用太子参。关于太子参的用量，因其效力较缓，故用量宜稍大，用量相当于西洋参、人参、党参的 2 ～ 3 倍，常用 15 ～ 30g。

西洋参、人参、党参、太子参四种参在临床应用怎么区别呢？简单地说，在门诊补气健脾时，成人用党参，小孩用太子参。对于经济条件较好的人群，偏阳气虚者用人参，偏阴气虚者用西洋参。

第 26 讲
生白术通便、焦白术止泻、炒白术健脾

四君子汤的臣药是白术，有补气健脾之功，但加工炮制之后功效有区别，今天给大家讲生白术通便、焦白术止泻、炒白术健脾的不同作用。

白术入药始于《神农本草经》。当时苍术和白术不分，统一为术。后来陶弘景将其分开，因其根干枝叶之形，又有如篆文的术字，根内为白色故名白术，为菊科多年生草本植物白术的干燥根茎。白术因炮制方法不同，分为生白术、炒白术（土炒，麸炒）、焦白术。以个大、体重、断面色黄白、有黄色放射性纹理、外皮细、香气浓、甜味强而辣味少者为佳。

白术味苦、甘，性温，入脾、胃经，具有健脾益气、燥湿利水、止汗安胎的功效。主治脾胃虚弱导致的胃脘疼痛，食少便溏，痰饮水肿，表虚自汗，胎动不安等症。

用法用量：白术水煎服，一般用量 6～15g，大剂量可用 30g，白术可入丸、散、膏剂。临床应用健脾燥湿利水时，宜用炒白术；要补气健脾止泻时，宜用焦白术；脾虚便秘时，宜大剂量用生白术 30g。

注意事项：白术性温偏燥，内热盛、阴虚津亏者慎用。

第27讲
白术的化学成分与药理作用

昨天讲了白术的功效、主治与应用，今天讲白术的化学成分与药理作用。

1. 白术的化学成分

白术含挥发油 1.4% 左右，油中主要成分为苍术酮、苍术醇、白术内酯 A 及 B、3β–乙酰氧基苍术酮、3β–羟基苍术酮、芹烷二烯酮。此外，白术尚含倍半萜化合物。

2. 白术的药理作用

研究表明，白术有调节胃肠蠕动、增加体重和肌力的作用，还有降糖、抗凝血、利尿、保肝、抗菌、抗肿瘤等作用，实为老年人保健强身之要药。白术煎剂能从多个环节增强小鼠免疫系统功能；能抑制动物肾小管重吸收，产生明显而持久的利尿作用；有降血糖作用；对血小板聚集有明显的抑制作用；有血管扩张作用；对食管癌细胞和艾氏腹水癌有显著抑制作用；白术能抑制肠管的自发运动，对应激性溃疡有显著抑制作用。

第 28 讲
白术与苍术临床应用有别

我应用四君子汤，有时用苍术代白术，今天给大家讲苍术与白术的应用区别。

白术的功效主治、临床应用前面都讲过，今天重点讲苍术。

苍术味辛、苦，性温，入脾、胃经，具有健脾燥湿、祛风除湿作用。主治脾为湿困引起的食欲不振，呕恶烦闷，腹胀泄泻，关节肢体疼痛等症。一般用量 6 ～ 15g。苍术为祛湿要药，不论内湿与外湿均可应用。但苍术性较辛燥，阴虚血燥有咯血、吐血、鼻衄者不宜用。

白术与苍术比较：白术入药始于《神农本草经》，列为上品，当时未分白术、苍术，而统称为术。梁代陶弘景于《本草经集注》一书开始分为苍术与白术，根内质白色者取名白术，根内质赤色者取名赤术，后改为苍术。白术与苍术均为菊科多年生草本植物，均能健脾燥湿。但白术又能补气、止汗、安胎；而苍术燥湿作用较白术强，又能祛风除湿、散邪发汗。白术微辛、微苦而不烈，其力补多于散，用于健脾最好，脾弱的虚证多用；苍术味辛性温燥，燥散之性有余，而补养之力不足，用于燥湿最好，湿盛的实证多用。临床上，止汗安胎用白术，发汗祛湿用苍术。

第29讲
甘草在临床上的应用

四君子汤的使药是甘草，今天给大家谈谈甘草在临床上的应用。

中医将甘草尊称为国老，甘草入药始载于《神农本草经》，为豆科多年生植物的干燥根及根茎。春秋季采挖，除去残茎须根和"杂质"，或剥去外皮，洗净、润透、切厚片、晒干备用。临床上应用甘草，有生用或蜜炙用之分。

甘草味甘，性平，入心、肝、肺、脾、胃、肾经，具有补气健脾、清热解毒、润肺止咳、缓急止痛、调和诸药的功效。主要适用于脾胃虚弱、倦怠乏力、心悸气短、咳嗽痰多、脘腹挛急作痛、痈疽疮毒、食物及药物中毒，以及调和百药。甘草生用其性偏凉，功效侧重于清热解毒、泻火益阴；甘草用蜜炙后，其性偏于温，功效侧重于补中缓急、温养阳气。甘草水煎服，一般用量 3～10g。不宜与大戟、芫花、甘遂和海藻同用。

甘草在临床应用极为普遍，如《金匮要略》和《伤寒论》记载的 250 方中，用甘草者 120 方。在古方中运用最多的，是做佐使药。我在临床上用甘草，主要取其缓急止痛、补气健脾、调和药味。如胃肠疾病中最多见的脾胃虚弱证，选用四君子汤为基础方，甘草与党参、白术、茯苓同用，能缓和补力，使作用缓慢而持久；对脾胃虚寒证，选用理中汤，甘草与干姜同用，能缓和干姜之热，以防伤阴；对寒热互结的胃气不和证，选用半夏泻心汤，方中甘草与黄芩、黄连同用，能缓和芩、连之寒，调和苦味，以防伤胃；对便秘胃肠燥热证，选用调胃承气汤为基础方，方中甘草与大黄、芒硝同用，能缓和硝黄的泻下作用，使其泻而不速；对消化系统的疼痛，选用芍药甘草汤为基础方，甘草与芍药同用，能缓急止痛，并调和芍药的酸味。用甘草止痛，剂量宜大，可用 10～15g；若取甘草调和药味，剂量宜小，用 3～5g；用甘草补虚，宜选用炙甘草；用甘草清热解毒，宜用生甘草；大便稀溏，不宜用炙甘草；舌苔黄厚腻，应用甘草配滑石（六一散）。甘草味甘，会助湿壅气，令人中满，有恶心呕吐者不宜用。甘草大剂量久服，易引起浮肿，临床应用时要特别注意，中病即止。

　　近来有甘草不良反应的病例报告，主要临床表现为全身皮疹瘙痒、脸部肿胀等症状。临床应用甘草，要严格观察不良反应。

第30讲

甘草的化学成分与药理作用

昨天讲了甘草在临床上的应用，今天给大家讲甘草的化学成分与药理作用。

1. 甘草的化学成分

甘草含三萜皂苷甘草酸，其钾、钙盐为甘草甜素，水解后产生二分子葡萄糖醛酸和一分子甘草次酸（含甘草皂苷 A、B、C、D、F、G、H、J、K）。甘草还含有黄酮类化合物（甘草黄酮、异甘草黄酮、甘草异黄烷酮、甘草香豆酮），以及生物碱等化学成分。

2. 甘草的药理作用

（1）具有肾上腺皮质素样作用。

（2）具有抗溃疡作用。

（3）具有解痉作用。

（4）能促进胰液分泌。

（5）具有保肝作用。

（6）具有抗炎作用。

（7）能显著抑制皮肤过敏反应。

（8）具有抗菌作用。

（9）具有抗病毒作用。

（10）具有抗癌作用。

（11）具有降脂作用。

（12）能抗心律失常。

（13）具有止咳平喘和祛痰作用。

（14）具有抗氧化作用。

（15）具有解毒作用。

（16）甘草次酸具有抑制小鼠生殖腺产生睾酮的作用。

（17）具有解热镇痛作用。

（18）甘草甜素对大鼠具有抗利尿作用。

第31讲
土茯苓在临床上的应用

我用四君子汤治脾胃病，有时候将佐药茯苓改用土茯苓。今天讲讲土茯苓在临床上的应用。

1. 概述

土茯苓为百合科一年生木质藤本植物土茯苓（菝葜）的干燥根茎，因其外形像中药茯苓，故名土茯苓。土茯苓入药始载于《本草纲目》。土茯苓有红色与白色两种，北京、天津地区习惯用红土茯苓。土茯苓一般在夏、秋季采挖，除去须根，洗净，晒干；或趁鲜切成薄片，晒干，生用。

土茯苓味甘、淡，性平，入肝、胃、肾经，具有解毒除湿、通利关节的功效。临床用治杨梅毒疮、肢体拘挛、筋骨疼痛、淋浊带下、痈肿瘰疬、湿疹瘙痒等症。

2. 临床应用

（1）土茯苓为治梅毒的要药。新中国成立前，中医治梅毒单用土茯苓三两煎水饮。

（2）土茯苓解毒，又能通利关节。《本草纲目》载有搜风解毒汤，用土茯苓与薏苡仁、木瓜、防风等配伍。

（3）土茯苓甘淡，利湿热解毒。用治热淋，与木通、萹蓄、车前子等同用；治湿热带下，与苍术、黄柏、苦参等同。

（4）近来研究表明，土茯苓能抑制实验动物肿瘤的生长。

用法用量：水煎服，一般用 15 ～ 30g，大剂量可用至 60 ～ 100g，或更大剂量用治癌症。

使用注意：①菝葜入药的同科同属品种较多，常见的有金刚藤、刺菝葜等。②土茯苓为渗利之品，故肝肾阴亏而无湿者慎用。③古人认为服土茯苓并饮茶，有脱发之弊，故宜慎用。

3. 化学成分

土茯苓含皂苷、树脂、生物碱、挥发油、己糖、鞣质、植物甾醇、亚油酸、油酸等。

4. 药理作用

（1）具有利尿作用。

（2）具有镇痛作用。

（3）具有抗菌作用。

（4）具有抗癌作用。

（5）具有免疫抑制作用。

（6）具有土茯苓可健脾胃，除湿热。现代药理研究证实，其含生物碱和甾醇，可杀灭幽门螺杆菌，并有抗胃及十二指肠溃疡和镇痛作用。

5. 临床报道

临床报道土茯苓可治疗头痛、梅毒、小儿先天性梅毒性口炎、淋病、膝关节积液、急性细菌性痢疾、急性扁桃腺炎、丹毒、银屑病。

第32讲

茯苓与土茯苓的功效主治有别

茯苓与土茯苓的药名仅有一字之差，但其功效主治是完全不同的。

茯苓：为多孔菌科真菌茯苓的菌核，多寄生于松科植物赤松或马尾松的树根上。茯苓味甘、淡，性平，入心、肺、脾、肾经，具有利水渗湿、健脾补中、宁心安神的功效。主治小便不利，水肿胀满，痰饮眩晕，脾虚泄泻，心悸怔忡，带下淋浊等症。水煎服用 10 ～ 15g。茯苓的药理作用，有利尿、镇静、抗肿瘤、促进细胞免疫和体液免疫、降低胃液分泌、保肝降酶、增强心肌收缩、抑制毛细血管通透性。

土茯苓：为百合科多年生木质藤本植物土茯苓（菝葜）的干燥根茎。土茯苓味甘、淡，性平，入肝、胃、肾经，具有除湿解毒、通利关节的功效。临床用治杨梅毒疮，肢体拘挛，筋骨疼痛，淋浊带下，痈肿瘰疬，湿疹瘙痒等症。水煎服用 15 ～ 30g，土茯苓为治梅毒的要药。研究表明，土茯苓能抑制实验动物肿瘤的生长，故可防治肿瘤。土茯苓的药理作用，有利尿、镇痛、抗菌、抗癌、免疫抑制等。

我在临床上应用四君子汤的用药习惯：舌苔厚腻（不管苔白还是苔黄），用土茯苓除湿解毒；若舌苔不厚不腻，则用茯苓补中健脾。

第 33 讲
陈皮与青皮的临床应用区别

我看病开方的习惯，处方第二行第一味药是陈皮。陈皮与青皮是同一棵树上的果实皮，成熟的果实皮名陈皮，未成熟果实的皮名青皮，但陈皮与青皮的功效主治应用是有区别的。

陈皮：为芸香科常绿小乔木植物橘及其栽培变种茶枝柑、温州蜜柑、福橘的干燥成熟果皮，以产于广东新会的陈皮质量最佳。因入药以陈久者为良，故名陈皮。陈皮味苦、辛，性温，入脾、胃、肺经，具有健脾理气、燥湿化痰的功效。主治脾胃气滞证、呕吐呃逆证、泄泻便秘证、胸痹证、痰湿证、乳痈初起等。水煎服用 6 ～ 10g。

青皮：为芸香科常绿小乔木植物橘的幼果或未成熟果实的皮。因其为未成熟的青橘之皮，故名青皮。青皮味苦、辛，性温，入脾、胃、肝、胆经，具有疏肝理气、消积化滞的功效。主治肝郁气滞诸痛证，如胸痛胁痛、腹痛脘痛、乳房肿痛，以及食积腹胀、癥瘕积聚等。用量 6 ～ 10g，水煎服。青皮醋炙疏肝止痛之力增强。

陈皮与青皮是同一棵树上的果实皮，性味相同，均入脾、胃经，有健脾理气化滞之功，主治气滞证。陈皮性温而不峻（微温），且有健脾之力，常用于脾胃虚弱气滞证；同时陈皮质轻上浮，兼入肺经，还有燥湿化痰的功效，善治痰湿咳嗽。青皮药性较峻烈，行气力猛，兼入肝胆经，能疏肝破气、散结止痛，主治肝气郁结证；且擅消积，常用于食积气滞证。故张子和云："陈皮升浮，入脾肺治高而主通；青皮沉降，入肝胆，治低而主泻。"

我在临床上治脾虚气滞用陈皮，治肝郁气滞用青皮。若既有脾虚，又有肝郁，还有气滞，则陈皮与青皮同用。

第34讲
枳实与枳壳的临床应用区别

患者主诉纳少胃胀，我辨证为脾虚气滞，健脾用四君子汤，理气用枳实、厚朴。今天给大家讲枳实与枳壳的临床应用区别。

枳实与枳壳是同一棵树上的同一种果实，未成熟的幼果名枳实，已成熟的去瓤果实名枳壳。

枳实：为芸香科常绿小乔木植物酸橙及其栽培变种的未成熟的幼果。枳实味苦、辛，性微寒，入脾、胃、大肠经，具有破气消积、化痰除痞的功效。主治胃肠积滞，脘腹痞满，腹痛便秘，或湿热泻泄，里急后重，产后腹痛，气滞胸胁疼痛等症。水煎服用 3 ～ 10g，炒用性较平和。

使用注意：枳实破气，孕妇慎用。

枳壳：为芸香科常绿小乔木植物酸橙及其栽培变种的去瓤成熟果实。枳实与枳壳的药性、功用、主治、用法、用量及使用注意均相同。但枳实力峻，偏于破气除痞、消积导滞；枳壳力缓，兼入肺经，偏于行气开胸、宽中除胀。枳壳的作用较枳实缓和。

我在临床上的用药习惯：对上焦、中焦的痞满，用枳壳；对中焦、下焦的痞满，用枳实。对脘腹痞满而大便偏干者，用枳实；对脘腹痞满而大便稀溏者，用枳壳。

第35讲

厚朴与厚朴花临床应用区别

患者主诉胃胀，我开方用药的习惯是用枳实配伍厚朴。昨天讲了枳实，今天给大家讲讲厚朴，顺便讲讲厚朴与厚朴花的临床应用区别。

厚朴：为木兰科落叶乔木植物厚朴的树皮，味苦、辛，性温，入脾、胃、肺、大肠经，具有行气、燥湿、消积、平喘的功效。主治脾胃气滞，脘腹胀满，湿阻中焦，脾运失常，食积不化，积滞不行，湿浊不分，霍乱吐泻，痰湿内阻，咳逆喘促等症。水煎服用6～10g。

使用注意：厚朴行气之力较强，孕妇慎用。

厚朴花：为木兰科落叶乔木植物厚朴的花蕾。厚朴花味苦，性微温，入脾、胃、肺经，具有理气、化湿的功效。厚朴花其气芳香，功专行气化湿，作用似厚朴但燥性较弱，偏于行气宽中、醒脾和胃，多用于气滞湿阻引起的脘腹胀满、纳呆食少等症。厚朴花入煎剂宜后下，用量3～6g。现代研究证明，厚朴花用时捣碎，疗效更佳。

厚朴与厚朴花同为木兰科落叶乔木植物上的部分。厚朴是树皮部分，厚朴花是花蕾部分。二者药性性味、功效主治相近。我在临床上的体会是厚朴行气燥湿的作用较强，厚朴花行气化湿的作用较弱。因此，气滞证重时用厚朴，气滞证轻时用厚朴花。气滞证兼有肝郁者，用厚朴花；对气滞证兼有脾虚者，宜用厚朴。

第36讲

法半夏、姜半夏、清半夏及半夏曲的临床应用区别

　　生半夏有毒，临床应用时要炮制以解毒。因加工炮制方法不同，而分为法半夏、姜半夏、清半夏、半夏曲。今天给大家讲讲它们在临床上应用的区别。

　　半夏为天南星科多年生草本植物半夏的干燥块茎。半夏入药始载于《神农本草经》，据《本草纲目》云"五月半夏生，盖当夏之半也"，故名半夏。半夏于夏秋二季采挖，洗净，除去外皮及须根，晒干，即为生半夏。生半夏有毒，临床应用半夏要加工炮制减毒。生半夏经白矾炮制，称清半夏；生半夏经生姜、白矾炮制，称姜半夏；生半夏经白矾、生姜、石灰、甘草炮制，称法半夏；姜半夏面和白面与赤小豆、杏仁、青蒿、苍术、红蓼子捣碎熬成的粥混合发酵后做成小块，称半夏曲。半夏以粒大，外色白净，质坚实，粉性者为佳。

　　半夏主要化学成分为 β-谷甾醇及其葡萄糖苷固甾醇、挥发油、植物甾醇、皂苷、辛辣性物质、生物碱等。半夏的药理作用有镇吐、催吐、镇静、降眼压。

　　半夏辛温，有毒，入脾、胃、肺经，具有燥湿化痰、降逆止呕、消痞散结的功效。主治湿痰阻塞，痰多咳嗽，恶心呕吐，妊娠恶阻，痰饮眩悸，胸脘痞满等症。

　　法半夏、姜半夏、清半夏、半夏曲在临床上的应用是有区别的。临床上见咳嗽痰多时，用法半夏，如二陈汤；见呕吐反胃时，用姜半夏，如小半夏汤。姜半夏善降逆和胃止呕，各种原因引起的呕吐皆可配伍应用，故姜半夏为止呕要药。胃食管反流疾病，出现烧心反酸等症状时，用清半夏；食欲不振、嗳气脘胀等消化不良时，宜选用半夏曲。生半夏有毒，长于消肿散结，

只宜外用，切不可内服。

临床上一般用 3 ～ 9g，水煎服，外用适量。

使用注意：半夏反乌头。其性温燥，故对一切血证、阴虚燥咳、津伤口渴者，忌用半夏。半夏有毒，内服切不可用生品。凡用半夏，嘱咐患者熬药时加 2 ～ 3 片生姜，既防半夏炮制不到位，又可调味。

第37讲
金果榄在临床上的应用

我治嗓子痛常用甘草桔梗汤加金果榄，今天讲讲金果榄在临床上的应用。

1. 概述

金果榄入药始载于《本草纲目拾遗》，为防己科缠绕藤本植物金果榄的干燥块根。以个体重大，质坚实，味极苦者为佳。

金果榄味苦性寒，入肺、大肠经，具有清热解毒、利咽止痛的功效。主治痈肿疔毒，泄泻痢疾，脘腹疼痛等症。水煎服用 3 ～ 10g。外用适量，研末吹喉或醋磨涂敷患处。

使用注意：脾胃虚弱者慎服。

2. 临床应用

治肺胃蕴热、咽喉肿痛，常配青果、甘草、栀子等药同用。如西黄清醒丸治咽喉肿痛。《广西中草药新医疗法处方集》单用本品研粉冲服治大肠湿热，泄泻痢疾；治胃热腹痛，《全展选编·内科》亦单用本品研粉冲服以清热止痛。

3. 化学成分

金果榄主要含生物碱类，有防己碱、药根碱、非洲防己碱等；另含有萜类及甾醇类。

4. 药理作用

（1）对金黄色葡萄球菌、抗酸性分枝杆菌、结核杆菌均有较强的抑制作用。

（2）能使幼年小鼠胸腺萎缩。

（3）能降低空腹血糖。

（4）对家兔离体子宫呈兴奋作用。

（5）具有解毒止痛作用。

5. 临床报道

（1）治疗上呼吸道感染、流感、急性扁桃体炎、急性支气管炎、肺炎、伤寒、胆道感染、中暑病的中度发热（38～40℃）77 例，均有退热作用。

（2）治疗静脉炎 8 例均愈。

（3）金果榄治疗单纯疱疹性角膜炎 62 例，痊愈 48 例，显效 10 例，好转 4 例，疗效优于西药对照组。

第38讲
临床应用柴胡的体会

我治病方中多用柴胡，今天给大家讲讲我在临床上应用柴胡的体会。

1. 概述

柴胡分北柴胡和南柴胡，北方医生在临床上多用北柴胡。北柴胡为伞形科多年生草本植物北柴胡的干燥根。春秋两季采挖、晒干、切片，炮制有醋炒、酒炒、鳖血炒。柴胡主要成分有柴胡皂苷、挥发油、有机酸、醇类等。柴胡的药理作用为解热、镇静、镇痛、抗菌、抗病毒。《中药学》教材将柴胡划为解表药，谓其性平味苦，入肝、胆经，具有解表退热、疏肝解郁、升阳举陷的功能。主治感冒发热，寒热往来，疟疾，胸胁胀痛，月经不调等症。用量 3 ～ 15g。

柴胡在临床上多用于疏肝理气解郁，我认为《中药学》教材将柴胡分类为解表药不妥，应归类到理气药更符合临床实际。

2. 临床应用

（1）疏肝止痛：我常用柴胡治胁痛胁胀，取其疏肝理气止痛作用，一般用柴胡配白芍，有四逆散或柴胡疏肝散之意，柴胡用 10g 配白芍 15g 同用。如胁痛较甚，或兼有胃痛、腹痛，可加延胡索、郁金，有金铃子散之意（用郁金代川楝子）。

由于"肝火上逆"，如高血压所致的头胀、头痛、胁痛者，柴胡用量不宜过大，否则会引起症状加剧，甚至出血。

（2）退热：我当住院医师时，值夜班遇有发热 38℃以上者，肌注柴胡注射液 2mL，退热效果很好。治感染性疾病伴有发热，也可用柴胡退热，用量 15g。风寒感冒与风热感冒均可配柴胡。发热轻时，加葛根解肌；发热重时，配黄芩泄热，方如小柴胡汤。但阴虚发热者，应慎用柴胡。

（3）升阳益气：柴胡具有升阳益气的作用。治气虚下陷，重用黄芪补气，辅以柴胡升阳，常用方剂为补中益气汤。

柴胡临床应用广泛，能够升发疏散，驱少阳之邪外出，故能和解退热。柴胡能升发阳气，条达气机，故能疏肝解郁，疏气调经，有间接益气之效。柴胡透达，能疏通经络气血，和调津液，无汗能发，有汗能敛。柴胡能助运举中，升散中焦湿阻，化湿为津液，故能治湿阻。柴胡能疏气解郁，以气治血，即通过调气而治血分病。柴胡入足厥阴肝经（血脏），可行血中之气，透血中之郁热。

第 39 讲
生姜的临床应用

我看完病，总是叮嘱患者熬药时加三片生姜和三颗大枣，今天给大家讲生姜。

生姜为姜科多年生草本植物姜的根茎。全国各地均产，9～11月采挖，除去须根洗净，阴干，切片入药。以块大质脆、肉质丰满、气味芳香者为佳。

生姜味辛性温，入肺、脾经，具有温胃止呕、散寒解表、温肺止咳的功效。主治外感风寒，胃寒呕吐，风寒客肺咳嗽等病证。另外，生姜还有解毒的作用。

生姜水煎服，用5～15g。亦可入丸、散、膏剂，或制成生姜食品等。

生姜化学成分：生姜含蛋白质、糖类、粗纤维、胡萝卜素、维生素，以及钙、铁、锌、钾、钠、铜、磷等微量元素；还含有大量挥发油，其主要成分为姜油酮、姜油萜、姜黄素、姜黄烯、姜醇、姜烯、姜酚、樟脑萜、水茴香萜、桉叶油精、水芹烯、龙脑、枸橼醛、芳樟醇等；尚含有辣味成分姜辣素，分解成姜酮、姜烯酮等，以及谷氨酸、丝氨酸、甘氨酸等多种氨基酸。

药理研究表明：生姜对胃黏膜细胞具有保护作用，并有抗溃疡和保肝利胆作用，能抑制胰酶对淀粉、蛋白质和脂肪的消化作用；能直接兴奋心脏，扩张血管，具有促进循环的作用；有镇痛、镇静、镇吐和强烈的抑制血小板聚集作用；对伤寒杆菌、霍乱弧菌、阴道滴虫有明显的抑制作用。日本学者研究发现，生姜还有抗癌作用。美国学者研究表明，姜醇可抑制结肠癌细胞的生长。生姜还有防腐作用。

应用生姜注意事项：①生姜性温，只适用于寒凉病证。②有口干口苦、便秘的热盛患者，忌服生姜。③痔疮患者忌用生姜。④霉烂生姜不能吃。

第 40 讲
干姜在临床上的应用

昨天讲了生姜在临床上的应用，今天讲干姜在临床上的应用。

1. 概述

生姜晒干为干姜。干姜入药始载于《神农本草经》，为姜科多年生草本植物姜的干燥根茎，晒干或烘干切片，生用或炮用。

干姜味辛性热，入脾、胃、心、肺经，具有温中散寒、回阳通脉、温肺化饮的功效。主治脘腹冷痛，呕吐泄泻；咳喘形寒，痰多清稀；四肢逆冷，脉微欲绝等症。

2. 临床应用

（1）干姜温中散寒，健运脾阳，为温暖中焦之主药。治脾胃虚寒、脘腹冷痛，每与党参、白术等同用，以温中健脾补气，如《伤寒论》理中丸。

（2）治胃寒呕吐，配高良姜用，如《太平惠民和剂局方》二姜丸；亦可用干姜配姜半夏，如《金匮要略》半夏干姜散治胃寒妊娠恶阻、呕吐不止。

（3）治心肾阳虚，阴寒内盛所致亡阳证，干姜配附子，如《伤寒论》四逆汤（干姜配附子加甘草）治亡阳暴脱、下利、亡血；再加人参，即《伤寒论》四逆加人参汤，可增强温通心阳、回阳救逆的功效。

（4）治寒饮咳喘，形寒背冷，痰多清稀，常与细辛、五味子、麻黄等同用。如《伤寒论》小青龙汤治肺寒停饮，咳嗽胸满，痰涎清稀，舌苔白滑。

（5）干姜味辛性热，入脾胃而温中散寒，可治蛔厥。上腹部突发绞痛或钻顶样痛，面青汗出，手足逆冷，脉伏吐蛔，常与乌梅、细辛、黄连等同用，如《伤寒论》乌梅丸。

（6）干姜味辛性热，能温中散寒，健运脾阳。可治脾肾阳虚，水湿停滞的肢体浮肿，常与附子、白术、茯苓等同用，如《世医得效方》实脾饮。

虚寒性出血要用炮姜。炮姜是将干姜炒至表面微黑、内呈棕黄色而成。其味苦涩，性温，入肝、脾经，功效与干姜相似，但炮姜温里作用弱于干姜，而长于温经止血。炮姜适用于虚寒性出血，如吐血、便血、崩漏等见血色暗淡、手足不温、舌淡脉细者。炮姜亦可用于脾胃虚寒之腹痛泻痢，用量3～6g。

3. 用法用量与注意事项

干姜入药水煎服，一般用量3～10g。

使用注意：①干姜辛热燥烈，故阴虚内热、血热妄行者忌用；②孕妇慎用；③表虚有热汗出、自汗盗汗、脏毒下血、因热呕恶、火热腹痛等，不宜服用。

第41讲
生姜、干姜、高良姜的应用区别

前面已讲过生姜与干姜的临床应用，今天讲高良姜。

古方良附丸，就是由高良姜和香附组成的。高良姜入药始载于《名医别录》，为姜科植物高良姜的干燥根茎，以分枝少、色棕红、气香浓、味较辣者为优。

高良姜味辛性热，入脾、胃经，具有散寒止痛、温中止呕的功效。主治胃寒冷痛，胃寒呕吐，诸寒疟疾，牙痛等症。

用法用量：水煎服，用3～10g。

主要化学成分：高良姜含高良姜酚、高良姜素、桉叶素等。

药理作用：高良姜具有促进胃液分泌，调节肠管运动，以及抗缺氧、抗血栓、抗菌等作用。

临床应用：高良姜与生姜、干姜相同处是同为姜科多年生草本植物，味辛性热，入脾、胃经，均具有温胃散寒的功效，可治疗胃寒疼痛和胃寒呕吐等症。区别是生姜入肺经，有解表散寒、温肺化饮的作用，可治风寒感冒，亦可治痰饮壅肺的咳喘证；生姜切片晒干入药为干姜，除入脾、胃、肺经外，尚入心经，还有回阳通脉的功效，可治心肾阳虚、阴寒内盛所致的亡阳证，常与附子配伍，如《伤寒论》的四逆汤；高良姜尚有理气止痛作用，用治胃寒气机阻滞，脘腹冷痛，常与香附配伍，以疏肝解郁、散寒止痛，代表方剂如《良方集腋》良附丸。

第42讲
大枣在临床上的应用

我看完病总是叮嘱患者熬药要加三片生姜和三颗大枣，今天给大家讲大枣在临床上的应用。

大枣为药食两用之品，有"天然维生素丸"之称。大枣为鼠李科落叶灌木枣树的成熟果实。大枣以肉色淡黄，食之甜味足，肉质细为佳。

大枣味甘性温，入脾、胃经，具有补气健脾、养血安神、缓和药性、解药毒的功效。主治食欲不振，食少便溏，倦怠乏力，面黄肌瘦，惊悸怔忡，失眠健忘，精神不安，妇人脏躁，贫血烦躁等症。红枣还可用于过敏性紫癜、慢性肝炎，以及高胆固醇血症、白细胞减少症。大枣水煎服，用 6～10g，亦可入丸剂、散剂、膏剂。生吃鲜枣应适量。

药用验方：

（1）党参大枣汤：党参 15g，大枣 20 枚，煎汤代茶，具有补益气血的作用，适用于贫血、神经衰弱、消瘦、疲乏等症。

（2）甘麦大枣汤：大枣 15g，小麦 30g，甘草 6g，水煎服，每日 1 剂，连服 30 日，具有调和肝脾、养心安神的功效，主治脏躁，情志抑郁，思虑过度，心肝受损，肝阴暗耗，无故悲伤，精神失常等症。

大枣应用注意事项：脘腹胀满、食积者，不宜多吃大枣。

第43讲
大枣的化学成分与药理作用

大枣是中药，也是家家户户常吃的食品果肉。昨天讲了大枣在临床上的应用，今天讲大枣的化学成分与药理作用。

1. 大枣的化学成分

大枣含多种维生素、糖类、13种氨基酸、7种常量元素（钙、镁、钠、钾、磷、硫、氯）和14种微量元素（锌、碘、铜、硒、氟、锰、铁、钴、钒、镍、钼、铬、锡、硅），以及皂苷、生物碱、黄酮、苹果酸、酒石酸等成分。

2. 大枣的药理作用

（1）大枣中cAMP（环磷酸腺苷）样物质的作用：大枣含大量的cAMP样物质，是其他生药的1000倍。试验表明，大枣有增加白细胞内cAMP的作用。

（2）抗变态反应：大枣乙醇提取物对小鼠反应性抗体有抑制作用。大枣水提取物也能抑制变态反应。

（3）对中枢神经的抑制作用：大枣乙醇提取物有镇静、催眠和降压作用。

（4）对肝脏有保护作用。

（5）具有增强肌力的作用。

（6）抗癌、抗突变、抗脂质过氧化作用：大枣有抑制癌细胞增殖的作用，有清除氧自由基和增强机体抗脂质过氧化作用的能力。

（7）其他作用：大枣与芹菜一起水煎服，可降低胆固醇。枸杞大枣泥有增加血红蛋白、增强耐力的作用。大枣乙醇提取物具有明显的止痛活性。

第44讲
百合的临床应用

我治慢性萎缩性胃炎常用百合，这是向河北省中医院原院长李恩复教授学的。他研制的治疗慢性萎缩性胃炎的摩罗丹，君药就是百合，摩罗又名百合。今天给大家讲百合在临床上的应用。

1. 概述

百合入药始载于《神农本草经》，因由众瓣组合，故名百合，为百合科植物百合的干燥肉质鳞片，秋季采挖，洗净，剥取鳞叶，置沸水中烫后干燥入药。

百合味甘性寒，入肺、心经，具有润肺止咳、清心安神的作用。主治肺热咳嗽，阴虚咳嗽，百合病虚烦口渴、失眠多梦等症。入药水煎服，用10～30g；可外用捣敷，百合亦可食用（炒、煮粥或拌蜜蒸食）。

百合应用注意：脾肾虚寒便溏者慎用。

2. 临床应用

（1）肺热咳嗽：可配伍桑叶、桑白皮、杏仁、黄芩以清肺止咳化痰。如《圣济总录》百合汤（百合、人参、甘草、桑白皮、款冬花、杏仁、乌梅、糯米）。

（2）阴虚咳嗽：如《医方集解》百合固金汤（百合、玄参、麦冬、生地黄、熟地黄、白芍、当归、川贝、甘草、桔梗）。

（3）胃病：河北省中医院李恩复主任医师研制的摩罗丹，以百合为君药，专治慢性萎缩性胃炎。

处方：百合、白术、茯苓、当归、白芍、川芎、玄参、麦冬、石斛、泽泻、乌药、茵陈、石菖蒲、地榆、延胡索、蒲黄、三七、鸡内金。本方具有健脾消胀、和胃降逆、通络定痛之功，用于慢性萎缩性胃炎、胃痛、胀满痞闷、纳呆、嗳气、烧心等症。

3. 化学成分与药理作用

百合含有丰富的蛋白质、淀粉、脂肪、维生素、钙、磷、铁，以及秋水仙碱、秋水仙胺等物质，具有止咳、祛痰、平喘、强壮、耐缺氧、镇静、抗过敏的作用。

4. 临床报道

（1）治疗慢性萎缩性胃炎70例，服药4周，全部治愈。

（2）治胃脘痛128例，服药40日，总有效率97%。

（3）滋脾和胃汤治慢性胃炎143例，总有效率96%。

（4）百合丹参芍药汤治消化性溃疡200例，总有效率94%。

第45讲
百合能治百合病

昨天讲了百合在临床上的应用，今天讲百合能治百合病。

临证见神志恍惚，沉默寡言，欲卧不能卧，欲行不能行，欲食不能食，如寒无寒，如热无热，从外表观察如常人，则可诊断为百合病。《金匮要略》对百合病的治疗，以百合为主的方剂有百合知母汤（百合、知母）。"如寒无寒、如热无热"，医者误认为表实证而用汗法。汗后阴液更伤，肺阴不足，燥热尤甚，则可出现心烦、口燥等症。治宜补阴清热、养阴润燥，选用百合知母汤。"欲食不能食"被误认为是痰涎壅滞而用吐法治疗，吐后损伤脾胃，阴愈损则燥热愈增，出现心烦不安等症，治宜滋养肺胃，选用百合鸡子汤。以百合养阴清热以安脏气，鸡子黄养阴润燥以滋胃阴，共奏养阴除烦之功，阴复胃和，虚烦之证自愈。医者误认为"意欲食，复不能食"是热邪入里的里实证而用攻下法治疗，误下后阴津耗伤，内热加重，小便短赤，胃气损伤可见呕吐、呃逆等症。治宜养阴清热、利尿降逆，选用百合滑石代赭汤。以百合清润心肺，滑石、泉水利小便兼清内热，代赭石降逆和胃，使心肺得以清养，胃气得以和降，则小便清，大便调，内热清，呕呃除。百合病的正治法，选用百合地黄汤，因百合病的病机是心肺阴虚内热。百合清心润肺，安神益气；生地黄益心营，清血热；泉水下热气，利小便。诸药共奏润养心肺、凉血清热之功，阴复热退，百脉调和，病可自愈。若百合病，邪郁日久出现以发热、心烦口渴、小便赤涩为主症者，治宜清热除烦、养阴利尿，选用百合滑石散。以百合滋养肺阴，清其上源，使其不燥；滑石清里热而利小便，使热从小便排出，小便得利，里热得除，则肌肤之热自解。若百合病治疗一个月未愈并出现口渴之症，表明阴虚内热较甚，可在内服百合地黄汤的同时，配合外治法，选用百合洗方。用百合 100g，水 2000mL，浸渍一宿洗身。因肺合皮毛，其气相通，以百合渍水外洗皮肤，"洗其外，亦可通其内"，可收到清热养阴润燥的效果。

第 46 讲

大蒜在临床上的应用

调味品大蒜也是一味中药，入药始载于《名医别录》，为百合科多年生草本植物大蒜的鳞茎。5 月采挖晾干，生用。以个大、肥厚、味辛辣者为佳。

大蒜味辛性温，入脾、胃、肺经，具有解毒消肿、杀虫止痢、行气消滞、暖胃健脾的功效。主治痈疽肿毒、癣疮、肺痨、顿咳、痢疾、泄泻、钩虫病、蛲虫病。此外，本品还可防治流感、治疗食蟹中毒等。

用量用法：大蒜外用适量，捣敷，切片擦或隔蒜灸。水煎服，用 5 ～ 10g；或生食，或制成糖浆内服。

应用注意：阴虚火旺，以及有目、舌、喉、口齿诸疾，均不宜服大蒜。大蒜外敷能引起皮肤发红、灼热、起疱，故不可敷之过久。大蒜灌肠，孕妇不宜用。

临床报道：①治疗痢疾 100 例，治愈率达 88％；②治疗病毒性肠炎 70 例均痊愈；③治疗霉菌性感染；④治疗结核病；⑤治疗百日咳；⑥治疗高脂血症；⑦治疗脑梗死；⑧治疗急性阑尾炎。

第47讲
刘寄奴在临床上的应用

1970 年，我在广西农村医疗队看见当地农民腹泻、痢疾时，采刘寄奴煮水喝而治愈，之后我治脓血便时，就在辨证论治方中加刘寄奴。今天讲刘寄奴在临床上的应用。

1. 概述

刘寄奴入药始载于《新修本草》，传说此药为南朝宋武帝刘裕发现的，刘裕小名寄奴，故该药名刘寄奴。刘寄奴为菊科多年草本植物奇蒿的干燥地上部分。刘寄奴分北刘寄奴与南刘寄奴两种，临床用南刘寄奴较多。南刘寄奴以子穗色黄如小米且密生，叶绿无霉、不发黑、身干、梗红者为优。

刘寄奴味辛、苦，性温，入心、肝、脾经，具有散瘀止痛、破血通经、消食化积的功效。主治跌打损伤，肿痛出血，血瘀经闭，产后瘀痛，食积腹痛，赤白痢疾等症。入汤剂水煎内服，用 3 ~ 15g；外用适量，研末撒或调敷，亦可鲜品捣烂外敷。

2. 临床应用

（1）跌打损伤，肿痛出血：可单用研末以酒调服；亦可配伍骨碎补、延胡索同用，如《千金要方》刘寄奴散。

（2）血瘀经闭，产后瘀痛：可与当归、川芎、赤芍、红花等活血调经之品同用，如《圣济总录》刘寄奴汤。

（3）食积腹痛，赤白痢疾：治暑湿食积，可单用煎服；治赤白痢疾，可配伍乌梅、干姜同用，赤痢重用乌梅，白痢重则干姜加量。

使用注意：刘寄奴为破血通经之品，孕妇忌服。

3. 化学成分

刘寄奴含香豆精、异泽兰黄素、西米杜鹃醇、脱肠草素、奇蒿黄酮、奇蒿内酯等。

4. 药理作用

刘寄奴煎液能增加豚鼠冠脉灌流量，对小鼠缺氧模型有明显的抗缺氧作用。刘寄奴水煎液对宋内痢疾杆菌、福氏痢疾杆菌等有抑制作用。

5. 临床报道

（1）治疗中暑，用单味刘寄奴治疗中暑16例均治愈。

（2）治疗急性细菌性痢疾34例，全部治愈。

（3）治疗痔疮106例，结果治愈92例，好转10例，无效4例。

（4）治疗宫颈糜烂20例，1周为1个疗程，一般2个疗程即可显效。

（5）治疗闭经。

（6）治疗不孕。

（7）治疗妇科炎症。

（8）治疗异位妊娠下腹隐痛。

（9）治疗多囊卵巢综合征。

第48讲
虎杖在临床上的应用

我治肝胆湿热证，习惯用虎杖，今天给大家讲虎杖在临床上的应用。

1. 概述

虎杖入药始载于《名医别录》，列为中品，为蓼科植物虎杖的干燥根茎和根。

虎杖味苦，性微寒，入脾、肝、胆、肺经，具有健脾和中、利湿退黄、清热解毒、散瘀定痛、化痰止咳的功效。主治湿热黄疸，淋浊带下，闭经痛经，肺热咳嗽，热毒痈肿，水火烫伤，毒虫咬伤等症。水煎服，用 10 ～ 15g。

虎杖应用注意：孕妇忌服。

不良反应：个别人会出现口干、口苦、恶心、腹痛、腹泻等症，停药后症状消失。

2. 化学成分

虎杖含蒽醌类化合物，如大黄素、大黄酚、大黄素甲醚、虎杖苷、大黄素甲醚 -8- 葡萄糖苷等。

3. 药理作用

（1）对金黄色葡萄球菌、白色葡萄球菌、卡他菌、甲型和乙型链球菌、大肠杆菌、变性杆菌、绿脓杆菌、伤寒杆菌、福氏杆菌有抑制作用。

（2）对流感病毒、单纯疱疹病毒、腺病毒、乙型肝炎病毒有明显抑制作用。

（3）能镇咳平喘。

4. 临床应用

治疗湿热黄疸，配茵陈、栀子、黄柏。也可治疗热毒痈肿、肺热咳嗽、闭经痛经、风湿筋骨疼痛、牙痛等症。

第 49 讲
滋补强壮药灵芝的临床应用

京剧有一个剧目叫《盗仙草》，仙草就是灵芝，今天讲灵芝在临床上的应用。

灵芝又名仙草，自古以来被认为是吉祥、富贵、美好、长寿的象征。灵芝为多菌科植物真菌赤芝或紫芝的子实体。《神农本草经》记载，灵芝有紫芝、赤芝、青芝、黄芝、白芝、黑芝 6 种。明代李时珍《本草纲目》中记载的灵芝仅有青、赤、黄、白、紫色 5 种。据全国中药资源调查发现，我国仅存赤色和紫色两种野生灵芝。灵芝的原料主要分为三大类，即灵芝的实体、灵芝孢子（粉）及灵芝发酵菌丝体。

灵芝味甘性平，入心、脾、肾经，具有滋补强壮、扶正固本的功效。主治机体衰老，免疫功能低下，急、慢性肝炎，冠心病，神经衰弱，肿瘤，高脂血症，眩晕失眠，心悸气短，虚劳咳喘等症。灵芝治疗用量 10 ～ 15g：保健用量 3 ～ 6g，研碎冲服，或浸酒服或制片、熬膏等。

灵芝化学成分：从灵芝中分离出 150 余种化合物，分为多糖类、核苷类、呋喃类、甾醇类、生物碱类、蛋白氨基酸类、三萜类、油脂类、维生素类及微量元素等。据分析，紫芝中含有麦角甾醇、有机酸、氨基葡萄糖、多糖类、树脂、甘露醇等成分。赤芝中含有麦角甾醇、树脂、脂肪酸、甘露醇、多糖类、生物碱、内酯、香豆精、水溶性蛋白质和多种酶类。日本学者还从赤芝的菌丝体中分离到具有免疫调节作用的蛋白。

灵芝药理作用：①灵芝含有丰富的天然营养物质，能双向调节器官功能异常；②具有明显的强心作用；③具有降低胆固醇和甘油三酯的作用；④具有保护肝脏的作用；⑤具有镇静、止咳平喘和祛痰功效；⑥具有抗肿瘤作用；⑦具有抗放射线损伤作用；⑧具有明显的镇静、镇痛作用。

灵芝应用注意事项：①灵芝子实体要注意防虫蛀、防潮和防霉变；②灵芝药性平和，补益作用和缓，长期服用方起作用。

第50讲
润肺通便话紫菀

　　我治便秘，常在辨证处方中加紫菀以宣通肺气而通便，今天给大家讲讲紫菀。

　　紫菀为菊科植物紫菀的干燥根及根茎。李时珍认为，"其根色紫而柔宛，故名紫菀"。按炮制方法不同，本品可分为紫菀和蜜紫菀。紫菀含有紫菀皂苷、紫菀酮、槲皮素、无羁萜醇、表无羁萜醇及少量挥发油、脂肪酸等成分。紫菀的药理作用有祛痰、镇咳、抗菌、抗真菌、抗病毒（抑制大肠杆菌、痢疾杆菌、伤寒及副伤寒杆菌、绿脓杆菌、霍乱弧菌、真菌、流感病毒）、利尿、抗癌等。

　　紫菀味辛、苦，性微温，入肺、大肠经，具有润肺下气、消痰止咳的功效。主治咳嗽气逆，咯痰不爽，肺虚久咳，痰中带血和大便干燥等症。水煎服用量 5～10g，亦可入丸散。治外感咳嗽，用生紫菀；治久嗽虚嗽，用蜜紫菀。治疗大便干燥，用蜜紫菀 20～30g 以宣肺通便。

　　紫菀应用注意：有实热咳嗽、咯血者不宜使用。

第51讲
细辛的临床应用

今天给大家讲讲细辛在临床上的应用。

1. 概述

细辛入药始载于《神农本草经》。《本草图经》说细辛"其根细而其味道极辛，故名之曰细辛"。细辛为马兜铃科多年生草本植物北细辛、汉城细辛、华细辛的全草或根茎。

细辛味辛，性温，有小毒，入肺、肾、心经，具有疏风散寒、通窍止痛、温肺化饮的功效。主治风寒感冒，鼻塞头痛，风寒湿痹，痰稀喘咳，牙痛。细辛水煎服，一般用 3g。若病情需要细辛用量超过 3g 时，必须在处方上双签字。

2. 临床应用

（1）治风寒感冒，常与羌活、防风、白芷等同用，如九味羌活汤；治阳虚外感，常与麻黄、附子同用，如《伤寒论》麻黄附子细辛汤。

（2）细辛为通窍止痛要药，治少阴头痛，常与独活、川芎同用，如《症因脉治》独活细辛汤。

（3）治风寒客表，水饮内停所致恶寒发热、无汗、喘咳、痰多清稀，常与麻黄、桂枝、干姜等同用，如《伤寒论》小青龙汤。

（4）细辛为通痹要药，能治久痹，如《世医得效方》独活寄生汤。

（5）细辛辛温行散、宣通心脉、散寒止痛，治寒凝气滞血瘀所致冠心病心绞痛，常与檀香、高良姜、荜茇等同用，如《中国基本中成药》宽胸气雾剂。

3. 注意事项

（1）细辛反藜芦，不能与藜芦同用。

（2）细辛用量严格控制在 3～6g。药典规定细辛用量为 1～3g，北京市中药饮片调剂规程规定细辛最大用量为 6g。

（3）应用细辛要注意观察不良反应。一旦出现，立即停药，密切观察，及时处置。

（4）提倡复方使用细辛，以降低不良反应的发生。

（5）细辛含有马兜铃酸，不宜长期服用，久服对肾脏有损害。

（6）凡年老体弱、儿童、孕妇，以及肾功能不全、心脏病、溃疡病、肺结核、甲亢、糖尿病患者均不宜用细辛。

第
51
讲

细辛的临床应用

第 52 讲
说说细辛不过钱

中医开方，为什么细辛用量有不能超过一钱的规定呢？今天就给大家说说"辛不过钱"。

"辛不过钱"的说法，最早见于北宋陈承《本草别说》。《大观本草》记载："细辛若单用末，不可过半钱匕，多即气闷塞，不通者死。"清代严洁等著《得配本草》中说细辛"其性极辛烈，气血两虚者，但用一二分亦能见效，多则三四分而止，如用至七八分以及一钱，真气散，虚气上壅，一时闷绝"。清代罗国纲的《会约医镜》记载："细辛燥烈，不可过用。过用一钱，闷绝而死。"2005 年《中国药典》将细辛的临床用量规定为 1 ～ 3g。北京市中药饮片调剂规程规定细辛用量为 3 ～ 6g。

全球细辛有 70 个品种，我国有 35 种，常用的有辽细辛、华细辛、汉城细辛等。关于细辛的药用部位，有的用根，有的用根茎，有的用带根全草。

国家中医药管理局组织编写的《中华本草》记载细辛有小毒。药理研究证实，细辛主要化学成分是挥发油——甲基丁香酚、榄香酯素和黄樟醚，也是细辛的毒性成分，为神经阻滞麻醉剂和局部浸润麻醉剂。其表现为各种刺激症状，继而抑制中枢神经，逐渐使随意呼吸运动减退，继而反射消失，终因呼吸中枢完全麻痹而死。

研究表明，细辛挥发油的含量是根＞全草＞叶，但黄樟醚经过煎煮后，大部分散失，毒性大减。试验结果：细辛挥发油喂小鼠时有 70% 死亡，细辛水煎剂喂小鼠时无一死亡，提示细辛水煎剂可以减毒。

实验证明，4 ～ 5 月采收的细辛挥发油含量为 3.8% ～ 4.6%，6 ～ 8 月采收的细辛挥发油含量为 2.33%。秋季采收的细辛毒性小。

第53讲
莪术的临床应用

我治慢性萎缩性胃炎，开处方的第一味药是补气健脾的太子参，第二味药是莪术。今天给大家讲讲莪术在临床上的应用。

1. 概述

莪术入药始载于《药性论》，为姜科植物莪术的干燥根茎。炮制时，用水浸泡，蒸软后切薄片，干燥后用为莪术；若将净莪术与醋同煮，取出稍晾切厚片后，干燥为醋莪术。莪术以条粗、体重、洁白、结实、味苦者为佳。

莪术味辛、苦，性温，入肝、脾经，具有破血行气、消积止痛的功效。主治癥瘕痞块，气血凝滞，脘腹胀痛，经闭腹痛等症。水煎服，用 5 ～ 15g。醋制后，可增强祛瘀止痛作用。

2. 临床应用

（1）治气血凝滞，癥瘕痞块：如《寿世保元》莪术散，即以莪术配三棱、当归、香附等。用治经闭腹痛，腹中有块，或胁下痞块，或久疟成母等症。

（2）治妇女血瘀经闭、痛经：莪术常配当归、红花、牡丹皮、丹参等。

（3）治食积不化，脘腹胀痛：莪术常与三棱、枳实、白术、鸡内金等配伍。

（4）治跌打损伤，瘀肿疼痛：莪术常与三棱、当归、苏木、骨碎补等配伍，用酒煎服，为治跌打损伤的方剂，如《救伤秘旨》十三味总方。

（5）治慢性萎缩性胃炎：用四君子汤为基础方。臣药白术用莪术代替，以健脾和胃，活血化瘀。

3. 化学成分

莪术的化学成分主要为挥发油类，含有 α - 蒎烯、β - 蒎烯、樟脑、1,8-桉叶醇、异龙脑、异呋吉马烯、四甲基吡嗪、β - 榄香烯、γ - 榄香烯、莪术醇、异莪术烯醇等。

4. 药理作用

莪术注射液口服及腹腔注射对小鼠肉瘤有抑制作用；莪术对金黄色葡萄球菌、乙型溶血性链球菌、大肠杆菌、伤寒杆菌、霍乱弧菌有抑制作用；对烫伤小鼠局部水肿有明显治疗作用；对大鼠实验性胃溃疡有明显治疗作用；莪术还有抑制血小板聚集、降低全血黏度、抗病毒等作用。

5. 临床报道

（1）治疗支气管炎 22 例，总有效率为 86.6%。

（2）治疗泌尿系结石 210 例，有效率为 84.4%。

（3）治疗中期引产脱膜残留 200 例，176 例有效。

6. 不良反应

部分患者可见头晕、恶心、面部潮红、胸闷发热等反应。

7. 应用注意

（1）莪术乃破血之品，月经过多者及孕妇忌用。

（2）治疗癥瘕积聚时，须与党参、黄芪同用，使破瘀而不损伤元气。

第54讲

马鞭草的临床应用

在我院多功能厅举办的王鸿士诞辰100周年纪念活动和王老学术思想交流会上，我作了"浅说王老学术思想"的报告，重点介绍王老治肝硬化腹水用马鞭草的经验。今天给大家讲讲马鞭草在临床上的应用。

1. 概述

马鞭草入药始载于《名医别录》，因其"穗类似马鞭"而名，为马鞭草科多年生草本植物马鞭草的干燥地上部分，6～8月花开时收割，除去杂质，晒干，切段，生用。以干燥、色青绿、带有花穗、无杂质者为佳。

马鞭草味苦性凉，入肝、脾经，具有清热解毒、活血化瘀、利水消肿截疟的功效。主治热毒壅聚，咽喉肿痛，乳痈肿痛，经闭癥瘕，大腹和四肢水肿及疟疾等症。水煎服，用5～15g，外用适量。孕妇忌服。

2. 药理作用

马鞭草有抗菌消炎止痛、抗疟、抗病毒、止血、镇咳等作用。

3. 临床报道

（1）治疗流感51例，痊愈46例。

（2）治疗疟疾数百例，对临床控制症状有效率达90%以上。

（3）治疗白喉50例，全部治愈。

（4）治疗黄疸型肝炎80例，痊愈77例，显效2例，无效1例。

第 55 讲
桔梗的临床应用

我治嗓子痛以甘草桔梗汤（甘桔汤）为基础方，今天讲桔梗在临床上的应用。

张仲景《伤寒论》（311 条）云："少阴病，二三日，咽痛者，可与甘草汤。不差者，与桔梗汤。"此即后世名方甘桔汤，为治疗咽喉痛的基本方。现在治疗咽喉疼痛方，大多由甘桔汤加味而成。

桔梗入药始载于《神农本草经》，为桔梗科多年生草本植物桔梗的干燥根。因这味中药的根结实而直故名。春秋二季采挖，洗净，除去须根，趁鲜剥去外皮，切片，晒干生用。以身干条长肥大、质坚实、色白、味苦者为佳。

桔梗味苦、辛，性平，入肺经，具有开宣肺气、祛痰利咽、排脓消痈的功效。主治咳嗽痰多，咽痛喑哑，肺痈胸痹等症。水煎服，用 3 ～ 10g。

应用注意：桔梗用量过大，易致恶心呕吐。

临床报道：①治疗肺炎 28 例，治愈 26 例；②治疗慢性支气管炎；③治疗肺痈；④治疗小儿喘息性肺炎；⑤治疗急性扁桃体炎；⑥治疗急性咽炎；⑦治疗声带小结；⑧治疗失音 30 例痊愈；⑨治疗急性腰扭伤。

第56讲

桔梗的化学成分与药理作用

昨天讲了桔梗在临床上的应用，今天讲桔梗的化学成分与药理作用。

1. 桔梗的化学成分

桔梗的根主要含桔梗皂苷、桔梗酸、菊糖、桔梗聚糖、葡萄糖、植物甾醇（如菠菜甾醇）等。桔梗用酸水溶解后，测出14种氨基酸，其他成分有脂肪油、多糖、维生素、生物碱，还含有锌、铁、镁、钠、钙等元素。

2. 桔梗的药理作用

（1）祛痰作用：桔梗煎剂给麻醉犬口服，能使呼吸道黏液分泌量显著增加，作用强度与氯化铵相似。桔梗的须根、茎、叶、花果均有显著的祛痰作用。

（2）镇咳作用：桔梗水提物给大鼠腹腔注射，在机械刺激豚鼠气管黏膜实验中，可使镇咳效果达60%。

（3）抗炎与免疫增强作用：口服桔梗粗皂苷对大鼠足跖部注射角叉菜胶引起的足肿胀有明显抑制作用。桔梗浸出物能增强中性白细胞的杀菌力，提高溶菌酶活性，粗皂苷部位能促进巨噬细胞的吞噬作用。

（4）抗溃疡作用：桔梗皂苷能抑制大鼠幽门结扎所致的胃液分泌，防止大鼠消化溃疡的形成，其抑制率达90%以上。

（5）对心血管的作用：桔梗皂苷静注能扩张血管，引起血压下降，心率减慢。

（6）有镇静、镇痛、解热作用。

（7）有降血糖、降血脂作用。

（8）松弛肠平滑肌作用：桔梗粗皂苷能减弱小鼠肠蠕动，如组胺引起的离体回肠的收缩作用。

（9）抗肿瘤作用：口服桔梗菊粉对艾氏腹水癌细胞的抑制率为40%。

（10）溶血作用：桔梗皂苷具有显著的溶血作用。

第 57 讲
丹参的临床应用

我看病开方喜欢用丹参，下面讲一讲丹参在临床上的应用。

中医有"一味丹参，功同四物"之说。丹参因其"根皮丹，内紫"而名紫丹。丹参的根形似人参，故又名紫丹参。丹参入药始载于《神农本草经》，为唇形科多年生草本植物丹参的干燥根。丹参以条粗，紫红，质坚实，外皮无脱落者最佳。

丹参味苦，性微寒，入心、心包、肝经，具有活血通经、化瘀止痛、凉血消痈、清心安神的功效。主治月经不调，痛经经闭，腹部肿块，瘀血作痛，疮疡痈肿，烦热不眠，皮肤瘙痒等症。水煎服，用 10 ~ 15g，亦可入丸、散、膏、丹剂。

丹参的配伍应用：丹参与四君子汤配伍，可治疗脾虚血瘀的脾胃病；与金铃子散配伍，可治胃痛气滞血瘀证；与芍药甘草汤配伍，可治胃肠痉挛疼痛；与香连丸配伍，可治泄泻、痢疾；与二陈汤配伍，可治急性支气管炎；与酸枣仁、五味子配伍，可治失眠；与益母草、香附配伍，可治闭经腹痛；与川芎、赤芍、红花、降香配伍，可治冠心病心绞痛；与牛膝、川断配伍，可治腰痛；与莪术、白术配伍，可治慢性萎缩性胃炎；与茵陈、郁金、板蓝根配伍，可治肝炎。

注意事项：丹参反藜芦（不能与藜芦同用）。出血和月经量多者，慎用丹参。

介绍一些以丹参为主药的中成药：①丹参片。②丹七片。③复方丹参滴丸。④冠心丹参片。⑤丹参酮胶囊。⑥丹芎通脉胶囊。⑦丹红化瘀口服液。⑧丹桂香颗粒。⑨复方丹蛭片。⑩丹参舒心胶囊。

服用丹参的不良反应：①服大剂量丹参后，会发生上消化道出血。②有过敏反应报道，多见全身皮肤瘙痒、皮疹、荨麻疹。③有丹参注射液引起支气管哮喘的报道。

预防服用丹参不良反应的措施：①过敏体质者慎用。②月经过多或有出血倾向者忌服。③不宜与黎芦同用。④不宜与抗癌药，如争光霉素同用。⑤不要大剂量使用。⑥尽可能不用肌注或静脉注射剂。

第 58 讲

丹参的化学成分与药理作用

昨天我们讲了丹参在临床上的应用，今天讲丹参的化学成分与药理作用。

1. 化学成分

丹参含有水溶性和脂溶性成分，以及甾醇、糖、烷等。脂溶性成分有丹参酮 1、丹参酮 2、隐丹参酮、紫丹参酮甲素、紫丹参酮乙素、丹参酸 1、丹参酸 2、丹参酸 3、降丹参酮、异丹参酮、异隐丹参酮、丹参醌 A、丹参醌 B、丹参醌 C、丹参酚、丹参醛、丹参酸；水溶性成分有丹参素、丹参酸甲、丹参酸乙、丹参酸丙、原儿茶酸、原儿茶醛。此外，丹参中尚有黄芩苷、熊果酸、胡萝卜苷、维生素 E 等。

2. 药理作用

（1）能扩张冠状动脉，使冠脉血流量增加，并有降压作用。

（2）有明显的镇静、安定作用。

（3）对葡萄球菌、霍乱弧菌、结核杆菌、大肠杆菌、变形杆菌、伤寒杆菌、福氏痢疾杆菌均有抑制作用。

（4）能保护胃黏膜屏障，增强其防御功能，具有抗炎、抗溃疡作用。

（5）能使微循环血流速度显著增快，毛细血管网开放数目增多，可改善外周微循环和内脏微循环障碍。

（6）能防止或减轻缺氧心肌超微结构变化，对缺氧心肌有保护作用。

（7）对肝脏有保护作用，通过改善肝脏血供和营养，促进肝细胞再生利用和修复；有抗纤维化的作用。

（8）能调节免疫功能和蛋白代谢。

（9）对中枢神经系统有镇静作用。

（10）丹参酮具有温和的雌激素活性。丹参对血糖高者，有明显的降血糖作用；对皮肤和骨折的愈合，有促进作用；对实验性肠粘连，有一定的预防作用。

第 59 讲
红曲的临床应用

我给大家讲脂肪肝的诊治思路时，曾经讲了防治脂肪肝的有效中药是红曲、绞股蓝、薤白。学校的老师没讲过中药红曲，今天补课讲红曲在临床上的应用。

1. 概述

红曲在宋代宋应星所著《天工开物》一书中已有记载。红曲的医疗用途自《饮膳正要》之后，《摘元方》《本草备要》等书均有介绍。《本草纲目》记载更详，并收录了红曲的"制法"。

红曲为粳米加酒曲发酵而成。红曲味甘性温，入脾、胃、大肠经，具有活血化瘀、健脾消食、除湿祛痰的功效。主治脾虚痰湿证，见气短乏力、头晕头痛、胸闷纳呆、食积腹痛腹胀、赤白下痢、产后恶露不尽、跌打损伤等症。水煎服，用量 6 ～ 15g；或研末入丸散；亦可捣碎外敷。

阴虚胃火盛者及无食积者，不宜用红曲。

红曲入药以陈久者为良。红曲还用于食品工业，是食用天然色素。

2. 药理作用

红曲有调节异常血脂的作用，可降低总胆固醇、甘油三酯、低密度脂蛋白胆固醇，升高高密度脂蛋白胆固醇；红曲能抑制动脉粥样硬化斑块的形成，保护血管内皮细胞；能抑制脂质在肝脏的沉积。红曲还有降血压、降血糖、抗肿瘤、抗疲劳等多种功效。以红曲为原料研制的中成药——血脂康胶囊，专治高脂血症。

第60讲
绞股蓝的临床应用

昨天讲了治脂肪肝的有效中药红曲，今天讲治脂肪肝的另一有效中药绞股蓝。

绞股蓝为葫芦科多年生草本植物绞股蓝的全草。绞股蓝味甘、微苦，性寒，入脾、肺、心经，具有益气健脾、止咳化痰、清热解毒、养心安神的功效。主治脾胃气虚，体倦乏力，纳食不佳，心悸失眠，咳嗽痰多。水煎服，用 10～20g；可泡茶服。

1. 化学成分

绞股蓝含皂苷 80 多种（绞股蓝皂苷、人参皂苷等）、氨基酸、糖类、纤维素、醇、色素、微量元素等成分。

2. 药理作用

（1）对心肌梗死及心肌缺血具有保护作用。

（2）具有抗血小板聚集作用。

（3）具有增强体力及抗疲劳作用。

（4）具有降血脂作用。

（5）具有降血糖作用。

（6）具有雄性激素样作用。

（7）对小鼠的免疫功能有双向调节作用。

（8）绞股蓝总皂苷能明显抑制由四氯化碳引起的血清转氨酶升高，降低肝组织中过氧化脂质含量，减轻对肝脏的损害，对肝有保护作用。

第61讲
薤白的临床应用

我治胸痹，常以瓜蒌薤白白酒汤为基础方，今天给大家讲薤白在临床上的应用。

薤白是药食两用之品，薤白入药始载于《名医别录》，为百合科多年生草本植物小根蒜的干燥鳞茎。以产于江苏者为优，并以个大、体重、质坚、形饱满、黄白色半透明者为佳。

薤白味辛、微苦，性温，入肺、胃、大肠经，具有通阳散结、行气导滞的功效。主治胸痹疼痛，痰饮咳喘，胸腹痞满，泻痢后重等症。水煎服，用5～10g；或入丸散剂。

薤白的化学成分：主要含硫化合物、甾体皂苷、含氮化合物、氨基酸、大蒜糖、β–谷甾醇、胡萝卜苷、前列腺素，以及钙、镁、铬、锰等元素。

薤白的药理作用：①有调节血脂的作用。②可抑制血小板聚集。③有抗动脉粥样硬化的作用。④对缺氧缺血的心肌损伤有保护作用。⑤有抗氧化作用。⑥能解痉平喘。⑦有抗癌作用。⑧镇痛及耐缺氧作用。⑨有抑菌消炎作用：薤白中的硫化合物具有抗菌活性，如水煎液对痢疾杆菌、金黄色葡萄球菌、八叠球菌、变形杆菌、绿脓杆菌、霉菌大肠杆菌等有抑制作用。

第62讲
白鲜皮的临床应用

我治皮疹瘙痒常用白鲜皮，今天给大家讲白鲜皮在临床上的应用。

白鲜皮入药始载于《神农本草经》，为芸香科多年生草本植物白鲜的干燥根皮。以条大、肉厚、色白、断面分层、无木心者为佳。辽宁产的白鲜皮质优。

白鲜皮味苦性寒，入脾、胃、膀胱经，具有清热燥湿、泻火解毒、祛风止痒的功效。主治湿热疮毒，风疹疥癣，黄疸，湿热痹痛等症。水煎服，用6～15g；外用适量。

临床应用：治湿热疮毒，肌肤溃烂，常与苍术、苦参、连翘等燥湿解毒药同用；若治风疹、湿疹、疥癣瘙痒，多与生地黄、防风、赤芍等配伍；若治风湿热痹，关节红肿热痛，可配苍术、黄柏、牛膝等品，以除湿热痹痛；用治湿热黄疸，配茵陈有利胆退黄之功，李时珍谓白鲜皮为诸黄风痹之要药。

使用注意：白鲜皮苦寒，虚寒患者慎用。

化学成分：白鲜皮含白鲜碱、白鲜内酯醋、胡芦巴碱、胆碱、白鲜脑交酯、谷甾醇、栋皮酮、黄柏酮、黄柏酮酸、脂肪酸、粗皂苷等成分。

药理作用：①抗真菌作用。②解热作用。③对机体免疫功能的影响。④对平滑肌的收缩作用。⑤抗癌作用。⑥小量白鲜碱对离体蛙心有兴奋作用，对离体兔耳血管有收缩作用。

临床报道：①治疗滴虫性肠炎46例，全部治愈。②治疗阴道炎295例，全部有效。③治疗胃与十二指肠溃疡病。④治疗面癣。⑤治疗手足皲裂50例，总有效率96%。

第63讲
苦参的临床应用

我治皮疹瘙痒症以当归苦参汤为基础方，今天讲苦参在临床上的应用。

苦参入药始载于《神农本草经》，因其形状像人参味苦而得名。苦参为豆科多年生落叶亚灌木植物苦参的干燥根。苦参以条粗而匀、不带疙瘩头、皮细无须根、断面色黄白、味极苦者为佳。

苦参味苦性寒，入心、肝、胃、大肠、小肠、膀胱经，具有清热燥湿、杀虫利尿、祛风止痒的功效。主治湿热痢疾，小便不利，疥癣疮毒等症。水煎服，用6～10g。

临床应用：

（1）湿热泻痢:《仁存堂经验方》治血痢方，苦参与木香、甘草同用;《杂病源流犀烛》香参丸，用于湿热便血，肠风下血，痔漏出血，苦参与生地黄同用。

（2）带下阴痒、风疹：治湿热下注，带下阴痒，常与蛇床子、鹤虱等同用，如《外科正宗》塌痒汤；治风疹瘙痒，多与防风、蝉蜕、荆芥等配用，如《外科正宗》消风散。

（3）湿热蕴结、小便不利：湿热蕴结膀胱，小便不利，苦参可与当归、贝母合用，如《金匮要略》当归贝母苦参丸。

临床报道：可治疗急性细菌性痢疾、慢性直肠炎、霉菌性肠炎、湿疹、皮炎、慢性溃疡性结肠炎、心律失常、失眠、食管炎、哮喘、绕虫病、扁桃体炎、化脓性中耳炎、宫颈炎、盆腔炎、阴道炎等疾病。

不良反应：常规用量一般无明显毒副作用。

使用注意：苦参苦寒伤胃，脾胃虚寒及阴虚津伤者慎用；苦参反黎芦。

第 64 讲
苦参的化学成分与药理作用

昨天我们讲了苦参在临床上的应用，今天讲苦参的化学成分与药理作用。

1. 化学成分

苦参含有多种生物碱，以苦参碱、氧化苦参碱为主；尚有异苦参碱、槐果碱、异槐果碱、槐胺碱、氧化槐果碱、臭豆碱、甲基金雀花碱、鹰靛叶碱、槐根碱等；含有多种黄酮类化合物，如苦参醇、异苦参酮、新苦参醇、降苦参醇、芒柄花黄素、苦参啶醇、苦参素、次苦参素等。

2. 药理作用

（1）苦参对心脏有明显抑制作用，可使心率减慢，心肌收缩力减弱，心输出量减少，并有抗心律失常及一定的降压作用。

（2）1%苦参碱对痢疾杆菌、大肠杆菌、变形杆菌、乙型链球菌及金黄色葡萄球菌等病原微生物，均有明显抑制作用。苦参煎剂对皮肤真菌有抑制作用。

（3）苦参流浸膏灌服，对组胺引起的豚鼠哮喘具有明显的对抗作用，其作用强度与氨茶碱相似。

（4）氧化苦参碱肌注与氢化考的松作用相似，有抑制炎症作用。

（5）苦参碱对小鼠免疫功能有抑制作用，即抑制巨噬细胞的吞噬功能，减少空斑形成细胞数和抗体几何平均滴度。

（6）苦参总碱和氧化苦参碱静脉或肌内注射，对正常家兔外周血白细胞有明显升高作用。

（7）对1217种植物抗肿瘤作用的药理筛选结果表明，狭叶苦参的50%醇提物对路易斯肺癌等癌种在小鼠身上表现了明显的抑制活性。

（8）苦参总碱能明显抑制小鼠的自发活动；苦参总碱与冬眠灵合用，可致小鼠翻正反射消失，其作用随剂量增加而增强。

（9）苦参煎剂、注射液均有利尿作用。

（10）苦参50%甲醇浸膏对盐酸乙醇溃疡模型有很强的抑制作用。

第65讲
蒲公英的临床应用

对幽门螺杆菌（Hp）感染，我常在辨证治疗处方中加蒲公英，今天讲蒲公英在临床上的应用。

蒲公英入药始载于《新修本草》，为菊科多年生草本植物蒲公英的干燥全草。以叶多、色灰绿、根完整、花黄无杂质者为佳。

蒲公英味苦、甘，性寒，入脾、胃、肝、肾经，具有清热解毒、消痈散结、利湿通淋的功效。主治一切疮疡疔毒，湿热黄疸，淋证，目赤咽痛等症。水煎服，用 10 ～ 20g。外用适量。

使用注意：用量过大可致缓泻。脾胃虚寒者，不宜多食蒲公英。

临床应用：

（1）治痈肿疔毒、乳痈内痈：常与野菊花、紫花地丁、金银花等同用，如《医宗金鉴》五味消毒饮。

（2）治热淋涩痛、湿热黄疸：如治湿热黄疸，可与茵陈、栀子、大黄、柴胡、黄芩等配伍，如《实用中医内科学》清胆汤。

（3）治目赤咽痛：《医学衷中参西录》蒲公英汤。

（4）抗菌作用：试验证明，蒲公英水煎液对白喉杆菌、绿脓杆菌、变形杆菌、痢疾杆菌、伤寒杆菌均有杀灭作用。

（5）有健胃功效：将蒲公英焙干研成粉末，可作为饮料健胃。该法始于美洲，是印第安人发明的，后来被欧洲人学了去。因为它营养丰富，又有兴奋作用，却不含咖啡因。美国的一些食品商店卖蒲公英根制成的粉。日本人对此重新开发，制成健康饮料，甚至进入高级咖啡馆。目前中国市场已有用蒲公英制成的营养饮品及保健茶。

第66讲
蒲公英的化学成分与药理作用

　　昨天我们讲了蒲公英在临床上的应用，今天讲蒲公英的化学成分与药理作用。

　　1. 蒲公英的化学成分

　　蒲公英全草含蒲公英甾醇、蒲公英醇、蒲公英赛醇、胆碱、菊糖、果糖、蔗糖、葡萄糖苷、有机酸、果胶等成分。

　　2. 蒲公英的药理作用

　　（1）抑菌作用：蒲公英对金黄色葡萄球菌、溶血性链球菌、肺炎双球菌、脑膜炎球菌、白喉杆菌、绿脓杆菌、变形杆菌、痢疾杆菌、伤寒杆菌卡、卡他球菌、真菌及钩端螺旋体均有抑制和杀灭作用。我在临床上用蒲公英根除幽门螺杆菌。

　　（2）抗肿瘤作用：试验表明，蒲公英多糖能激活巨噬细胞，抑制肿瘤细胞增殖，表现出抗肿瘤效果。

　　（3）对胃溃疡及胃黏膜损伤的保护作用：蒲公英可抑制胃酸分泌，对组胺、五肽胃泌素引起的大鼠胃酸分泌有显著的抑制作用，对胃黏膜损伤有保护作用。

　　（4）抗内毒素作用：蒲公英对内毒素有拮抗作用，能直接摧毁内毒素。

第67讲
薏米的临床应用

我治萎缩性胃炎必用薏米（薏苡仁），为什么？今天给大家讲薏米在临床上的应用。

1. 概述

薏米是一种粮食，为禾本科植物薏苡的干燥成熟种仁，其入药始载于《神农本草经》。秋季果实成熟时收割，晒干去外壳，收集种仁入药。生用或炒用。以粒大、色白、完整无碎粒，体质似糯米饱满者为佳，以产于福建、河北者为最优。

薏米味甘、淡，性凉，入脾、胃、肺经，具有健脾渗湿、除痹止泻、清热排脓的功效。主治水肿脚气，小便不利，食少泄泻，湿痹疮痈等症。水煎用 15 ～ 30g。

2. 临床应用

（1）水肿脚气：薏米能利水渗湿，又兼健脾补中。治水肿脚气、小便不利等症，常与茯苓、泽泻、猪苓等同用。

（2）脾虚泄泻：薏米微寒而不伤胃，补脾而不滋腻，为清补淡渗之品。对于脾虚湿盛所致的食少泄泻，常与党参、白术、山药等同用。

（3）风湿痹病：常与防己、晚蚕沙、赤小豆同用，如《温病条辨》宣痹汤。

（4）肺痈肠痈：治肺痈，与苇茎、冬瓜仁、桃仁同用，如《千金要方》苇茎汤；治肠痈，如《金匮要略》附子薏苡败酱散。

（5）癌症：治疗消化道癌症的康莱特注射液就是从薏米中提取的薏苡仁酯。

此外，薏米还可治皮肤扁平疣，用薏米 30 ～ 60g 水煎服，或煮粥喝。

3. 化学成分

薏米含碳水化合物、蛋白质、脂肪、维生素、薏苡酯、薏苡素等。

4. 药理作用

（1）抗癌：薏米提取物腹腔注射液对小鼠艾氏腹水癌有抑制。薏米丙酮提取物对小鼠子宫颈癌有明显抑制作用。浙江大学李大鹏教授从薏米中提取薏苡仁酯制成康来特注射液，专治消化道癌症。

（2）镇静：薏米提取物给小鼠静注，可减少其自发活动。

（3）降温与解热：薏米提取物给大鼠腹腔注射，可使其正常体温下降，对大鼠实验性发热有解热作用。

（4）镇痛：薏米提取物给小鼠腹腔注射，与电刺激法及辐射热法一样，均有明显镇痛效果。

第68讲
白花蛇舌草的临床应用

我治萎缩性胃炎的基本方是太子参、莪术、薏米、白花蛇舌草四味中药。前三味中药已经给大家讲过，今天讲白花蛇舌草在临床上的应用。

白花蛇舌草入药始载于《广西中药志》，因其花色白，叶细瘦状如蛇舌故名。本品为茜草科一年生草本植物白花蛇舌草的干燥全草，以叶多色绿者为佳。

白花蛇舌草味甘、微苦，性凉，入胃、大肠、小肠经，具有清热解毒、利湿通淋的功效。主治痈肿疮毒，咽喉肿痛，毒蛇咬伤。水煎服，用15～30g，外用适量。

使用注意：阴疽及脾胃虚寒者慎用。

1. 化学成分

全草中可分离出三十一烷、豆甾醇、谷甾醇、熊果酸、齐墩果酸、双香豆酸、土当归酸等7种结晶物质。

2. 药理作用

（1）抗菌、消炎作用：白花蛇舌草对金黄色葡萄球菌、痢疾杆菌有抑制作用，并增强白细胞在体内外的吞噬能力，从而发挥抗炎作用。

（2）抗肿瘤作用：白花蛇舌草（相当于生药6g/mL）在体外对急性淋巴细胞型、粒细胞型、单核细胞型，以及慢性粒细胞型的肿瘤细胞有较强的抑制作用（美蓝试管法）；在体外对吉田肉瘤和艾氏腹水癌有抑制作用。

3. 临床报道

（1）治疗阑尾炎19例，均痊愈。

（2）治疗小儿肺炎、盆腔炎、附件炎、胆道疾病。

（3）治疗毒蛇咬伤，用白花蛇舌草15g，白酒250g，煮沸3～5分钟，去渣口服。观察19例，用药3～6剂即愈。

（4）《闽南民间草药》用鲜品捣烂外敷患处，治疗痈肿疮毒、咽喉肿痛、毒蛇咬伤。

（5）可在治癌处方中加白花蛇舌草30g。

第69讲
白芷的临床应用

我治口腔溃疡必用白芷，今天给大家讲白芷在临床上的应用。

白芷入药首载于《神农本草经》，为伞形科多年生草本植物白芷的根。以独支皮细、外表土黄色、坚硬光滑、香气浓为佳。

白芷味辛性温，入肺、胃、大肠经，具有散风除湿、通窍止痛、消肿排脓的功效。主治风寒感冒，窍闭不通痛证，痈疮肿痛，湿阻吐泻，瘀血经闭，产后腹痛，吐衄崩漏，皮肤瘙痒，脾胃不和等病症。水煎服用 3～10g；或入丸散。外用适量，研末，撒或调敷。

临床应用：

（1）风寒感冒：常与石菖蒲、川芎、木通、细辛等同用，如《仁斋直指方》芎芷散。

（2）窍闭不通，多种痛证：常与辛夷、苍耳子、薄荷同用，如《重订严氏济生方》苍耳散。白芷止痛力强，可用于头痛、牙痛、胸腹疼痛、关节疼痛等症。

（3）痈疮肿痛：《疡医大全》立消散，用白芷配穿山甲、黄芪、当归、生地黄，治一切无名肿毒，痈疮肿痛。

（4）湿阻吐泻：常与藿香、苍术、厚朴、陈皮、砂仁同用，如《保命歌括》加减不换金正气散。

（5）瘀血经闭，产后腹痛：常与茴香、肉桂、川芎、当归等同用，如《太平惠民和剂局方》内灸散。

（6）吐衄崩漏：肺热鼻出血，常与栀子同用，如《嵩崖尊生》冰炭散。妇人经水淋漓不止，常与地榆、首乌、肉桂同用，如《普济方》地榆散。

（7）皮肤瘙痒：常与硫黄、枯矾、吴萸、川椒等研细制膏外用，如《证治准绳》五龙膏。

（8）脾胃不和：如《圣济总录》丁香散。

使用注意：阴虚血热者忌服。

化学成分：白芷含香豆素类、佛手柑内酯、挥发性成分等。

药理作用：①对大肠杆菌、伤寒杆菌、副伤寒杆菌、宋内杆菌、变形杆菌、绿脓杆菌、霍乱弧菌有抑制作用。②光敏作用。③抗炎作用。④镇痛和平喘作用。

临床报道：①预防、治疗上呼吸道感染。②治疗头痛、胃痛、关节疼痛。③治疗鼻炎、鼻窦炎、外伤溃疡、湿疮湿疹、水火烫伤、感染性化脓性疾病。④治疗银屑病、面部色斑，如退斑汤（白芷、地黄、当归、川芎、白僵蚕）。

不良反应：据《中药的中毒与防治》等书记载，白芷中毒量为 30～60g。为确保用药安全，白芷用量不宜超过 30g。对久病体弱者、老人、儿童、孕妇等特殊人群，用量要更小。

第70讲
贝母的临床应用

我治咳嗽不论外感，还是内伤，都用贝母止咳化痰。今天讲贝母在临床上的应用。

1. 概述

贝母入药始载于《神农本草经》，陶弘景说"因其形似聚贝子"故名。贝母分川贝母、浙贝母、伊贝母、平贝母四大类。浙贝母为百合科多年生草本植物浙贝母的干燥鳞茎，主产于浙江省；川贝母为百合科多年生草本植物川贝母的干燥鳞茎，主产于四川省；伊贝母为百合科多年生草本植物伊犁贝母的干燥鳞茎，主产于新疆伊犁；平贝母为百合科多年生草本植物平贝母的干燥鳞茎，主产于黑龙江、辽宁、吉林等省。北京地区，医生用浙贝母和川贝母较多。

川贝母、伊贝母、平贝母味苦、甘，性微寒，浙贝母味苦，性寒，均入肺经、心经。川贝母、伊贝母、平贝母具有清热润肺、化痰止咳的功效；浙贝母具有清热化痰、开郁散结的功效。水煎服，用 3 ～ 10g；川贝母研粉服，每次 1 ～ 2g，每日 3 次。

2. 临床应用

（1）治热痰咳嗽、阴虚咳嗽、外感咳嗽：贝母为治热痰咳嗽及阴虚咳嗽之良药。用于痰热咳嗽，与知母、黄芩、枳实等同用，如《古今医鉴》二母宁嗽汤；若阴虚干咳少痰，常与生地黄、玄参、麦冬等同用，如《慎斋遗书》百合固金汤：若外感咳嗽，常与桑叶、杏仁等同用，如《温病条辨》桑杏汤。

（2）治疮痈肺痈、瘰疬瘿瘤：常与金银花、白芷、天花粉等同用，如《妇人良方》仙方活命饮；治瘰疬痰核，常与玄参、牡蛎配伍，如《医学心悟》消瘰丸。

（3）治心胸郁闷:《集效方》单用贝母为末，姜汁捣糊为丸，治忧郁不舒。

3. 化学成分

贝母的主要成分为生物碱类。川贝母主要含川贝碱、青贝碱、白炉贝碱、炉贝碱、松贝碱甲和松贝碱乙、西贝母碱甲和西贝母碱乙。浙贝母主要含有浙贝母碱、去氢浙贝母碱、贝母丁碱、贝母芬碱、贝母辛碱、贝母定碱、浙贝母碱、葡萄糖苷等。

4. 药理作用

（1）镇咳祛痰作用。

（2）对心脏有抑制作用，可使心率减慢。

（3）对平滑肌有解痉作用。

（4）川贝碱给家兔静注 5mg/kg，可使血压升高并维持 2 小时以上；川贝母醇提取物 5g/kg（相当于生药），可提高小鼠的常压耐缺氧能力；川贝碱水浸剂能抑制大肠杆菌、金黄色葡萄球菌、星形奴卡菌的生长繁殖；去氢浙贝母碱能短暂抑制犬的唾液分泌；1% 的盐酸去氢浙贝母碱溶液，可使猫、鸽、兔、犬的瞳孔扩大，对光反射消失。

5. 临床报道

（1）治疗百日咳、乳头皲裂、前列腺肥大、婴幼儿消化不良。

（2）治疗消化性溃疡 117 例，总有效率为 92.3%。

6. 贝母用药鉴别

贝母因产地不同，分为川贝母、浙贝母、伊贝母和平贝母四大类。按功效主治，分川贝母与浙贝母两类。川贝母与浙贝母均有清化热痰、止咳散结的功效。然川贝母苦甘微寒，滋阴性强，长于润肺化痰，适用于肺热燥咳及阴虚劳嗽；而浙贝母苦寒降泄，长于清化热痰及开郁散结，适用于外感风邪、痰热郁肺所致的咳嗽痰黄黏稠难咯及瘰疬痈肿之症。伊贝母及平贝母的效用同川贝母，但效力较次。

7. 使用注意

贝母药性寒凉，寒痰、湿痰不宜使用。贝母反乌头。

第71讲
桑叶的临床应用

治出汗或风热咳嗽时，我习惯用桑叶。今天给大家讲桑叶在临床上的应用。

1. 概述

桑叶入药始载于《神农本草经》，为桑科植物桑树的干燥叶。桑叶以叶片完整、大而厚、色黄绿、质扎手者为佳，习惯以霜桑叶为最优。

桑叶味苦、甘，性寒，入肺、肝经，具有疏散风热、清肺润燥、平肝明目、凉血止血的功效。主治发热头痛，咳嗽吐血，目赤肿痛，头晕目眩，头胀头痛等症。水煎服，用 5～10g。一般生用；肺燥咳嗽，用蜜炙桑叶。

2. 临床应用

（1）治风热感冒，温病初起：桑叶甘寒质轻，轻清疏散，长于凉散风热，又能清肺止咳，常用于风热感冒或温病初起，如《温病条辨》桑菊饮。

（2）治肺热燥咳：桑叶苦寒清泄肺热，甘寒益阴凉润肺燥，可用治燥热伤肺，干咳痰少，常配杏仁、沙参、贝母，如《温病条辨》桑杏汤。

（3）治喉病、牙痛：桑叶轻清性寒，善于疏散风热，可治风热犯肺之咽喉肿痛及风热上扰之风火牙痛，如《喉科家训》桑防白膏汤。

（4）治目赤肿痛：桑叶苦寒入肝经，既能清泻肝火，又可疏风散热而明目，可用治肝经风热之目赤肿痛、羞明流泪，如《慈禧光绪医方选议》明目延龄丸。

（5）治肝阳眩晕：桑叶甘寒质润，能平肝明目，可治疗肝阳上亢之头痛眩晕、耳鸣心悸，常配伍羚羊角、钩藤、白芍、生地黄，如《重订通俗伤寒论》羚角钩藤汤。

（6）治自汗盗汗：桑叶甘寒益阴，可治气阴不足出之汗症，常配黄芪、麦冬、五味子，如《辨证录》敛汗汤。

使用注意：桑叶性寒，风寒感冒和肺寒咳嗽者不宜使用。

3. 化学成分

桑叶含黄酮苷、酚类、氨基酸、有机酸、胡萝卜素、腺嘌呤、胆碱、槲皮苷、胡芦巴碱、麦角甾醇、B族维生素、糖、鞣质。

4. 药理作用

（1）降血糖：动物实验显示，用桑叶总多糖腹腔注射给药，对四氧嘧啶糖尿病小鼠有显著的降血糖作用。

（2）对心血管作用：桑叶中所含的槲皮素对蛙心可扩张冠状动脉，改善心肌循环。

（3）抗菌作用：桑叶煎剂对金黄色葡萄球菌、乙型溶血性链球菌、白喉杆菌、炭疽杆菌、大肠杆菌、伤寒杆菌、痢疾杆菌、绿脓杆菌均有抑制作用。

（4）抗炎作用：桑叶对巴豆油致小鼠耳肿胀、角叉菜胶致足浮肿有较强的抑制作用；可抑制醋酸引起的小鼠腹腔液渗出，表现出较强的抗炎活性。

桑叶是药食两用之品。桑叶可做普通食品、保健食品、饮料、调味料等，已开发的食品有桑叶茶、桑叶面、桑豆腐、桑叶饼干、桑叶豆粉（奶粉）、桑叶酒、桑叶火腿肠、桑叶醋、桑叶酱等。桑茶在日本被誉为长寿茶。

第72讲
鸡内金的临床应用

患者诉食欲不振，消化不良时，我常用鸡内金。今天讲讲鸡内金在临床上的应用。

1. 概述

鸡内金入药始载于《神农本草经》，为雉科动物家鸡的干燥胃内壁皮层。应用时，分生鸡内金、炒鸡内金、焦鸡内金。以个大、色黄、完整不破碎、干净者为佳。

鸡内金味甘性平，入脾、胃、小肠、膀胱经，具有健脾益胃、消食祛积、止泻止痢、涩精止遗的功效。主治食欲不振，食积不消，呕吐泻痢，小儿疳积，遗精遗尿。水煎服，用 3～10g；研末服，用 1～3g。研末服的效果比煎服好。

2. 临床应用

（1）治饮食积滞、小儿疳积：《备急千金要方》用本品治反胃吐食。治小儿脾虚疳积，可与白术、山药、使君子等同用。

（2）治肾虚遗精、遗尿：治遗精，可单用，如《吉林中草药》鸡内金末3g，用黄酒半盅冲服。治遗尿，如《太平圣惠方》菟丝子散以本品与菟丝子、五味子等捣为粗末，温酒调服。

（3）治砂石淋证、胆结石：如《医林集要》单用本品治小便淋沥，痛不可忍者。现治砂石淋证用鸡内金与金钱草、郁金、海金沙、瞿麦等同用效果好。

3. 化学成分

鸡内金含胃激素、角蛋白等17种氨基酸、微量的胃蛋白酶和淀粉酶。此外，鸡内金尚含有维生素、氯化铵、蓝绿色素和黄色素等。

4. 药理作用

（1）对人体胃功能的影响：实验表明，健康人口服鸡内金粉末5g，经

45 ～ 60 分钟，胃液分泌量比对照组高 30% ～ 70%，胃液酸度也明显升高，使消化力增强；胃运动功能明显增强，胃排空率加快。

（2）加速放射性锶的排泄：实验证明，鸡内金水煎剂能加速排除放射性锶。

5. 临床报道

临床治疗消化不良、体虚遗精、无阻力性尿失禁及扁平癣。

第 73 讲
黄芩的临床应用

患者主诉口苦，望舌苔黄，我认为有热，治用黄芩。今天讲黄芩在临床上的应用。

1. 概述

黄芩入药始载于《神农本草经》，为唇形科多年生草本植物黄芩的干燥根。春秋季采挖，晒干后润透切片，生用、酒炙或炒炭用。以条长坚实者为佳。

黄芩味苦性寒，入肺、脾、胃、胆、大肠经，具有清热燥湿、泻火解毒、止血安胎的功效。主治肺热咳嗽，血热妄行，湿热下痢，胎动不安等症。水煎服，用 3 ~ 10g。清热多生用，安胎多炒用，清上焦热多用酒炙，止血多炒炭用。

使用注意：黄芩苦寒，脾胃虚寒者不宜使用。

2. 临床应用

（1）治湿热痞闷：多与滑石、白蔻仁、通草等同用，如《温病条辨》黄芩滑石汤。湿热中阻，痞满呕吐，常与黄连、干姜、半夏配伍，如《伤寒论》半夏泻心汤。

（2）治湿热泻痢：与黄连、葛根同用，如《伤寒论》葛根黄芩黄连汤。若泻痢腹痛，与芍药、甘草配伍，如《素问病机气宜保命集》黄芩芍药汤。

（3）治肺热咳嗽：单用即有效，如《丹溪心法》清金丸。若肺热咳嗽气喘，常与桑白皮、苏子、杏仁等同用，如《万病回春》清肺汤。

（4）治少阳寒热：常与柴胡、半夏、人参等同用，以和解少阳，如《伤寒论》小柴胡汤。

（5）治痈肿疮毒：常与黄连、黄柏、栀子配伍，如《外台秘要》黄连解毒汤。

（6）治血热吐衄：黄芩既能清热泻火，又能凉血止血，可用治热毒炽盛，迫血妄行所致的吐血、衄血、崩漏下血等症。可单用，如《太平圣惠方》黄芩散；或与熟地黄、白芍、白术、白茅根、仙鹤草同用，如《医垒元戎》黄芩六合汤。

（7）治胎动不安：常与白术、当归配伍，如《金匮要略》当归散及《妇科玉尺》安胎丸；阴盛血热，与地骨皮、沙参、白芍等同用，如《揣摩有得集》安胎饮。

3. 枯黄芩与子黄芩的用药鉴别

临床应用时，黄芩可分为枯黄芩与子黄芩。枯黄芩为生长年久的宿根，中空而枯，体轻主浮，善清上焦肺火，专治肺热咳嗽痰黄之症；子黄芩为生长年短的子根，中实而坚，体重主降，善泻大肠湿热，以治湿热泻痢之效佳。

第74讲
黄芩的化学成分与药理作用

昨天讲了黄芩在临床上的应用，今天讲黄芩的化学成分与药理作用。

1. 化学成分

黄芩含黄酮类（主要含黄芩苷元、黄芩苷），汉黄芩素，汉黄芩苷，黄芩新素等；亦含挥发性成分，如挥发油中含有多种萜类、胶、酮、酚、醛、醚等。本品尚含有 14 种氨基酸及苯甲酸、黄芩酶、谷甾醇、豆甾醇、葡萄糖、淀粉等成分。

2. 药理作用

（1）抗病原微生物作用：黄芩对痢疾杆菌、白喉杆苗、绿脓杆菌、伤寒杆菌、副伤寒杆菌、变形杆菌、金黄色葡萄球菌、溶血性链球菌、肺炎双球菌、脑膜炎球菌、霍乱弧菌等均有不同程度的抗菌作用。

（2）抗变态反应作用：对豚鼠气管过敏性收缩及整体动物过敏性气喘有缓解作用。

（3）解热作用：对于伤寒混合菌苗引起的发热家兔，口服黄芩煎剂有解热作用。

（4）降压作用：对麻醉犬、猫、兔肌内注射或灌胃，均能引起降压作用。

（5）保肝利胆解痉作用：实验表明，黄芩苷对四氧化碳引起的小鼠肝损伤有明显保护作用；黄芩素有解毒作用；黄芩煎剂能使麻醉犬胆汁分泌增加，与黄芩苷的利胆作用有关；黄芩煎剂对离体家兔小肠痉挛有解痉作用。

（6）降脂作用：对乙醇诱发的高脂血症大鼠，黄芩中黄酮类成分能显著降低胆固醇和甘油三酯浓度。

（7）抗氧化作用：实验表明，黄芩苷和黄芩苷元能显著抑制过氧化脂质的生成。

（8）调节 cAMP（环磷酸腺苷）水平：黄芩总的效应是升高 cAMP 水平，尤其特异性地升高肺和支气管的 cAMP 水平，对 cAMP 水平的调节作用是主要的。

（9）对前列腺素（PG）的作用：黄芩水提取物对 PG 生物合成有抑制作用。PG 如 PGE_1 和 PGE_2 在 15– 羟前列腺素脱氢酶催化下失活，黄芩能显著抑制该酶的活性。

（10）利尿作用：实验表明，黄芩水提物、醇提物灌胃，或黄芩苷、黄芩苷元静脉注射，均可使麻醉家兔尿量增多。

（11）抗凝血和抗血栓活性：黄芩中的木蝴蝶结构与维生素 K 相似，可竞争性地抑制凝血过程中维生素 K_3 发挥作用，具有抗凝血作用。此外，本品还有抑制血小板聚集和纤维蛋白原的转化作用。

（12）抗肿瘤作用：实验表明，黄芩酊剂有抗癌作用。从种子到达成熟期的黄芩，肯定具有抑制肿瘤作用。

（13）其他作用：实验表明，黄芩苷可竞争性地拮抗肾上腺素和去甲肾上腺素，有收缩主动脉和肺动脉的作用。黄芩能拮抗异丙基肾上腺素舒张气管，增加右心房自发频率的作用。

第75讲
黄连的临床应用

患者主诉烧心或嘈杂，我认为是肝火犯胃，寒热错杂，用左金丸（萸连丸）治疗。左金丸由黄连、吴茱萸组成，今天先讲黄连在临床上的应用。

1. 概述

黄连入药始载于《神农本草经》，因其根连珠而颜色黄故名。本品为毛茛科多年生草本植物黄连的干燥根茎。秋季采挖，除去须根及泥沙，干燥生用，或酒炙、姜汁炙、吴茱萸水炙。黄连以肥壮，连珠形，无残茎毛须，质坚体重，断面黄者为优。黄连味苦性寒，入心、肝、脾、胃、大肠经，具有清热燥湿、泻火解毒的功效。主治心火炽盛，烦热神昏，心烦不寐，目赤肿痛，湿热呕吐，湿热泻痢，痈疮肿毒等症。水煎服，用3～9g；研末吞服，用1～1.5g，每日3次。外用适量。

2. 临床应用

（1）治湿热痞满，呕吐吞酸：常与黄芩、干姜、半夏同用，如《伤寒论》半夏泻心汤及黄连汤。若热邪壅滞，心下痞，按之濡，大便干结者，与黄芩、大黄同用，如《伤寒论》大黄黄连泻心汤。

（2）治湿热泻痢：黄连为治痢要药。用于轻症，单用即效；若泻痢腹痛，里急后重，可与木香同用，如《兵部手集方》香连丸。

（3）治热盛烦躁，暑湿身热：常与黄芩、黄柏、栀子同用，如《外台秘要》黄连解毒汤。

（4）治心火亢盛，心烦不寐：可与重镇安神的朱砂同用，如《内外伤辨惑论》朱砂安神丸。若痰热内扰，心烦失眠，与半夏、陈皮、竹茹等同用，如《六因条辨》黄连温胆汤。

（5）治胃火牙痛，痈肿疔毒：胃火牙痛，常与石膏、升麻、牡丹皮等同用，如《脾胃论》清胃散；用于热毒炽盛，痈肿疔毒，多与黄柏、连翘、生地黄配伍，如《东垣试效方》黄连消毒散。

3. 临床报道

（1）治疗细菌性痢疾、急性胃肠炎、慢性腹泻、溃疡性结肠炎、轮状病毒性肠炎、萎缩性胃炎、慢性胆囊炎。

（2）治疗肺结核、肺脓疡、结核性胸膜炎、呼吸道感染、白喉、百日咳。

（3）治疗心律失常、高血压病、糖尿病、皮肤化脓性感染、宫颈糜烂。

（4）治疗沙眼、鼻炎、中耳炎及烧伤。

4. 使用注意

黄连大苦大寒，过服久服易伤脾胃。脾胃虚寒者忌用；阴虚津伤者慎用。

5. 黄连用药鉴别

黄连炮制有生用、酒炙、姜汁炙及吴茱萸水炙之分。生黄连善清心火及大肠湿热；用于心火炽盛，心烦不寐，湿热泻痢，痈肿疔毒。酒炙黄连善清上焦火热；用于目赤肿痛，口舌生疮。姜黄连善清中焦火热，和胃止呕；用于寒热互结，湿热中阻，痞满呕吐。吴茱萸水炙黄连，善于疏肝和胃止呕；用于肝胃不和，呕吐吞酸。

第 76 讲
黄连的化学成分和药理作用

昨天讲了黄连在临床上的应用，今天讲黄连的化学成分与药理作用。

1. 化学成分

黄连含小檗碱（即黄连素）7%～9%，其次为黄连碱、甲基黄连碱、掌叶防己碱、非洲防己碱、药根碱等生物碱；尚含黄柏酮、黄柏内酯和木兰碱、阿魏酸等 6 个酚性化合物。此外，黄连中还含有多种微量元素。

2. 药理作用

（1）抗病原微生物及抗原虫作用：黄连对链球菌、肺炎球菌、霍乱弧菌、炭疽杆菌、痢疾杆菌、金黄色葡萄球菌、肺炎杆菌、白喉杆菌、枯草杆菌、百日咳杆菌、鼠疫杆菌、布氏杆菌、结核杆菌有明显的抑制作用。对各型流感病毒、阿米巴原虫、沙眼衣原体、阴道滴虫、黑热病原虫等均有抑制作用。

（2）对心血管系统的作用：黄连小剂量能兴奋心脏，增强其收缩力，增加冠状动脉血流量；大剂量则抑制心脏，减弱其收缩。小檗碱对血小板聚集有抑制作用。给小鼠灌服黄连煎剂，可降低正常小鼠血糖，并且有一定的量效关系。

（3）对消化系统的影响：有利胆、抗溃疡、解痉、止泻作用。

（4）对中枢神经系统的作用：有镇痛、镇静及肌肉松弛作用。

（5）对神经递质及受体的影响：小檗碱具有阻滞 α 肾上腺素受体的作用。

（6）抗炎及对免疫系统的作用：小檗碱有抗急性炎症的作用；能增强网状内皮系统的吞噬功能，表明小檗碱是一种细胞免疫促进剂。

（7）抗癌作用：小檗碱及其衍生物有抗癌活性，对艾氏腹水癌痛和淋巴瘤细胞有抑制作用。

（8）对组织代谢的影响：小檗碱能抑制组织代谢，降低组织耗氧。

（9）黄连对皮肤烧伤创面有较明显的促进组织愈合的作用。

（10）小檗碱有降低家兔眼内压和抗利尿作用。

此外，有人报告黄连能促进胰岛素分泌，抵抗大鼠模型胰岛素敏感性，与二甲双胍增加胰岛素敏感性作用相似。

第77讲

黄柏的临床应用

治下焦湿热，我常用知母、黄柏。今天先讲黄柏在临床上的应用。

1. 概述

黄柏入药始载于《神农本草经》，为芸香科落叶乔木植物黄柏的干燥树皮。清明前后剥取树皮，刮去粗皮，晒干压平，润透切片或切丝。生用，或盐水炙，或炒炭用。以色鲜黄、皮粗皮厚、皮张均匀、纹细体洁者为佳。以川黄柏质量最优。

黄柏味苦性寒，入肾、膀胱、大肠经，具有清热燥湿、泻火解毒、退热除蒸的功效。主治湿热带下，淋浊黄疸，骨蒸潮热，盗汗遗精，痈肿疮疡等症。水煎服，用 5 ～ 10g，外用适量。

2. 临床应用

（1）治湿热带下：常与山药、芡实、车前子等同用，如《傅青主女科》易黄汤。湿热下注膀胱，多与萆薢、车前子、丹参等配伍，如《医学心悟》萆薢分清饮。

（2）治湿热泻痢、黄疸：治大肠湿热泻痢，常与白头翁、黄连、秦皮同用，如《伤寒论》白头翁汤。治湿热黄疸，与栀子、甘草配伍，如《伤寒论》栀子柏皮汤。

（3）治湿痹痿躄：黄柏清热燥湿，用于湿热浸淫筋脉而脚气痿躄，足膝肿痛，多与苍术、牛膝配用，如《医学正传》三妙丸。

（4）治疮疡肿毒、水火烫伤：常与黄连、黄芩、栀子同用，如《外台秘要》黄连解毒汤。

（5）治阴虚发热、盗汗遗精：常与生地黄、知母同用，如《医方考》知柏地黄丸。或与龟甲、熟地黄等配伍，如《丹溪心法》大补阴丸。

（6）其他：黄柏生用泻实火，清热燥湿，泻火解毒之力强；盐水炙用入肾，泻相火之力增强，用于除骨蒸、退虚热；炒炭用，其清热泻火之力虽减弱，但清热止血之功增强，可用于邪热炽盛或虚火内炽所致之尿血、便血、崩漏下血。

3. 使用注意

黄柏苦寒，容易损伤胃气，故脾胃虚寒者忌用。

4. 化学成分

黄柏的主要成分是生物碱类，如小檗碱、黄柏碱、木兰花碱、药根碱、甲基大麦芽碱、掌叶防己碱、蝙蝠葛碱。此外，本品尚含黄柏内酯、黄柏酮、黄柏酮酸、脱氢豆甾醇、谷甾醇、菜油甾醇、青荧光酸、白鲜交酯等成分。

5. 药理作用

（1）抗病原微生物作用：对金黄色葡萄球菌、白色葡萄球菌、柠檬色葡萄球菌、溶血性链球菌、肺炎双球菌、炭疽杆菌、霍乱弧菌、白喉杆菌、枯草杆菌、大肠杆菌、绿脓杆菌、伤寒杆菌、副伤寒杆菌、脑膜炎双球菌及粪产碱杆菌等均有抑制作用。

（2）对心血管系统的作用：小檗碱对大鼠心肌缺血和心律失常有对抗作用；黄柏对麻醉动物静脉可产生显著而持久的降压作用。

（3）对消化系统的作用：黄柏可明显抑制胃液、总酸度和蛋白酶的活性；对幽门结扎性溃疡有显著抑制作用。有报告称，黄柏能促进家兔胰液的分泌。

（4）其他作用：黄柏酮对中枢神经系统有抑制作用；黄柏果有镇咳、祛痰作用；黄柏碱在大鼠坐骨神经 – 腓肠肌标本上，有肌肉松弛作用。

第78讲

黄芩、黄连、黄柏临床应用有别

黄芩、黄连、黄柏均为清热燥湿药，但在临床应用上还是有区别的。

黄芩为唇形科多年生草本植物黄芩的根。黄芩味苦性寒，入肺、脾、胃、胆、大肠经，具有清热燥湿、泻火解毒、止血安胎的功效。主治肺热咳嗽，血热妄行，湿热下痢，胎动不安等症。

黄连为毛茛科多年生草本植物黄连的根茎。黄连味苦性寒，入心、肝、脾、胃、大肠经，具有清热燥湿、泻火解毒的功效。主治心火炽盛，烦热神昏，心烦不寐，目赤肿痛，湿热呕吐，湿热泻痢，痈疮肿毒等症。

黄柏为芸香科落叶乔木植物黄柏的树皮。黄柏苦寒，入肾、膀胱、大肠经，具有清热燥湿、泻火解毒、退热除蒸的功效。主治湿热带下，淋浊黄疸，骨蒸潮热，盗汗遗精，痈肿疮疡等症。

用药鉴别：三味中药的性味均为苦寒，具有清热燥湿、泻火解毒的功效。主治湿热或热毒炽盛之证，临床常常相须为用。但在临床上，三药的应用还是有区别的。黄芩长于泻肺火，又有安胎之效，故肺热咳嗽、痰黄黏稠及胎动不安多用黄芩，取其泻肺以清上焦之热；黄连入心经、胃经，善清心胃之火，还有止呕消痞之效，故心烦不眠、痞满呕逆诸症多用，取其泻心、胃，以清中焦之热；黄柏入肾经，善于泻相火，又长于除下焦湿热，故阴虚火旺、潮热盗汗及湿热下注诸证多用，取其泻相火以清虚热及下焦湿热。简而言之：上焦的湿热病证用黄芩，中焦的湿热病证用黄连，下焦的湿热病证用黄柏。但临床上用黄芩最多（货源广，主治范围广，价格便宜，10g 只需 0.8 元钱，口感较好）；黄连太苦而价格贵（10g 则要 2.4 元钱）；黄柏是树皮，货源有限且易染色。

临床应用注意：黄芩、黄连、黄柏大苦大寒，过量或服用较久，易损伤胃气；脾胃虚寒者忌用。

第79讲
马齿苋的临床应用

患者诉大便稀溏、黏液脓血，我开方习惯加用马齿苋。今天讲马齿苋的应用。

1. 概述

马齿苋入药始载于《新修本草》。因其叶如马齿，而性滑利似苋故名。马齿苋为马齿苋科一年生肉质草本植物马齿苋的干燥地上部分。以棵小、质嫩、整齐不碎、叶多绿褐色者为佳。

马齿苋味酸性寒，入大肠、心、肝经，具有清热解毒、凉血止痢的功效。主治热痢脓血，疮疡丹毒，毒虫咬伤等症。水煎服，用 15 ～ 30g，鲜品用量加倍。外用捣敷患处适量。但脾胃虚寒者忌服。

2. 临床应用

（1）治热毒血痢：马齿苋有清热解毒、收敛止痢之功，为治泻痢常用药。常与铁苋菜、辣蓼同用，如《中医方剂临床手册》马齿苋汤。

（2）治疮疡丹毒：单用马齿苋水煎服，或鲜品捣烂外敷，如《医宗金鉴》马齿苋膏。

（3）治崩漏便血：可单用鲜品捣汁服，以凉血收敛止血。

此外，本品有明显收缩子宫作用。

3. 化学成分

马齿苋含有三菇类、有机酸、钾盐、钙盐、黄酮类；氨基酸类。本品尚含有钙、磷、铁、硒、铬等微量元素、硫胺素、维生素、叶黄素、胡萝卜素、生育酚、谷幽醇、豆菌醇、菜油街醇和蔗糖、葡萄糖、果糖等。

4. 药理作用

（1）抗菌作用：对志贺氏和佛氏付赤痢杆菌、大肠杆菌、伤寒杆菌、金黄色葡萄球菌有显著抑制作用。水煎剂可抑制志贺、宋内、斯氏及费氏痢疾杆菌。

（2）对心血管系统的影响：水提取液可增加心肌收缩力和收缩速度；升高血压。

（3）对平滑肌的影响：鲜品液可使豚鼠回肠紧张度增加，振幅增强，频率加快。

（4）对子宫的作用：动物实验表明，马齿苋对子宫有收缩作用。

（5）对骨骼肌的影响：水提取物可使骨骼肌松弛。

（6）升高血钾：马齿苋浸膏片或马齿苋甘草煎剂服药后，均可使血钾升高。

5. 临床报道

（1）治疗细菌性痢疾、急性胃肠炎、溃疡性结肠炎、直肠炎、小儿百日咳、急性乳腺炎、淋证、泌尿系感染、收缩子宫。

（2）治疗化脓性皮肤病：取鲜马齿苋 150g 加水煮沸后，关火待水温降至 40℃，用 4～6 层纱布浸药液湿敷患处，治疗疮毒、疖肿、丹毒、蜂窝织炎、肛周脓肿。

第80讲
三七的临床应用

患者主诉刺痛或针扎样痛，我认为是瘀阻不通，开方时习惯用三七粉，分3次冲服，以活血化瘀止痛。今天给大家讲讲三七在临床上的应用。

1. 概述

三七入药始载于《本草纲目》，为五加科多年生草本植物三七的干燥根，切片生用或研细粉用。三七以个大皮细、质坚体重、无裂隙、外形有小"钉头"者为佳。三七味甘、微苦，性温，入肝、胃经，具有活血化瘀、止血定痛的功效。主治外伤肿痛，各种出血，产后瘀血腹痛，痈肿疮毒等症。研粉吞服一次1g，一日3g，亦可入丸散。

2. 临床应用

（1）治吐血、衄血、下血：三七入血分，功善止血，又能化瘀生新，具有止血不留瘀之特长。对人体内外各种出血，无论内服、外用，皆有殊功。

（2）治血痢、赤痢：三七加入白头翁汤中应用。

（3）治外伤出血：用三七研末外敷。如《外科全生集》胜金散。

（4）治跌打损伤：对跌打损伤或筋断骨折、瘀血肿痛等症，三七末用黄酒调敷。又疗伤止血，著名的"云南白药"就是以三七为君药制成的。

（5）治心胃疼痛：三七化瘀止痛，对胸腹诸痛有效。临床用治冠心病心绞痛、胃脘疼痛、血瘀型慢性肝炎的胁肋疼痛、缺血性脑血管病、脑出血后遗症等。

3. 化学成分

三七主要成分为皂苷（有人参皂苷、三七皂苷等12种），另含7种挥发油、三七素、槲皮素、木糖、葡萄糖、葡萄糖醛酸、胡萝卜苷、蔗糖、三七多糖，还含有16种氨基酸、多种微量元素等。

4. 药理作用

本品对中枢神经系统有抑制作用（安定、催眠）；镇痛作用；抗心律失常作用；扩张冠脉和增加冠脉血流量作用；降压作用；抗动脉粥样硬化作用；止血作用；抗炎作用；降脂作用；降糖作用；促进血清蛋白质合成的作用；提高巨噬细胞的吞噬率和吞噬指数；抗氧化与抗衰老作用；抗休克；抗肝损伤作用；抗溃疡作用；对皮肤真菌有抑制作用。

5. 临床报道

（1）治疗上消化道出血 60 例，完全止血者 58 例。

（2）治疗视网膜动静脉阻塞 13 例，总有效率为 87.5%。

（3）治疗颅外伤，总有效率达 75%。

（4）治疗颅内出血 10 例，有效 9 例。

（5）治疗脑血栓 73 例，无效仅 2 例。

（6）治疗胸胁伤痛 19 例，效果满意。

（7）增强性功能，100 人每日服生三七 3g，1 个月后有 85% 的人性功能增强。

（8）7 个省市、28 个医院用"三七冠心宁"治冠心病 828 例，其中有 778 例心绞痛缓解；心电图改善的有效率为 64.8%。

（9）三七片治疗高脂血症 57 例，降胆固醇及降甘油三酯效果与安妥明相近。

（10）田七花冲剂治疗高血压病 70 例，无效 11 例。

（11）治疗 45 例不明原因及肝疾病引起谷丙转氨酶增高患者，44 例谷丙转氨酶下降。

（12）治疗偏头痛 16 例，显效 14 例。

（13）治疗急性坏死性节段性小肠炎 7 例，全部治愈。

（14）治疗下颌关节功能紊乱综合征 32 例，下颌关节运动功能明显改善 30 例。

（15）治疗脑震荡后遗症 60 例，仅有 8 例无效。

6. 不良反应

口服三七粉，一次 1～1.5g，一般无明显副作用。少数人出现恶心，一般可在继续服药过程中减轻或消失。三七肌内注射局部有硬或痛感。若一次服 5g，有引起二度房室传导阻滞的报道。另有三七片引起药疹的报道。

7. 注意事项

（1）孕妇及月经过多者慎用。

（2）血热妄行或出血而兼有阴虚口干者，须与凉血止血药或滋阴清热药同用。

（3）无瘀者忌服。

第 81 讲
说说神曲

患者主诉不想吃饭，饭后脘腹饱胀，嗳气呃逆，是消化不良，我在处方中常用神曲以健脾开胃消食。今天说说神曲。

神曲又名六神曲（因为是用六味中药制成而名），神曲入药始载于唐代的《药性论》一书，神曲是面粉和中药混合后，经发酵而成的加工品。具体是用鲜青蒿 12 斤，鲜苍耳 12 斤，鲜辣蓼 12 斤切碎，赤小豆 6 斤，杏仁 6 斤，研末，将中药放入 100 斤麦麸和 60 斤面粉中混合拌匀，加适量水，揉成团块；压平后，用稻草或麻袋覆盖，置温室中使之发酵，至外长出黄色菌丝时取出，切成 3cm^3 的小块，晒干即成，生用或炒用。神曲以存放陈久，无虫蛀，气味香醇者为佳。

神曲味甘辛，性温，入脾、胃经，具有健脾和胃、行气消食的功效。主治食欲不振，饮食停滞，脘腹胀满等症。水煎服，用 6 ～ 15g，开胃宜生用，消食宜炒用。

神曲的化学成分：神曲为一种酵母制剂，主要化学成分有淀粉、酵母菌、挥发油、苷类物质、B 族维生素、脂肪油、麦角甾醇、蛋白质等。

神曲的药理作用：因神曲内含有酵母菌，可视为一种酵酶类助消化药，具有健胃消食作用。神曲内含有 B 族维生素、酶类、麦角甾醇和蛋白质，能通过氧化供给能量，促进人体对食物中的淀粉、脂肪、蛋白质的消化和吸收。

市面上还有一种神曲，称为建神曲。因为这种神曲产于福建故名。建神曲入药始载于《药性考》。建神曲的制法：枳壳 1.5 斤，枳实 1 斤，香附子 1 斤，杭白芍 1.5 斤，莪术 1 斤，首乌片 1 斤，白扁豆 2 斤，延胡索 1 斤，槟榔 1 斤，高良姜 1 斤，青皮 1 斤，栀子 2.5 斤，三棱 1 斤，花椒 12 两，大黄 1 斤，泽泻 1 斤，砂仁 1 斤，川朴 1.5 斤，杏仁 4 斤，黄芩 1 斤，麦芽 1 斤，黄柏 1 斤，姜黄 0.5 斤，防风 1 斤，木香 1 斤，羌活 0.5 斤，车前子 1.5 斤，芡实 1.5 斤，山楂 1 斤，陈皮 1.5 斤，薄荷 2 斤，茯苓皮 1 斤，甘草 1 斤，白芷1斤，法半夏1斤，使君子2.5斤，藿香1斤，紫苏1斤，白芥子1斤，香薷1.5斤，泽兰1.5斤，荆芥1斤，苍术1斤，柴胡1斤，赤小豆8斤。以上45味中药合并磨成细末过筛，加入麦麸、面粉各10斤，混合拌匀，反复揉匀，放入印模内压成小块，稍凉后用稻草覆盖，置温室中发酵，至外表长出黄色菌丝时，取出晒干即成。建神曲味苦性温，具有健脾和胃、行气消食、发散风寒功效，主治食滞不化兼感风寒者。水煎服，用6～15g。

第82讲
介绍沉香曲

沉香曲在学校学习中药学时，老师没讲过。今天给大家补课讲沉香曲。

1. 概述

沉香曲是传统古法的中药炮制法与现代工艺，结合加工而成的中药饮片。本品已载入《饮片新参》《中药大辞典》，具有剂型独特、起效迅速、疗效显著的特点，已纳入国家医保的中药饮片报销范围，是中华中医药学会脾胃病分会和中国中西医结合学会消化系统疾病专业委员会联合推荐的用药，是理气止痛、调畅气机的中药饮片。

沉香曲由 24 味中药制成：沉香、木香、檀香、降香、乌药、郁金、柴胡、枳壳、厚朴、陈皮、青皮、砂仁、豆蔻、槟榔、葛根、防风、羌活、白芷、藿香、麦芽、谷芽、前胡、桔梗、甘草，以上中药磨成细粉，与面粉拌匀发酵即成。

2. 功能主治

疏风解表，疏肝和胃，理气止痛，调畅气机。用于表邪未尽，肝胃气滞证。症见食欲不振，餐后饱胀，胸脘胁痛，呕吐吞酸等。水煎服，一日 6～9g，或配方应用。

3. 注意事项

孕妇忌服；忌吃生冷油腻等不易消化的食物；忌情绪激动和生闷气；不适用于脾胃阴虚证、虚寒证、湿热证。

4. 药理作用与成分分析

方中君药为沉香，故名沉香曲。沉香为瑞香科植物常绿乔木沉香树在生长过程中受到虫食蚁蛀，伤处树脂外溢浸渗于洞穴周围，久则结香。采回结香木材，剔去不含树脂部分，干燥后即为沉香。沉香味辛，性微温，入脾、胃、肾经，具有降气温中、暖肾助阳的功能。主治气逆喘急，呕吐呃逆，心腹冷痛，肠鸣泄泻，腰膝虚冷，男子精冷等症。药理研究表明，沉香所含的挥发油，具有促进消化液分泌及胆汁分泌的作用；另有解痉止痛作用。

沉香曲的臣药，有木香、檀香、降香、藿香，具有理气止痛、芳香化浊的功效。对乙酰胆碱、组胺与氯化钡所致的肠肌痉挛有对抗作用；并能促进消化液分泌，加快胃肠蠕动，促进胃排空，拮抗大鼠急性胃黏膜损伤，促进溃疡愈合。

沉香曲的佐药，有青皮、陈皮、防风、枳壳、厚朴、砂仁、羌活、麦芽、谷芽，具有健脾开胃、理气止痛的功效。其挥发油对胃肠道有温和的刺激作用，能促进消化液分泌，排除肠内积气，解除胃肠痉挛，解热镇痛。

沉香曲的使药，有柴胡、甘草。柴胡疏肝，保肝；甘草有止痛抗炎、抗溃疡的作用。

第 83 讲
说说半夏曲

中药研成粉末与面粉拌匀发酵制成的饮片称为曲，临床常用的曲药有半夏曲、神曲、沉香曲、红曲等。今天给大家说说半夏曲。

半夏曲炮制方法：取生半夏与法半夏各半，共研成粉末。每斤用生姜 8 两洗净，捣碎绞汁，加面粉 4 两，用温开水调成稀糊状，倒入半夏粉揉搓成团，放入温室发酵后，以木制模型压成小块，晾干即为半夏曲。置干燥通风处，防霉。

半夏曲味辛、甘，性温，入肺、脾、大肠经，具有止咳化痰、平喘降逆、消食宽中、和胃消痞的功效。主治风寒咳嗽，喘息气急，痰湿冷饮，胸脘满闷，久泻不愈等症。水煎服（纱布包煎），用 6～15g。但内热烦渴者慎服。

据 1982 年第 1 期《新中医》杂志报道，在整理北京故宫博物院的清代宫廷医药档案时，《慈禧医案》中记载光绪三十四年十月初七日，慈禧太后染疾，太医张仲元、李德源、戴家瑜前往诊治。皇太后脉息左关弦缓，右寸关滑而近缓。肠胃不和，脾运缓慢，并走肠间，以致大便泻泄，头重目倦，身肢乏力。太医用四君子汤加"保宁半夏曲三钱"煎服而愈。保宁半夏曲以半夏为主，配以白蔻、宫桂、木香等 20 味中药材，按古法配制而成。

关于保宁半夏曲有一段神奇的记载：清初，有一位童颜鹤发的云游老道住进浙江保宁缪家客栈，老人早出晚归，去深山老林中采药，给人看病。有一天，店内来了一位就医的老翁，面黄肌瘦，喘咳气短，吐了一地腥臭的浓痰。老道采药归来看见此状，立即从药箱取出一颗药粒，打碎后洒在痰上，霎时，浓痰化作清水，在场人惊呼"神药"。店老板询问老道是何药？老道告之是半夏曲，老道离开客栈赠送缪家客栈老板半夏曲配方和制作工艺。从此，浙江保宁缪家客栈便开始半夏曲的制作，并冠以"缪复泰保宁半夏曲"商标独家经营。缪氏后裔缪惠生将秘方献出并参与保宁制药厂生产半夏曲。为服用方便，现已改进剂型，已有半夏曲片剂、冲剂和口服液。

第84讲
桂枝的临床应用

患者主诉手足发凉、怕吃凉的，我常在处方中加用桂枝。今天跟大家讲讲桂枝在临床上的应用。

1. 概述

桂枝为樟科植物肉桂树的干燥嫩枝。桂枝入药始载于《新修本草》，一般在每年 3～7 月间剪取肉桂树的嫩枝，截成长 15～20cm 的小段，晒干，入药，以幼嫩、色红、气香者为佳。

桂枝味辛、甘，性温，入心、肺、膀胱经，具有发汗解肌、温通经脉、助阳化气、平冲降逆的功效。主治风寒感冒，风寒湿痹，闭经腹痛，痰饮蓄水等病证。水煎服，用 6～15g。在治痹病时，可用至 30g。

2. 临床应用

（1）治风寒表虚：桂枝善治风寒感冒，营卫不和，头痛发热，汗出恶风，脉浮缓之风寒表虚证。常与白芍、甘草、生姜、大枣同用，如《伤寒论》的桂枝汤。

（2）治心悸胸痹，脘腹冷痛：桂枝辛温，可助阳通脉，治疗阳虚阴盛，经脉不通的多种病证。如气血不足，心脉不振，心动悸，脉结代者，可用桂枝加益气养阴的人参、生地黄、阿胶等，如《伤寒论》的炙甘草汤。

（3）治闭经癥瘕：桂枝温通经脉，可治疗闭经癥瘕，常与牡丹皮、桃仁、赤芍、茯苓等同用，如《金匮要略》的桂枝茯苓丸。

（4）治寒痰停饮：桂枝辛温，助阳化气，可治疗水湿不化，聚为痰饮。常与茯苓、白术、甘草等同用，如《伤寒论》的苓桂术甘汤。

（5）治心悸呕恶：桂枝平冲降逆，善治气机上逆的心悸呕恶，常与炙甘草同用，如《伤寒论》桂枝甘草汤。

3. 化学成分

桂枝含挥发油，油中主要成分是桂皮醛、桂皮乙酸酯等。

4. 药理作用

桂枝有镇痛、镇静、抗惊厥、解热、抗菌、祛痰、利胆作用。

5. 临床报道

桂枝可治疗痛经、月经后期、闭经、经期头痛、子宫肌瘤、子宫内膜异位症、盆腔瘀血综合征、慢性盆腔炎、盆腔肿块、子宫癌、卵巢囊肿、输卵管积水、附件炎、陈旧性宫外孕、妊娠水肿、癃闭、妊娠恶阻、习惯性流产、妊娠乳汁自出；治疗发热、慢性喘咳、心血管系统疾病（以真武汤合桂枝甘草汤治疗充血性心力衰竭48例；以桂枝汤加味治疗病态窦房结综合征13例）；治疗消化道溃疡、炎症；治疗尿频、遗尿；治疗肾炎后蛋白尿、痛证、皮肤瘙痒症、多汗症、便秘、软组织损伤、癔症、夜游症、结扎术后不通、突眼性甲状腺肿、雷诺病、顽固性呃逆、过敏性紫癜、皮肤血管炎、前列腺增生等病症40余种。临床上尚未见明显毒副作用的报道。

6. 应用桂枝的体会

桂枝是药食两用之品，调味品十三香中有桂皮，北京人炖肉常用桂皮。桂枝是药性平和的中药，我在临证中看见舌质淡、手足凉、喜欢吃温热饮食者，就用桂枝。一般多与白芍配伍，嘱患者熬药时加3片生姜、3个大枣，加上四君子汤中有甘草，已组成了桂枝汤。在此基础上，根据兼证候和兼症状加减：兼有气虚者，加红景天，并加大党参用量；兼有血虚者，加当归、鸡血藤；兼有阳虚者，加附子、肉桂；兼有阴虚者，加二冬（麦冬、天冬），将四君子汤中的党参改用北沙参；兼有心血虚者，加当归、三七；兼有肝血虚者，加二地（生地黄、熟地黄）、阿胶；脾虚甚者，加山药、莲子，并加大四君子汤的用量；兼有肾虚者，加枸杞子、五味子、山萸肉；偏肾阳虚，加巴戟天、仙茅；偏肾阴虚，加熟地黄、黄精。如此，则符合中医辨证论治的理论。

第85讲
肉桂与桂枝应用有别

肉桂与桂枝是同一棵树上的树皮与树枝，但临床应用是有区别的。

1. 概述

肉桂入药始载于《神农本草经》，为樟科植物肉桂的干燥树皮。本品味辛、甘，性热，入脾、肾、心、肝经，具有补火助阳、散寒止痛、温经通脉的功效。主治阳痿宫冷，虚喘心悸，心腹冷痛，寒痹腰痛，胸痹，痛经等症。水煎服，用 3 ～ 6g；研末冲服，每次 1 ～ 2g。凡阴虚火旺、里有实热、血热妄行的出血者及孕妇忌服。

2. 化学成分

肉桂主要含有挥发油（桂皮油）、肉桂醇、肉桂醇醋酸酯、肉桂酸、醋酸苯丙酯、香豆素等。

3. 药理作用

（1）能抑制胃液分泌和胃蛋白酶的活性，促进胆汁分泌。

（2）有扩张外周血管的作用。

（3）能增加心脏冠脉血流量。

（4）能抑制血小板凝集。

（5）有镇痛和抗菌作用。

4. 肉桂与桂枝的应用区别

肉桂与桂枝的来源同为樟科植物肉桂，只是药用部分不同，肉桂用树皮，桂枝用嫩枝，性味归经都是味辛、甘，性热，入脾、肾、心、肝经。二药均有温通经脉、散寒止痛的功效，用于治疗风寒湿痹、心腹冷痛、胸痹、痛经等症。

但肉桂与桂枝在临床上的应用是有区别的。肉桂辛热，偏于温暖下焦治里寒，为治命门火衰之要药；桂枝辛温，偏于上行而散寒解表，治外感寒邪，以树枝走四肢而温通经脉。桂枝用量较大，一般用 10g 左右水煎服，不宜研末冲服。肉桂用量较小，一般用 1 ～ 3g，宜研末冲服，不宜水煎服。肉桂是药食两用之品，可做膳食，我们炖红烧肉时，一般都要桂皮做调味品。

第86讲
大黄的临床应用

我治便秘实证常用大黄，今天给大家讲讲大黄在临床上的应用。

1. 概述

大黄入药始载于《神农本草经》，因其色黄而粗大故名，为蓼科多年生草本植物大黄的根及根茎，于秋末茎叶枯萎时采挖，除去须根，刮去外皮切块干燥，生用、酒炒、炒炭用。

大黄味苦性寒，入脾、胃、大肠、肝、胆、心经，具有泻下攻积、清热泻火、解毒止血、活血祛瘀的功效。主治大便秘结，胃肠积滞，湿热泻痢，目赤肿痛，咽喉肿痛，牙龈肿痛，痈肿疔疮，水火烫伤，瘀血诸证，湿热黄疸，胆石症等。

大黄的用法用量：水煎服，用 5～10g；外用研末调敷，用生大黄作用较强；攻下通腑，应入汤剂，宜后下；酒制大黄可增强活血化瘀作用，用于瘀血证；大黄炭止血作用较强，适用于出血证。

2. 临床应用

（1）治大便秘结：单用有效。治热结便秘，常与芒硝、枳实、厚朴同用，以增强其泻下通便之效，如《伤寒论》大承气汤。

（2）治湿热泻痢：常与木香、黄连配伍。

（3）治血热出血证：生大黄苦寒降泄，能泻火止血；大黄炭有化瘀收敛止血之功，治血热妄行之吐血、衄血、咯血。常与黄连、黄芩同用，如《金匮要略》之泻心汤。现在临床单用大黄粉治疗上消化道出血，有较好疗效。

（4）治目赤肿痛、咽喉肿痛、牙龈肿痛：本品苦降，能使上炎之火下泻，可治目赤肿痛、咽喉肿痛、牙龈肿痛等症，常与黄连、黄芩配伍。

（5）治痈肿疔疮、水火烫伤：治热毒疔疮，常与金银花、连翘、蒲公英等同用；治水火烫伤，用麻油调大黄粉涂患处。

（6）治瘀血诸证：大黄具有活血祛瘀作用，酒制者尤佳。治产后腹痛、恶露不尽者，常与桃仁、䗪虫等同用，如《金匮要略》下瘀血汤；治癥瘕积聚，二便不通，腹中胀满者，与芍药研末制蜜丸服，如《备急千金要方》神明度命丸；治跌打损伤，瘀血肿痛，常与桃仁、红花、穿山甲等同用，如《医学发明》复元活血汤；治瘀血内留，肌肤甲错，与䗪虫、虻虫、桃仁等同用，如《金匮要略》大黄䗪虫丸。

（7）治湿热黄疸：大黄苦寒降泄、泻热通便以导湿热外出，可治湿热黄疸，常与茵陈、栀子同用，如《伤寒论》茵陈蒿汤。

此外，大黄还常用于胆石症，与芒硝、鸡内金、郁金、金钱草同用，有排石功效。

使用注意：大黄苦寒易伤胃气，脾胃虚弱者慎用；大黄之性沉降，又有活血化瘀作用，孕妇、月经期、哺乳期忌用。

3. 临床报道

大黄可治疗急腹症、急性胆囊炎、胆石症、急性胰腺炎、急性阑尾炎、胃炎、消化性溃疡、上消化道出血、细菌性痢疾、肠炎、术后腹胀、肾衰竭、尿毒症、高脂血症、肥胖症、扁桃体炎、闭经、烧伤、冻伤、疮疡等症。

4. 我用大黄的习惯

治青壮年便秘，用生大黄水煎服，后下；治老年人便秘，用制大黄水煎服，不要后下。酒大黄增强活血化瘀作用，用于瘀血证；大黄炭有化瘀收敛止血之功，用治出血证，以及大便溏滞、排便不爽者。

第 87 讲
大黄的化学成分与药理作用

昨天讲了大黄在临床上的应用，今天讲大黄的化学成分与药理作用。

1. 化学成分

大黄主要含蒽醌衍生物：一部分为游离状态，如大黄酸、大黄酚、大黄素、芦荟大黄素、大黄素甲醚；大部分为结合状态，如大黄酸 –8– 葡萄糖苷、大黄素甲醚葡萄糖苷、芦荟大黄素葡萄糖苷、大黄酚葡萄糖苷、番泻苷A、番泻苷 B、番泻苷 C、番泻苷 F 等。此外，本品尚含有大黄蒽醌衍生物与树脂及鞣质（如儿茶鞣质、没食子酸桂皮鞣质、蒽醌鞣质等）。

2. 药理作用

（1）泻下作用：大黄泻下的有效成分为蒽醌类衍生物，以蒽酚（酮）的泻下效力较强。近年来发现，番泻苷 A 为大黄泻下最强的有效成分。

（2）对胃及十二指肠溃疡的影响：生大黄能抑制胃酸分泌，降低蛋白酶活性，从而达到治疗和预防溃疡的目的。

（3）对肝脏的影响：大黄对动物实验性肝损伤有明显保护作用，能显著逆转 CCl_4 引起肝组织中出现的脂滴及纤维化、微粒体肿胀、嵴明显下降、粗面内质网破坏、核糖体显著脱落等。

（4）利胆作用：大黄可促进胆汁分泌，并使胆红素和胆汁酸含量增加。

（5）促进胰腺分泌作用：大黄能防止胰蛋白酶或酒精诱发的急性水肿型或急性出血性坏死型胰腺炎的发生和发展。

（6）收敛止泻作用：大黄中鞣质含量较高时，具有收敛止泻作用。

（7）抗菌作用：大黄对葡萄球菌、溶血性链球菌、白喉杆菌、枯草杆菌、草分枝杆菌、布鲁杆菌、鼠疫杆菌、伤寒及副伤寒杆菌、痢疾杆菌、蕈状杆菌、包皮垢杆菌、淋病双球菌等，均具有不同等程度的抑制作用。

（8）抗真菌作用：大黄煎剂对常见的致病性真菌有抑制作用。

（9）抗病毒作用：大黄煎剂对流感病毒有较强的抑制作用。

（10）抗寄生虫作用：大黄浸出液对人毛滴虫、肠滴虫、万氏唇形鞭虫、血吸虫、淡色库蚊幼虫有抑制作用。

（11）抗肿瘤作用：大黄酸及大黄素对小鼠黑色素瘤的抑制率分别为76%及73%。对肺癌A-549细胞有明显抑制作用。对艾氏腹水癌也有抑制作用。

（12）对免疫功能的影响：大黄蒽醌衍生物大黄酸、大黄素和芦荟大黄素对正常小鼠免疫系统有不同程度的抑制作用。

（13）对心血管系统的影响：大黄浸剂有降低血压的作用。对高胆固醇血症的家兔有降低血脂的作用。

（14）止血和活血作用：大黄水和醇提取液能明显缩短出血和凝血时间。近年发现，服用大黄的患者，血黏度、红细胞压积和全血黏度均会下降；渗透压高者，降至正常，出现类似输液的血液稀释作用。大黄有明显的抑制血小板聚集的作用。

（15）大黄能抑制体蛋白的分解，以减少血中尿素氮和肌酐的含量，并促进尿素和肌酐的排泄。

（16）抗炎作用：大黄对多种动物实验性炎症有明显的抑制作用。

（17）解热降温作用：给正常和肺炎双球菌感染发热的家兔灌服大黄水煎剂后，可观察到降温作用。

（18）抗衰老作用：大黄水煎液对小鼠过氧化脂质的生成具有明显的抑制作用，通过抑制超氧阴离子而起到抗氧化和抗衰作用。

（19）降糖作用：大黄可使链脲霉素引起的1型糖尿病大鼠对胰岛素耐药性消失。

（20）利尿作用：大黄生药及大黄酸、大黄素均有利尿作用。

（21）雌激素样作用：大黄素具有雌激素作用，可使去势雌性大鼠迅速恢复性周期，临床试用也有卵泡激素样的功效。

此外，大黄对实验性豚鼠尚有抗坏血的作用。

第88讲

葛根的临床应用

患者脾虚泄泻兼有冠心病时，我常用葛根。今天讲葛根在临床上的应用。

1. 概述

葛根入药始载于《神农本草经》，为豆科多年生落叶藤本植物野葛或甘葛藤的干燥根。葛根味辛、甘，性平，入脾、胃经，具有解肌退热、透发麻疹、生津止渴、升阳止泻的功效。主治感冒发热，斑疹不透，阴虚消渴，脾虚泄泻，头项强痛等症。水煎服，用 10 ～ 15g。退热生津宜生用，升阳止泻宜煨用。

2. 临床应用

（1）治风寒外感：葛根辛能透散，有良好的发表解肌作用，为解肌之代表药。常用于外感六淫之邪侵袭肌表引起的恶寒发热、头痛、项背拘急之症。若用于外感风寒表实证，常配麻黄、桂枝、白芍、生姜等，如《伤寒论》葛根汤。

（2）治风热外感：风热外感或温病初起，身体壮热，头痛骨肉酸楚，背脊强，小便赤黄者，可配葱白、淡豆豉、生姜以疏风透热，如《太平圣惠方》葛豉粥;《肘后方》葛根解肌汤以本品配麻黄、大青叶、黄芩、石膏等，亦用于温病初起之壮热微恶寒者。

（3）治斑疹不透：葛根发散表邪，有透发麻疹之功。用治麻疹初起，表邪外束，疹出不畅之证。常与升麻、芍药、甘草同用，如《阎氏小儿方》升麻葛根汤。

（4）治阴虚消渴：葛根有生津止渴之功，用治热病津伤口渴。气短乏力者，常与乌梅、天花粉、麦冬、党参、黄芪等同用，如《沈氏尊生书》玉泉丸。

（5）治脾虚泄泻：葛根轻扬升发，入脾、胃二经，功可升发清阳，鼓舞脾胃之气，脾得运则泄可止。多配党参、茯苓、白术、甘草等，如《六科准绳》七味白术散。

（6）治牙疼：葛根入胃经，为阳明经引经药，可用于阳明经风火上升之证。若阳明实火牙疼者，可配石膏、天花粉、连翘、防风等，如《医醇剩义》葛根白虎汤。

（7）治高热抽搐：葛根有透热解肌的功效，可用于高热引起的肌肉抽搐。如小儿高热抽风者，可用葛根配柴胡、天竺黄、全蝎、朱砂等，如《普济方》青丸子。

（8）治酒疸、酒痔：饮酒过度，湿热内蕴而致的酒疸，常配枳实、栀子、淡豆豉、甘草等，如《重订严氏济生方》葛根汤；若饮酒过度，湿热下注而成酒痔者，当配半夏、茯苓、黄芩、枳壳等，如《仁斋直指方》干葛汤。

3. 临床报道

（1）治疗坐骨神经痛、颈椎病，用葛根汤加减。

（2）治疗缺血性脑梗死，用葛根汤加减（葛根、麻黄、桂枝、白芍、当归、丹参、红花、川芎、甘草、生姜、大枣）。

（3）治疗头痛，用葛根片；治疗斜颈，用加味葛根汤；治疗跌打损伤，用葛根汤加味。

（4）治疗伤寒及副伤寒、溃疡性结肠炎，用葛根芩连汤。

（5）治疗小儿湿热型泄泻，用葛根双黄液。

（6）治疗婴幼儿中毒性消化不良，用葛朴散（葛根、厚朴、扁豆、神曲、山楂）。

（7）治疗痔疮、慢性支气管炎、口疮、突发性耳聋，用葛根片。

（8）治疗高血压病（症），用葛根片。

（9）治疗冠心病、心律失常，用葛根素。

（10）治疗足癣、眼病，用100%葛根注射液治疗视网膜动脉阻塞127例（133只眼），均获效。

使用注意：《景岳全书·本草正》有"其性凉，易于动呕，胃寒者所当慎用"的记载。《本草从新》云："夏日表虚汗多尤忌。"

第89讲
葛根的化学成分与药理作用

昨天讲了葛根在临床上的应用。葛根为什么能治这么多病呢？今天讲讲葛根的化学成分与药理作用。

1. 化学成分

葛根中主要含黄酮类化合物（包括大豆苷、黄豆苷、大豆苷元、葛根素及大豆苷元4,7-葡萄糖苷）、葛根素木糖苷、尿囊素、胡萝卜苷、6,7-二甲氧基香豆素、酚性化合物、色氨酸衍生物、糖苷、氨基酸、淀粉、花生酸等。

2. 药理作用

（1）对平滑肌的作用：葛根的水溶性提取物有很强的收缩平滑肌的作用；葛根中的多种异黄酮化合物，对小鼠、豚鼠离体肠管均具有罂粟碱样解痉作用。

（2）对心血管系统的作用：葛根素可使心脏搏动的速度减慢，心肌收缩力增强，主动脉压（MAP）降低，从而能明显缓解心绞痛，改善缺血心电图，降血压，降低心肌耗氧量。葛根黄酮均可使冠脉血流量明显增加，对血管平滑肌有明显的松弛作用。日本原田正敏等曾报道，葛根对血压似有双向调节作用。研究表明，葛根黄酮、大豆苷元和葛根乙醇提取物能对抗乌头碱、氯化钡、氯化钙、氯仿、肾上腺素和急性心肌缺血等所致的心律失常。葛根素还能增加微血管运动的振幅，提高局部微血流量，从而改善微循环障碍。

（3）抑制血小板聚集作用：葛根素浓度为0.25mg/mL时，在试管内能抑制ADP诱导的鼠血小板聚集，静脉注射葛根素亦有抑制作用。

（4）降血糖、降血脂作用：葛根煎剂对正常家兔有降血糖作用。

（5）对体温的影响：葛根煎剂及葛根的乙醇浸剂口服给药，均能使人工发热兔体温降低。

（6）对神经电生理的作用：葛根素可抑制大鼠DRG（背根神经节）细胞中TTXR钠通道（河豚毒素不敏感型钠通道）电流。

（7）抗氧化作用：葛根中分离的芒果苷（MF）可显著抑制氧化损伤引起的红细胞溶血，对微粒体的活性氧类造成的过氧化脂质的生成也有抑制作用。因此，芒果苷具有捕捉自由基的抗氧化作用。

（8）提高学习记忆功能：葛根醇提物及总黄酮能对抗东莨菪碱所致的小鼠记忆获得障碍和40%乙醇所致的记忆再障碍，表明葛根有改善学习记忆功能。

（9）抗癌作用：葛根有效成分S86019、大豆苷元可抑制HL-60细胞增殖，促进细胞由原始的早幼粒阶段发育向成熟的中幼粒、晚幼粒及成熟细胞发展。

葛根是药食两用之品，它的毒性很小，但不同品种的葛根毒性各不相同。有学者研究比较了几个品种的葛根，以云南葛的毒性最大，峨眉葛和野葛次之，粉葛无毒性，老百姓日常生活中食用的就是粉葛。

第90讲

巴戟天的临床应用

患者主诉怕冷、肢凉、腰酸腿软是肾阳亏虚，我开方常用巴戟天。今天给大家讲讲巴戟天在临床上的应用。

1. 概述

巴戟天入药始载于《神农本草经》，为茜草科多年生藤本植物巴戟天的根。秋冬季采挖出根部，洗净泥土，除去须根，晒干再经蒸透，除去木心者，称"巴戟肉"，切段干燥，生用或盐水炙用。以条大肥壮、呈链球状、肉厚色紫者为佳。

巴戟天味甘、辛，性微温，入肝、肾经，具有补肾助阳、强筋健骨、祛风除湿的功效。主治阳痿不育，宫冷不孕，腰膝酸痛，风寒湿痹，脚气等症。水煎服，用 3 ～ 12g。

2. 临床应用

（1）治阳痿早泄：巴戟天补肾助阳，温润不燥。用治肾阳亏虚、命火不足所致的阳痿不育、遗精滑泄，常配仙茅、淫羊藿、枸杞子等，如《景岳全书》赞育丸。

（2）治宫冷不孕：巴戟天补肾助阳。用治下元虚冷，宫冷不孕，月经不调，少腹冷痛等症，常配伍高良姜、肉桂、吴茱萸等，如《太平惠民和剂局方》巴戟丸。

（3）治筋骨痿软：巴戟天有培补肝肾，强筋健骨之力。用治肾虚骨痿，关节冷痛，配伍杜仲、鹿胎、紫河车等，如《张氏医通》金刚丸。

（4）治风寒湿痹痛：巴戟天祛风除湿，除痹止痛，又能强筋健骨。用治肝肾不足，风寒湿侵袭，腰膝关等痹痛，常配伍羌活、独活、肉桂、牛膝等，如《太平惠民和剂局方》巴戟散。

应用注意：阴虚火旺，口干舌燥者不宜用本品。

3. 化学成分

巴戟天含糖类（尤其是还原糖及其苷）、黄酮、甾体、三萜、氨基酸、有机酸、强心苷及微量蒽醌类成分、维生素 C、树脂等。

4. 药理作用

（1）增加体重及抗疲劳作用。

（2）具有明显的促肾上腺皮质激素样作用。

（3）促进皮质酮分泌的作用及抗焦虑抑郁作用。

5. 临床报道

（1）治疗肾病综合征：巴戟天 30g，山萸肉 30g。治疗 21 例典型柯兴症的儿童肾病综合征患者，疗效满意。

（2）治疗浮肿：巴芪术泽汤（巴戟天、黄芪、白术、泽泻）治疗特发性浮肿 40 例，效显。

（3）巴戟天水煎液用药浓度为 250g/kg 体重时，未见动物死亡。

第91讲

巴戟天寡糖胶囊抗抑郁

上周我参加中国非处方药物协会组织的巴戟天寡糖胶囊临床应用学术研讨会，学到了一些新知识，今天介绍给大家。

巴戟天寡糖的化学成分是水溶性菊淀粉型低聚糖类化合物，是从中药巴戟天中水提取物（糖类）。巴戟天寡糖胶囊是北京同仁堂股份有限公司与军事医学科学院共同研发而成的中药五类新药，巴戟天寡糖胶囊2012年已获批上市，是目前最新上市的中药抗抑郁药，现已收录于中华医学会精神医学分会编写的《中国抑郁障碍防治指南（第二版）》中，主要用于轻、中度抑郁症的治疗。

寡糖又称寡聚糖或低聚糖，是指2～10个单糖（葡萄糖、半乳糖、甘露糖）通过糖苷键连接而成直链或支链的一类糖。寡糖是生物体内重要的信息物质，寡糖具有诸多生物学功能，如免疫调节功能、抗病毒、抗氧化、抗凝血、抗血栓、降血糖、降血脂、抗肿瘤等多种作用。

通过巴戟天寡糖与目前国内常用一线抗抑郁西药（氟西汀、帕罗西汀、艾斯西酞普兰、黛力新）的对比，巴戟天寡糖胶囊的优势体现在以下几个方面。

（1）对轻中度抑郁症治疗结果，总有效率及起效速度相当，但痊愈率更高。

（2）对低动力症状如疲倦乏力等起效速度更快，有利于患者建立治疗信心。

（3）不良反应发生率低，尤其是消化道不良反应更低。

（4）不损害患者性功能，相反可改善患者的性功能。

（5）能保护和改善患者认知功能。

（6）无依赖性、无反跳、不转燥。

巴戟天寡糖胶囊说明书内容摘要：巴戟天寡糖胶囊具有温阳补肾的功效，

用于轻中度抑郁症（肾阳虚证），症见抑郁情绪、情绪低落、失眠多梦、疲倦乏力等。口服一次 1 粒，一日 2 次；用药 2 周后，如症状减轻不明显，可以增加剂量为一次 2 粒，一日 2 次，总疗程为 6 周。阴虚火旺证慎用。

第92讲
葛花与葛根应用有别

上周我给大家讲了葛根，葛所开的花，名叫葛花，也是中药。在学习方剂学时，老师讲过葛花醒酒汤，就是以葛花为君药的方剂。

葛根与葛花虽然是同一种植物上的不同部位（葛花为豆科多年生落叶藤本植物葛的未开放花蕾，葛根为豆科多年生落叶藤本植物葛的干燥根），但在临床应用时还是有区别的，今天给大家讲讲葛花与葛根临床应用的区别。

1. 概述

葛花入药始载于《名医别录》，为豆科多年生落叶藤本植物葛的未开放花蕾。

葛花味甘性平，入胃、肝经，具有善解酒毒、醒脾和胃的功效。主治饮酒过度，头痛头昏，烦渴呕吐，胸膈饱胀等症。水煎服，用量6～12g；亦可入丸散。

2. 临床应用

（1）主要用于醒酒：葛花常配木香、陈皮、猪苓、茯神、白豆蔻等，如《脾胃论》葛花醒酒汤；若饮酒太过醉倒者，用葛花配小豆花等分，研末为散，每服2～3g，如《肘后方》葛花散。

（2）治酒毒湿热证：饮酒过度，湿热熏蒸，目睛黄染，视物昏渺者，可用葛花配黄连、龙胆草、茵陈、当归等，如《审视瑶函》葛花解毒饮。

（3）治饮酒过多，呕血不止之证：缘饮酒过多，内有积热涌盛，损伤胃络引起。可用葛花配黄连同服，如《杂病源流犀烛》葛黄丸。

（4）治酒湿而致半身不遂之证：可用葛花配苍术、厚朴、陈皮、甘草等，如《症因脉治》葛花平胃散。

3. 葛花与葛根应用鉴别

葛花与葛根同出于一种植物，为不同的入药部位。葛花为豆科多年生落叶藤本植物葛的未开放化蕾，葛根为豆科多年生落叶藤本植物野葛或甘葛藤的干燥根，临床应用是有区别的。葛花轻清芳香，味甘性平，入胃、肝经，善解酒毒，醒脾和胃；主要用于饮酒过度，蕴而生湿，湿阻脾胃之证。葛根入脾、胃经，具有解肌退热、透发麻疹、生津止渴、升阳止泻的功效；主治感冒发热，斑疹不透，阴虚消渴，脾虚泄泻，头项强痛等症。

第93讲
茶余饭后话洋参

今天跟大家聊聊有关西洋参的事。

患者主诉口干、舌燥、乏力，舌红无苔或少苔，又无明显其他病证的，属亚健康状态的气阴两虚证。我一般不开药方，而是建议患者买西洋参片含服，以补气生津养阴。西洋参为五加科多年生草本植物西洋参的干燥根，因产于西方（美国、加拿大）故名。西洋参味甘、苦，性凉，入心、肺、肾经，具有益气养阴、清热生津的功效。主治体虚倦怠，咳嗽痰少，气短咳喘，口燥咽干，烦倦口渴，食欲不振等症。

1. 西洋参称为"绿色黄金"

康熙皇帝为了表示对祖先发祥地的崇敬，禁止上长白山采伐草木，上山采挖人参的也少了，人参供应紧张，要从国外进口人参（西洋参）。西洋参贩运到中国可换得大量的黄金，因此北美称西洋参为"绿色黄金"。

2. 西洋参在我国栽培成功

西洋参原产加拿大、美国。1948年，江西植物园从加拿大引种过西洋参，并试验成功，但未能扩大发展。1975年，中国科学院植物研究所在全国多点试验成功。1980年，吉林集安收获了4年生引种西洋参。北京市在怀柔种植西洋参成功，我曾参观过怀柔西洋参种植基地，西洋参从播下种子到收获，一般需要5～7年。

3. 西洋参与人参功效异同

人参甘温，大补元气；西洋参甘凉，补气养阴，无温燥上火之弊端，被视为补药中之上品。张锡纯《医学衷中参西录》云："西洋参性凉而补，凡欲用人参而不受人参之温补者，皆可西洋参代之。"

4. 生晒参可代替西洋参

生晒参1000g售价百余元，西洋参1000g售价2500～3000元。生晒参味甘性平，既能补气，又能养阴生津，适宜津液亏乏而口干舌燥的人服。生晒参性味功效与西洋参相近似。平素体质虚弱者或老年人需要益气养阴时，可以生晒参代替西洋参，但人参性温不可随意代替西洋参。

第94讲
姜黄片与片姜黄功效有别

　　姜黄片与片姜黄是两味不同的中药，临床上常有人将其混为一谈。为了在临床上应用中药更加准确，今天将姜黄片与片姜黄的不同特点讲一讲。

　　姜黄：又名姜黄片，因其形似姜、颜色黄而名，为姜科植物姜黄的干燥根茎。姜黄味辛、微苦，性温，入脾、肝经。中药学分类属活血化瘀药，具有行气破瘀、通经止痛的功能。主治胸胁刺痛，闭经腹痛，癥瘕积聚，风湿痹痛，疮痈肿痛，外伤瘀痛等症。水煎服，用量3～10g。

　　片姜黄：为姜科植物温郁金的干燥根茎。片姜黄味辛、苦，性寒，入肝、心、肺、胆经，具有行气止痛、活血化瘀、清心解郁、利胆退黄的功能。主治气滞血瘀，胸腹胁痛，行经腹痛，风湿痹痛，肩臂疼痛，跌仆损伤，湿热黄疸等症。水煎服，用量5～12g。

　　姜黄片与片姜黄虽然同属姜科，但来源于不同植物：姜黄为姜科植物姜黄的根茎，片姜黄为姜科植物温郁金的根茎，它们是两种不同的中药。中药学分类姜黄片与片姜黄均属理血药，均具有活血化瘀、通经止痛的功能。但姜黄片味辛、微苦，性温，入脾、肝经，理气通经作用较强，凡因气滞血瘀所致的胸胁脘腹疼痛、肢体窜痛，经闭腹痛，跌打损伤，瘀肿疼痛，产后恶露不尽，少腹刺痛等症均可应用。片姜黄味辛、苦；性寒，入肝、心、肺、胆经，具有较强的破血功能，还有清心解郁、利胆退黄的功能，多用于风湿肩背关节疼痛，情志不畅，肝胆诸疾。

　　姜黄片与片姜黄在临床上应用是有区别的。北京市中药饮片调剂规程规定，处方中写姜黄或姜黄片时，调剂员配药给姜黄；处方写片姜黄时，调剂员配药给姜科植物温郁金的根茎（片姜黄），在临床应用时不应混淆。

临床用药配伍六则

中医治病讲究理法方药，中药配伍组方讲究君臣佐使，临床治病的治法配伍有六个原则，今天给大家讲临床用药配伍六则。

1. 表里同治

外感六淫出现表证，用解表法；久病入里出现里证，用治里法。但在临床中常见表证未解又出现里证时，则要表里同治。例如外感高热患者兼有大便三日未解，医生在用清热解表药（金银花、连翘、防风、荆芥）解表的同时，还要用通里泻下药大黄、芒硝治疗。

2. 补泻共施

中医有"虚者补之，实者泻之"的治则。针对虚实夹杂证，既要用扶正的补益药，又要用祛邪泻实药，扶正祛邪，双管齐下。例如补益气血，泻热通便的黄龙汤（用补益药人参、当归、甘草，与祛邪泻实药大黄、芒硝、枳实、厚朴配伍）。

3. 寒热并用

中医有"寒者热之，热者寒之"的治则。针对寒热错杂证，治疗时既要用清热药，又要用温通散寒药，用作用相反的两类中药来配伍，寒热并用，例如萸连丸（左金丸）。

4. 动静结合

针对阴血亏虚证，治疗时要用滋阴药和补血药，但滋阴药（如玄参、熟地黄）和补血药（如当归、阿胶）都是静性滋腻的中药，需要理气温通的动性药来配伍，如十全大补丸中的肉桂与人参养荣丸中的陈皮、桂心都是动性药，以动静结合。

5. 润燥配伍

针对湿热内蕴，化燥伤阴证，治疗时要用滋阴药（玄参、麦冬、生地黄）与润燥药（当归、百合）同用，以润燥配伍，如《医方集解》的百合固金汤

（玄参、麦冬、生地黄、熟地黄，与当归、百合、白芍配伍）以养肺阴润肺燥，化痰止咳，清利咽喉（方中尚有甘桔汤）。

6. 气血同调

气血同源，气血是维持人体生命活动的基本物质，人体生病首先伤气血。治疗时，要调理气分药与调理血分药同用，以气血同调。例如八珍汤。

临床用药配伍的原则与方法还有很多，但这是最基本的配伍六则。

第96讲
对药组成的15种方式

对药又称药对，是指两味中药的配伍、结对的应用。它是中药配伍的最小单位。中药通过配对，可增进药物的作用和疗效，扩大药物的治疗范围，减少药物的副作用和不良反应。对药是中药学的精髓部分，如古方中的芍药甘草汤、金铃子散、黄连丸都是对药的典范。我曾学习过施今墨先生28对的对药手抄本，对我有很大的启发，逐步形成了临床配伍应用的对药，今天先讲对药的组成方式。

1. 相须配对

相须配对是指两种性味归经功效相类似的药物配对，以增强原有药物的疗效。如黄柏与知母性味均为苦寒，同入肾经，两药合用，能增强泻相火的作用。

2. 相使配对

相使配对是指两种性能功效有某种共性的药物配对，以一种药物为主，另一种药物为辅，以提高主要药物的疗效。如黄连与大黄配伍：黄连清热泻火，大黄攻下泻热，两药配伍，大黄可以提高黄连清热泻火的作用。

3. 相畏配对

相畏配对是指一种药物的毒性反应及副作用能被另一种药物消除或减轻的药物配对，如生半夏的毒性可被生姜减除，组成半夏、生姜配伍。

4. 相杀配对

相杀配对是指一种药物能消除、缓解另一种药物的毒性或副作用的配对。如大枣能消除乌头的毒性，组成乌头、大枣配对。

5. 相反配对

相反配对是指两种药物合用，能产生明显的毒性反应或副作用的配对。如中药中的"十八反""十九畏"，甘遂与甘草、人参与五灵脂等。

6. 寒热配对

寒热配对是指两种药物截然相反的药物配对。如黄连与肉桂配对：黄连苦寒，善清下火；肉桂辛温，善温肾火。两药配对，以达到交通心肾的功效。

7. 辛甘配对

辛甘配对是指一种辛味或辛甘的药物与另一种甘味或辛甘的药物配对，以起到辛甘扶阳或辛甘发散的作用。如人参与附子配对：人参甘温，补气健脾；附子辛温，温肾助阳。两药相配，属于辛甘扶阳之剂。人参与苏叶配对：人参甘温，补中益气；苏叶辛温，散寒解毒。两药配对，益气解表，属辛甘发散之剂。

8. 辛苦配对

辛苦配对是指一种辛味或辛苦的药物与另一种苦味或苦辛的药物配对，具有辛开苦降、开通气机、调和肝脾、调理脾胃的作用。如黄连配干姜：干姜辛开理脾，黄连苦降和胃，二者合用，开达中焦，调理脾胃。

9. 辛酸配对

辛酸配对是指一种味辛药物与另一种味酸（或酸涩）药物的配对。辛能散，酸能敛，故辛酸配对，又与敛酸配对意义相近。一方面收敛正气，另一方面解散邪气，适用于正虚邪恋的复杂病情。如干姜与五味子配对：干姜能温散肺中寒邪，五味子能敛肺虚之气。

10. 酸甘配对

酸甘配对是指一种味酸药物与另一种味甘药物配对，通常称之为"酸甘化阴"，具有益阴敛阳、补虚生津的作用。如白芍与甘草配对：芍药柔甘敛阴；甘草甘缓调养，养阴补虚之力增强，并有缓急止痛的作用。乌梅、山楂与甘草配对，养阴生津、甘润滋养。

11. 气血配对

气血配对是指一种气分药与另一种血分药配对，主要适用于气血俱病的证候。如黄芪与当归配对：黄芪补气，当归补血，适用于气血俱虚的证候；若气滞血瘀，则用香附理气，当归尾活血，为妇科常用的理气活血对药。

12. 升降配对

升降配对是指用一种升浮药与另一种沉降药配对。中药讲升降浮沉，如苏叶与苏子：苏叶轻升，疏散解表；苏子沉降肺气，多用于老慢支（老年人慢性支气管炎）着凉后的咳喘病证。两药合用，具有通畅气机的作用。

13. 补泻配对

补泻配对是指一种扶助正气的药物与一种驱除邪气的药物配对，多用于虚实夹杂证。如甘草与大黄：甘草补气健脾，大黄泻下通腑，气虚便秘的患者常用。

14. 刚柔配对

刚柔配对是指一种秉性刚烈的药与另一种秉性柔润的药物配对，能起到刚柔相济，相互调节的作用。如砂仁与熟地黄：熟地黄补血滋肾，但因太滋腻，容易影响胃口，配砂仁芳香醒脾开胃，亦为临床上常用的对药。

15. 引经配对

引经配对是指一种引经药与另一种引经药的药物配对，由引经药引导不入某经的药物直达病所，发挥作用。如柴胡与黄芩：黄芩得柴胡引入少阳，以和解少阳。

李乾构 带徒小课 200 讲

第97讲
临床常用 22 对对药

我在临床上常用的对药有 22 对，现介绍如下。

1. 党参配白术

我治脾胃病时，开处方的第一行开头两味药是党参、白术，以健脾益胃。党参甘平，善补中气，又益肺气，性质平和，不燥不腻，故为脾肺气虚常用药。气能生血，气旺津生，故又有养血生津之功。凡脾胃气虚、体倦食少，或肺气不足、气短咳嗽，以及血虚津伤而有脾胃虚弱者用之最宜。白术味甘、微苦，甘可补中，苦可燥湿，为补脾燥湿之要药。白术具有补益脾气，燥湿利水，固表止汗的功效。凡脾虚不运，或痰湿内停，发为泄泻或肿满之症，白术皆为主药。又因白术能健脾补气，故可治腹胀满及胎动不安之症。党参与白术为四君子汤的君、臣药，凡脾虚不运，胃纳不香，气虚血亏，水湿不化者用之最宜。

2. 陈皮配半夏

我开方第二行的前两味药是陈皮、半夏。陈皮芳香，味苦、辛，性温，入脾、肺经。味辛能散结气，味苦能燥湿，性温能散寒，气行则脾胃自健，寒湿去则痰涎自消，故陈皮为理气健脾、燥湿化痰之要药，凡寒湿内阻、气机阻滞、消化不良、痰多咳嗽等症均可应用。半夏辛温而燥，入脾、胃二经，擅长和胃降逆、燥湿化痰，为治痰湿阻滞，胸闷呕恶要药。陈皮与半夏配伍，相使相助，半夏得陈皮之助，则气顺痰消，化痰湿之力增强；陈皮得半夏之辅，则痰除气自下，理气和胃之功更著。二者相使相助，共奏健脾和胃、燥湿化痰、降逆止呕之功。常用于脾胃虚弱，气逆痰湿所致的纳少、呕吐、恶心、痞满、咳嗽、痰多等症。

3. 枳实配厚朴

患者主诉有胃胀、胃堵、痞满症，我常用枳实配伍厚朴。枳实味苦、辛，性微寒，入脾、胃、大肠经，有破气消积、化痰除痞之功，主泻胃肠气结之无形气痞。厚朴味苦辛温，入脾、胃、肺、大肠经，有行气燥湿的功效。苦能下气泄实满，温能利气散温满，具有燥湿散满、行气导滞、消积平喘的功效，为泻中焦实满之要药。枳实味苦降泻，以破气消痞为主；厚朴苦温燥湿，以降逆除满为要。二药配伍，共奏理气消积、降逆化痞之功。

4. 芍药配甘草

对痛症，我习惯用芍药甘草汤缓急止痛。甘草味甘性平，入十二经，具有补脾润肺、缓急、调和诸药的作用；可治疗脾胃虚弱，中气不足证，能缓解拘挛而止痛。白芍味苦、酸，入肝、脾经，有补血敛阴、平肝柔肝的作用。白芍配甘草是古方芍药甘草汤，治疗胃肠疾病中肝脾失和之腹中挛急作痛及泻痢腹痛等症。我常用来治一切痛症。

5. 柴胡配白芍

百病皆生于气，我开处方第三行的前两味药是四逆散的君、臣药——柴胡与白芍。柴胡味苦性寒，入肝经，轻清升散，善疏散少阳半表之邪，又能疏肝解郁，开气分郁结；既能解表，又能和里，特别擅长升举阳气，调畅气机。白芍味苦、酸，性凉，酸能收敛，凉能泄热，具有补血敛阴、柔肝止痛的功效，为治疗各种痛症的良药。柴胡与白芍配伍，一散一收，一气一血，气血并治，疏散肝郁之中又能收敛肝气，升发阳气之中又能收敛阴血，用治情志失调的病证有妙效。

6. 羌活配独活

对四肢关节痛，我开方习惯用羌活配伍独活。羌活散寒解表，通痹止痛，气味雄烈，上升发表作用较强，长于散肌表游风及寒湿之邪，走肝、肾经，又可通利关节而止疼痛，故对外感风寒或风湿引起的头痛、背强、一身尽痛，或风寒湿痹、关节疼痛等症皆可应用。对上半身肌肉风湿痛，自觉畏冷挛缩者用之尤宜。独活辛温苦燥，辛温能散寒通痹，苦温可行散燥湿，更善驱在里在下之伏风且能止痛，为治风寒湿痹的常用药。二药配对，发散风寒之力加强，上下痹痛均治，共奏散风寒、除湿邪、通痹止痛之功。

7. 茵陈配虎杖

对肝胆湿热证，我开方习惯用茵陈配伍虎杖。茵陈味苦，性微寒，入脾、胃、肝、胆经。茵陈苦能燥湿，寒能清热，善渗湿而利小便，可清热化湿、退黄利胆。虎杖味苦性寒，入肝、胆经。虎杖能燥湿清热，退黄利胆。我常把二者合用，治疗口黏口苦、心烦易怒、纳差不食、胃脘堵闷、舌苔黄厚腻等症。

8. 茯神配酸枣仁

我治失眠，常用茯神配酸枣仁。茯神为茯苓菌的菌核抱松树根而生长的部分，性味功效同茯苓，但主入心经，擅长宁心安神，多用治疗心神不宁、心悸健忘等症。酸枣仁味甘、酸，性平，入心、脾、肝经，具有养心安神、敛汗生津的功效。酸枣仁有内补外敛的特点，既能内补营血而安神志，又能外敛营阴以止虚汗，故凡心肝血虚，心神失养，虚火妄动，营阴外泄所致的虚烦不眠、惊悸不安、神怯多梦、心慌汗出、健忘烦渴等症，均为必用之品。茯神配酸枣仁，二味都入心经，都有宁心安神功效，可增强治疗失眠的疗效。老年人失眠又兼有大便干结，我习惯用果仁药润肠通便，常用酸枣仁配柏子仁。

9. 远志配菖蒲

失眠兼见头胀、喉中痰阻，我认为是痰湿阻窍，习惯用远志配菖蒲。远志味苦、辛，性温，入肺、心经。本品既能宁心安神，治失眠、惊悸；又可豁痰开窍，治痰蒙昏迷。菖蒲味辛性温，入心、胃经，其气味芳香，辛温走散，为宣气通窍之品。菖蒲既能芳香化湿，醒脾健胃；又治湿困纳呆，开窍宁神，治痰湿蒙窍健忘症。二药合用，疏通心窍，交通心肾，健脾益肾，健脑聪智；治痰湿作祟所致的胸脘痞闷、头胀头痛、失眠健忘有奇效。

10. 党参配丹参

对气虚血瘀证，我习惯用党参配丹参。党参具有补气健脾的作用，性质平和，补而不燥不腻。补气能生血，气旺津生，又有养血生津的功效，故适用于血虚津亏之证。丹参具有活血通经、凉血消肿、清心除烦的功能，《妇人明理论》云："一味丹参，功同四物。"党参配丹参合用，补气养血效果增强而不会导致气机郁滞，瘀血内停。此外，丹参活血具有增加胃黏膜血流量，改善胃黏膜血液循环和营养供给，可促进胃黏膜恢复，起到消炎生肌的作用。

11. 柴胡配郁金

对情志失调所致的胃痛、胁痛，我常用柴胡配郁金。柴胡味苦性平，入肝、胆经，可升可散，既善疏散少阳半表半里之邪，又能升举清阳之气，还可疏散肝气而解郁结，为疏肝理气之要药。郁金味苦、辛，性微寒，入心、肺、肝经，体轻气窜，其气先上行而后下达，既入气分行气解郁，又能达血分凉血活血，为疏肝活血之要药。两药配伍，一气一血，气血并治，可增强疏肝理气、活血止痛之功。

12. 防风配荆芥

我治感冒不管是风寒、风热还是体虚，都用防风、荆芥。防风性浮升散，善行全身，以祛风邪，为治风通用之品，不论风寒、风热皆可用。防风还有祛风止痒之功，祛风止痉之效，亦可用于皮肤瘙痒症。荆芥具有疏风解表之功，其芳香气清，质又轻扬，性虽微温，但温而不燥，性质平和，以辛散风邪为主，既能散风寒，又可散风热。防风、荆芥均属辛温解表药，具有发散风寒的功效。防风配荆芥，相须为用，凡遇风邪为患病证皆可用。

13. 金银花配连翘

我治风热感冒，习惯用金银花配连翘。金银花甘寒轻扬，气味芳香，甘寒解毒，既可清气分邪热，又可解血中热毒，既能疏解表邪，又能透热外出，为温热病初起及热毒疮痈之要药。连翘味苦，性微寒，轻清而浮，亦为清热解毒要药。连翘入心经，善清心火而祛上焦诸热；连翘苦寒，能散结消肿，清热解毒，可治各种痈疽疮疡。金银花、连翘二药相须配伍，清热解毒之力倍增，既能透热解表，又能清解里热，还能疏通气血，宣导十二经脉气滞血瘀，以消肿散结止痛。金银花与连翘配伍出自《温病条辨》银翘散，以治温病初起诸症。药理研究表明，金银花、连翘相配，有抗菌、抗病毒作用。

14. 桑叶配菊花

桑叶轻清发散，甘寒清润，既能疏散肺卫风热，宣散燥气，又能清泻肝胆气分之火，以利头目，不论外感风热或肝热或胆热所致者，皆可应用。菊花味甘性凉，质轻上扬，凉可泄热，善解头目风热，又能平肝息风，对外感风热、头痛目赤，或肝阳上亢、肝风内动引起的头痛目眩皆为常用之品。桑叶、菊花均为疏散风热要药，二药相须为用，增强疏散风热的功效。从疏散风热来讲，桑叶长于散风，菊花长于清热；从归经来讲，桑叶、菊花均入肝、肺经，桑叶偏于肺经，菊花偏于肝经。二药相须为用，外可疏散在表之风热，内可清肝平肝。

15. 石膏配知母

对牙痛有胃火者，我开方常用石膏配知母。石膏甘寒生津，味辛能散，寒能清热。外能清肌肤之热，内能清肺胃之火，为清解肺胃气分实热之要药。知母苦寒，质柔性润，上行能清肺胃之热，下行能滋补肾阴而泻相火。石膏配知母，相须为用，清解阳明胃热之力大大增强，且滋胃润燥而不伤阴。石膏配知母，出自《伤寒论》白虎汤，具有清热生津的功效，主治阳明气分热盛。药理研究表明，石膏与知母均有明显的退热作用。石膏配知母，既可清热，又能滋阴，对肺热、胃热证有良效。如《景岳全书》玉女煎方中含有石膏配知母，具有清热滋阴的功效，可用治消渴病阴虚胃热证。

16. 黄连配黄芩

对实火热盛证，我开方习惯用黄连配黄芩。黄连大苦大寒，能清热泻火、燥湿解毒，为泻实火、解热毒之要药。黄连入心、胃、大肠经，尤长于泄心胃实热，止湿热痢疾。本品常用于温热病邪热炽盛的壮热烦渴、神昏、烦躁不宁，对湿热痢疾、实热疮疡、湿毒瘙痒、火毒目赤等症功效显著。黄芩味苦性寒，苦能燥湿，寒能清热，为清热燥湿要药，能清肺、大肠、小肠、脾、胆经湿热，尤其擅长泻肺火、行肌表、清大肠之热。本品常用于热病烦热不退，肺热咳嗽，湿热泻痢，黄疸目赤，胎热不安等症。黄芩、黄连二药皆为苦寒之品，黄芩擅长清泻肺火，黄连长于泻心火。两药合用，以清泄上、中二焦邪热，清热燥湿、泻火解毒功效增强，清热安胎之效增加。但药量要轻，中病即止，不可久用，以免苦寒伤胃。

黄连与黄芩合用，出自《外台秘要》的黄连解毒汤，治一切实热火毒，三焦热盛之证。施今墨老先生的经验是将黄连、黄芩用酒炒后入药，以助药力走上，清热解毒之力倍增，用治上焦实火诸证，收效更加显著。

17. 知母配黄柏

治下焦虚热，我常用知母配黄柏。知母苦寒善泻火邪，质润能滋阴润燥，为苦润清热滋阴药。上行润肺泻火，下行滋肾阴、泻虚火，中行能清胃热，凡是燥热伤阴之证皆可应用。黄柏苦寒降泄，清热燥湿，且能泻肾火，以清下焦湿热为专长，为治湿热黄疸、湿热下痢、湿热带下、湿热疮毒要药。知母配黄柏，出自李东垣《兰室秘藏》滋肾丸，治下焦湿热，小便癃闭、点滴不通诸症，是临床上常用清热药的药对。

18. 瓦楞子配牡蛎

患者诉反酸、吞酸时，我开方习惯用瓦楞子配牡蛎。瓦楞子消痰软坚，化瘀散结，制酸止痛。其味咸，性平入血分而软坚，故能化硬痰，消瘀血，散结止痛。瓦楞子入脾、胃经，有健脾胃、化痰湿之功，故能治瘀血、湿痰停聚所致的肿块及胃痛吐酸等症。牡蛎益阴潜阳软坚，性寒质重，具有清热益阴、潜阳镇惊之功。牡蛎味咸、涩，又有软坚散结、收敛固涩之效。瓦楞子与牡蛎二药配伍，消痰软坚、化瘀散结、制酸止痛的功效倍增。瓦楞子是海里软体动物毛蚶的贝壳，牡蛎是海里软体动物牡蛎的贝壳，二者坚硬如石，水煎很难煎出药味来，故要用煅瓦楞子和煅牡蛎。若没有煅瓦楞，我就用海螵蛸代替。

19. 黄芪配浮小麦

对出汗多的患者我开方习惯用黄芪配浮小麦。黄芪甘温，既有补气升阳、利水消肿之功，又有固表实卫止汗之效。浮小麦甘凉入心经，甘能益气，凉可除热，益气除热止汗是其所长。浮小麦入心经，盖汗为心之液，养心退热，津液不为火扰，则自汗、盗汗可止。二药合用，收敛止汗之力增强，兼有益气除热养心之功，治疗体虚多汗、自汗和阴虚盗汗有较好的疗效。

20. 赤石脂配禹余粮

对顽固性腹泻，我开方习惯用涩肠止泻药赤石脂配禹余粮。赤石脂味甘、酸、涩，性温，入脾、胃、大肠经，具有涩肠止泻、收敛止血、敛疮生肌的功效。赤石脂内服能吸附消化道内的毒素、细菌及其代谢产物，减少对肠道黏膜的刺激，起到止泻作用，并对胃肠道黏膜有保护作用。禹余粮为矿石（褐铁矿），味甘、涩，性微寒，入胃、大肠经，具有涩肠止泻、收敛止血止带的功效。赤石脂和禹余粮两味中药都是矿物药，质重而性涩，功效相类，擅长涩肠止泻止血。赤石脂偏入血分，禹余粮偏入气分，二药配对，相须为用，增强了涩肠止泻止血的疗效，气血兼顾，力量倍增。

21. 海螵蛸配浙贝母

我治溃疡（口腔溃疡、胃溃疡、十二指肠溃疡、结肠溃疡）开方习惯用乌贝散为基础方（即海螵蛸配浙贝母）。海螵蛸配浙贝母出自《金匮要略》。海螵蛸是海里软体动物乌贼的骨状内壳。其性味咸、涩，性微温，入肝、肾经，具有收敛制酸、止血止带的功效，主治胃痛吐酸、吐血便血、崩漏带下及外伤出血等症。海螵蛸主要化学成分是碳酸钙，有收敛制酸作用。浙贝母味苦性寒，入肺、心经，其性寒质润，既可清热化痰，又可润燥止咳，为治热痰咳嗽及阴虚咳嗽之良药。药理研究表明，浙贝母除镇咳祛痰作用外，尚有增加冠脉血流量的作用，并能抑制大肠杆菌、金黄色葡萄球菌、星形奴卡菌等细菌的生长繁殖，具有抗菌作用。海螵蛸与浙贝母配伍，既能活血化瘀，改善溃疡周边血液循环和营养供给，又能抑制细菌的生长繁殖，具有抗菌作用。海螵蛸所含的碳酸钙还能中和胃酸，缓解疼痛，促进溃疡愈合。

22. 火麻仁配芒硝

治老年人功能性便秘，我开方习惯用火麻仁配伍芒硝。芒硝为硫酸盐类矿物芒硝族的芒硝经加工精制而成的结晶体，芒硝经风化失去结晶水而成的白色粉末称玄明粉（元明粉）。其味咸、苦，性寒，入胃、大肠经，具有泻胃肠热、润燥软坚的功效。芒硝口服后，不易被肠黏膜吸收，在肠腔内形成高渗状态，吸收肠壁内水分，从而起到容积性泻药作用，并有抗炎、利尿作用。火麻仁味甘性平，入脾、胃、大肠经，具有润肠通便的功效。火麻仁的主要化学成分是脂肪油和植酸钙镁及赖氨酸、苏氨酸等18种氨基酸。动物实验表明，火麻仁能软化粪便，促进大肠和小肠的运动而加快粪便排出。火麻仁滑利下行，甘平补益而滋润肠燥。芒硝体润滑降，滑肠通便。火麻仁配芒硝，二药相须为用，增强了润肠通便作用，又有补虚作用，通便而不伤正气。

第 98 讲

四君子汤的临床应用体会

我在消化科看病，开方多以四君子汤为基础方。今天讲讲四君子汤的应用。

1. 四君子汤的功能主治

四君子汤来源于《太平惠民和剂局方》，由人参、白术、茯苓、甘草四味组成，具有益气健脾的功能，为补气的基础方，主治脾胃气虚证，适用于食少便溏、四肢无力、面色萎黄、舌质淡红、脉象细弱等症。方中以人参为君，甘温大补元气，健脾养胃；以白术为臣，苦温健脾燥湿；以茯苓为佐，甘淡健脾渗湿。白术、茯苓合用，增强健脾除湿的功能，促进脾的运化作用；以甘草为使，甘温调中，调和诸药。四药配合，共奏健脾益气之功。本方能使脾胃之气健旺，脾的运化功能恢复正常，则可资生气血，故四君子汤为补气的基本方。后世以补气健脾为主的方剂多从本方发展而来。

2. 药物组成的变通应用

（1）四君子汤中的人参价格较贵且多为自费，常改用作用相同的党参。若患者是儿童，改用太子参；患者口干舌燥有伤阴，改用北沙参；患者大便干燥，大肠津液亏虚，改用玄参。

（2）四君子汤中的臣药白术视病情而选择不同的炮制方法。大便干者，用生白术 30g；大便软者，用炒白术 10g；大便溏者，用焦白术 15g；大便稀溏而排便次数多者，改用苍术；若为萎缩性胃炎，则改为莪术 10～15g。

（3）四君子汤中的佐药茯苓的用量为 10～15g。若病有水肿，改用茯苓皮；兼有失眠，改用茯神；若有口舌生疮或胃肠湿热者，改用土茯苓。古代将茯苓分为赤茯苓与白茯苓。传统习惯认为，白茯苓偏于健脾，赤茯苓偏于利湿，睡眠欠佳改用茯神以安神。

（4）四君子汤中的使药是甘草为调和药，一般用生甘草，用量为 5g 左右。伴恶心呕吐者，宜减量用 3g；大便干者和脾虚者可用蜜炙甘草；若胃肠湿热，舌苔黄腻者用六一散。大量甘草久服可引起浮肿，使用时应当注意。同时，甘草反大戟、芫花、海藻，一般不同用，以免引起不必要的纠纷。

3. 四君子汤加减

食欲不振，脾胃气虚证，加木香、砂仁、鸡内金、炒三仙；胃痛怕冷，脾胃虚寒证，加桂枝、炒白芍、干姜、炮附子；胃部重坠，中气下陷证，加黄芪、升麻、柴胡、枳壳；头晕眼花，气血两虚证，加当归、川芎、白芍、熟地黄；失眠多梦，心脾两虚证，加当归、枣仁、夜交藤、五味子；两胁胀痛，肝脾失调证，加柴胡、白芍、郁金、枳壳。

第99讲

介绍《中成药临床应用指导原则》

针对目前临床上中成药使用不够规范的现状，国家中医药管理局近日发布《中成药临床应用指导原则》，强调必须辨证选药或辨病辨证结合选药。这将指导临床医师规范使用中成药，以提高中成药临床疗效、减少中药不良反应发生、降低患者医疗费用、保障患者用药安全。

《中成药临床应用指导原则》（以下简称《指导原则》）由中成药概述，中成药临床应用基本原则，各类中成药的特点、适应证及注意事项，中成药临床应用的管理四部分组成。《指导原则》介绍了中成药的定义、常用剂型分类、功效分类、安全性及不良反应预防方法，指出中成药的临床应用基本原则、联合用药原则，以及孕妇和儿童用药原则，对解表剂、泻下剂、和解剂等20种按功效分类的中成药如何临床辨证使用进行了详细介绍；并提出应重视对含毒性中药材的中成药临床应用管理，加强中成药不良反应的监测，建立中成药应用点评制度。

中成药临床应用须辨证用药是《指导原则》所强调的，要依据中医理论辨认，分析疾病的证候，针对证候确定具体治法，依据治法选定适宜的中成药；要辨病辨证结合用药，可将西医辨病与中医辨证相结合，选用相应的中成药，但不能仅根据西医诊断选用中成药。

针对中药注射剂问题，《指导原则》指出要合理选择给药途径。能口服给药的，不采用注射给药；能肌内注射给药的，不选用静脉注射或滴注给药。要严格规范中药注射剂的使用，用药前询问过敏史，辨证施药，不要超剂量使用，不要过快滴注和长期连续用药，严禁混合配伍，谨慎联合用药，并加强用药监护。

对多种中成药的联合应用，《指导原则》明确指出，应遵循药效互补原则及增效减毒原则，应避免副作用相似的中西药联合使用，也应避免有不良相互作用的中西药联合使用。孕妇用药应选择对胎儿无损害的中成药，儿童宜优先选用儿童专用中成药。《指导原则》由国家中医药管理局会同原卫生部组织专家制定，将作为临床应用中成药的基本原则。在医疗工作中，临床医师应遵循中医基础理论，根据患者实际情况，选用适宜的药物，辨证辨病施治。

《指导原则》的发布意义重大，不仅利于充分发挥中医药在深化医疗改革中的作用，更有助于避免造成中成药的浪费，减轻群众的医疗负担。中成药是中医临床经验的结晶，其疗效显著、费用低廉、使用方便，深受广大患者欢迎。然而一些使用中成药不讲中医辨证或使用不当的情况时有发生，给患者乃至中医药事业带来负面影响，《指导原则》的适时出台，为临床医生提供了正确合理使用中成药的指南，既可获得满意疗效，又能确保患者合法权益。

第99讲　介绍《中成药临床应用指导原则》

第100讲
说说膏方的起源与发展

上周王笑民副院长在十楼会议室召开了科主任会议，布置开展膏方治病相关事宜。今天开始给大家讲讲膏方，先讲膏方的起源与发展。

1. 膏方的起源

先秦古籍《山海经》中记载了一种羊脂类药物，用于涂搽皮肤，防治皲裂，这应该说是早期膏方的雏形。长沙马王堆汉墓出土的记有药方的医书共有4部，分别为成书于春秋战国之际的《五十二病方》《养生方》《杂疗方》和《胎产书》。其中，帛书《五十二病方》记载的用以涂敷或布包摩疕的"肪膏""猪膏"等，实为古代外用软膏。《灵枢·痈疽》载："痈……其化为脓者，泻则合豕膏，冷食，三日而已。"秦伯未认为此豕膏为豕油、白蜜煎炼而成。《神农本草经》是我国现存最早的本草专著，书中有"煎膏"的记载，首次论述阿胶（驴皮胶）、白胶（鹿角胶）这两种胶的制作方法，为现代的膏方制作奠定了基础。

2. 膏方的发展

唐初孙思邈的《备急千金要方》卷一"合和第七"是专论有关药物制剂的，在论述膏方的制备方法时，基本是照抄《本草经集注》。王焘的《外台秘要》卷三十一载"古今诸家煎方六首"，即《广济》之阿魏药煎、鹿角胶煎、蒜煎、地黄煎，《小品》之单地黄煎，《近效》之地黄煎，这些煎方与现代内服膏方几乎一样，均是滋补强壮以祛除虚损劳伤的膏方。到了宋代，膏方用途日趋广泛，从制法来看，越来越多的膏方采用水煎取浓汁后加蜜等收膏的方法。膏方发展至明清时期，已进入成熟阶段，主要体现在四个方面：一是膏方的名称多采用"某某膏"的方式命名；二是制作方法已基本固定，即用水多次煎煮浓缩药液，最后加蜂蜜等收膏；三是膏方数量大增，广为各类医书记载；四是临床应用日益广泛。明代方贤著的《奇效良方》，汇集宋明医学之精华，收集膏方甚多，如补精膏、黄精膏等；孙一奎的《赤水玄珠》所载膏方组成复杂，其中补真膏由黄精等29味药组成，主治虚损。此方药味众多，配伍全面，首开现代临床膏滋药熔多种功效药物于一炉，以解决复杂病证之端。清代膏方的运用，已从宫廷、官府传至民间，广泛应用。根据辨证处方的内服膏方，到了清代才完善起来。

中华人民共和国成立后，服用膏方的人越来越多。原本只在江浙沪一带盛行的膏方，逐渐在北京、两广、湖北等地也开始受到人们的青睐。北京地区各家中医院也开展了用膏方防病治病。1962年，中国中医研究院（现中国中医科学院）中药研究所与沈阳药学院合编的《全国中药成药膏方集》载膏方58首；1989年，由中国药材公司与国家中医药管理局中成药情报中心合编的《全国中成药产品集》所收膏方为152首。目前已有膏方专著，如汪文娟、庄燕鸿、陈保华的《中医膏方指南》，马贵同的《中医膏方治病百问》，沈庆法、沈峥嵘的《中医膏方》，颜新、胡冬裴的《中国膏方学》，颜乾鳞、邢斌的《实用膏方》及《颜德馨膏方真迹》等。

第101讲
膏方的作用机理

膏方为什么能治病？今天讲膏方的作用机理。

膏方是中药复方制剂，一般一个处方 30～40 味中药，其有效成分十分复杂，膏方作用是多靶点的。研究表明，膏方在平衡人体阴阳、强壮人体体质、调节机体激素水平、调节免疫和清除机体有害物质等方面起着重要作用。

1. 调节激素水平

激素水平的异常会导致多种疾病。现代研究表明，膏方能够调节机体激素水平，预防和治疗某些激素紊乱引起的疾病。例如绝经后骨质疏松症是绝经后女性常见的疾病，是由于绝经后妇女卵巢功能低下，雌激素明显减少，破骨细胞活性超过了成骨细胞，导致净骨量减少、骨强度降低、骨脆性增加的代谢性骨疾病。如实验发现，发病过程中的雌激素水平降低，而用雌激素治疗本病有效，但存在潜在的致癌性。服用膏方强骨膏却能够改善患者的症状，研究人员通过对服用强骨膏前后患者的骨密度及雌二醇水平的检测，发现治疗组治疗后的雌二醇水平显著增加，骨密度值也显著提高，说明强骨膏能调节机体的雌二醇水平，从而改善症状。

2. 清除自由基

自由基是机体氧化过程中产生的一种离子，易和其他物质发生反应，从而破坏正常细胞结构。自由基时刻产生，而机体随时将自由基清除，两者达到一个动态平衡。有学者在研究延缓衰老作用时，发现琼玉膏可提高实验小鼠下丘脑超氧化物歧化酶和谷胱甘肽过氧化物酶的活性、降低过氧化脂质含量，有效地防止自由基攻击，从而延缓衰老，改善衰老症状。

3. 抑制细胞增殖，促进细胞凋亡

细胞凋亡是指体内外因素触发细胞内预存的死亡因素而导致的细胞死亡的过程，是一种程序化的死亡方式。有学者研究琼玉膏治肺癌的疗效时，发现其能增强化疗作用，抑制癌细胞分裂及诱发癌细胞凋亡。

4. 调节机体免疫

有学者在研究中风膏对血液流变学与免疫功能的影响时，发现其对机体免疫功能具有双向调节作用。一方面可促使小鼠胸腺及脾脏萎缩，抑制细胞免疫反应，同时可以抑制二硝基氯苯所激发的迟发变态反应；另一方面，能促进免疫球蛋白的合成，提高血清抗体生成，提高嗜中性粒细胞百分比，反映机体非特异性免疫功能的增加。这表明膏方对机体免疫的调节是双向的，主要是调节作用，而不单只是增强机体的免疫。

第102讲
膏方处方的中药选择

2002年，卫生部51号文件的内容是规范保健食品的管理。其规范了可用于食品的中药和可用于保健食品的中药及禁用于保健食品和食品的中药。凡既是中药又是食品的，可应用于膏方；凡可用于食品的中药和可用于保健食品的中药，均可入膏方；凡是禁用于保健食品和禁用于食品的中药，亦禁用于膏方。现将三类中药介绍如下。

1. 用于食品的中药

丁香、八角茴香、刀豆、小茴香、小蓟、山药、山楂、马齿苋、乌梢蛇、乌梅、木瓜、火麻仁、玳玳花、玉竹、甘草、白芷、白果、白扁豆、白扁豆花、龙眼肉（桂圆）、决明子、百合、肉豆蔻、肉桂、余甘子、佛手、杏仁（甜、苦）、沙棘、牡蛎、芡实、花椒、赤小豆、阿胶、鸡内金、麦芽、昆布、大枣、罗汉果、郁李仁、金银花、青果、鱼腥草、生姜、枳子、枸杞子、栀子、砂仁、胖大海、茯苓、香橼、香薷、桃仁、桑叶、桑椹、橘红、桔梗、益智仁、荷叶、莱菔子、莲子、高良姜、淡竹叶、淡豆豉、菊花、黄精、紫苏叶、紫苏子、葛根、黑芝麻、黑胡椒、槐米、槐花、蒲公英、蜂蜜、榧子、酸枣仁、鲜茅根、鲜芦根、橘皮、薄荷、薏苡仁、薤白、覆盆子、藿香。

2. 可用于保健食品的中药

人参、人参叶、人参果、三七、土茯苓、大蓟、女贞子、山茱萸、川牛膝、川贝母、川芎、马鹿胎、马鹿茸、马鹿骨、丹参、五加皮、五味子、升麻、天冬、天麻、太子参、巴戟天、木香、木贼、牛蒡子、车前子、车前草、北沙参、平贝母、玄参、生地黄、生首乌、白及、白术、白芍、白豆蔻、石决明、石斛、地骨皮、当归、竹茹、红花、红景天、西洋参、吴茱萸、怀牛膝、杜仲、杜仲叶、沙苑子、牡丹皮、芦荟、苍术、补骨脂、诃子、赤芍、远志、麦冬、龟甲、佩兰、侧柏叶、大黄、制何首乌、刺五加、刺玫果、泽兰、泽泻、玫瑰花、玫瑰茄、知母、罗布麻、苦丁茶、金荞麦、金樱子、青皮、厚朴、厚朴花、姜黄、枳壳、枳实、柏子仁、珍珠、绞股蓝、胡芦巴、茜草、荜茇、韭菜子、首乌藤、香附、骨碎补、党参、桑白皮、桑枝、浙贝母、益母草、积雪草、淫羊藿、菟丝子、野菊花、银杏叶、黄芪、番泻叶、蛤蚧、槐实、蒲黄、蒺藜、蜂胶、墨旱莲、熟地黄、鳖甲。

3. 禁用于保健食品和食品的中药

八角莲、千金子、土青木香、山莨菪、川乌、草乌、广防己、马钱子、天仙子、巴豆、水银、长春花、大戟、甘遂、生天南星、生半夏、生白附子、狼毒、白降丹、关木通、朱砂、米壳（罂粟壳）、红升丹、红豆杉、红茴香、红粉、昆明山海棠、河豚、闹羊花、洋地黄、牵牛子、砒石（白砒、红砒、砒霜）、雪上一枝蒿、黄花夹竹桃、斑蝥、硫黄、雄黄、雷公藤、藜芦、蟾酥。

第 103 讲
膏方的功效

膏方具有调整阴阳平衡、调理脏腑功能、调顺气血运行、调和七情的功效。

1. 调整阴阳平衡

中医理论认为，"阴平阳秘，精神乃治"。阴阳贵乎平衡，人体阴阳平衡则健康无恙，延年益寿；若人体阴阳失去平衡，则出现疾病。用膏方来调整阴阳的动态平衡，防治疾病，延年益寿。阴阳失去相对平衡，出现阴阳偏盛或偏衰的状态，治疗要有针对性地调整。如虚证包括气虚、血虚、阴虚、阳虚，治疗上相应采用虚则补之的原则，具体有补气、补血、补阴、补阳的治法；对实证，相应采用"实则泻之"的祛邪原则，具体有寒者热之、热者寒之、活血化瘀、化痰利湿等方法。

2. 调理脏腑功能

五脏六腑和奇恒之腑是组成人体的重要器官，各自有自己的功能，从而维持人体内在之稳定与动态平衡。若受到六淫、七情、饮食劳倦损伤等，则会出现脏腑功能失调，可用膏方来滋补调理，以调整脏腑功能，保证机体新陈代谢的正常进行。

3. 调和七情

七情贵在调和，若情志异常则伤及五脏，这时可通过膏方来调和脏腑功能。平时要注意舒畅情志，只有保持人体的心理平衡，才能达到身体健康、延缓衰老的目的。

4. 调顺气血运行

气血是人体生命活动最基本的物质，气血流畅是保证脏腑正常生理功能的基本条件。若气血循行受阻，则会导致脏腑功能紊乱而致病。这时可用膏方疏通气血运行，以恢复脏腑的生理功能，保障身体安康。

膏方并非纯补之剂，应包含救偏却病之义。故膏方选药，除需视患者的体质，施以平补、温补、清补、涩补之外，还必须根据疾病的性质，配以调理气血的药物，以求"血脉流通，病不得生"之效。

第104讲
膏方开方的三个步骤

今天给大家讲开膏方的三个步骤：确立主方、兼顾全身、选用辅料。

第一个步骤，确立主方：膏方是补虚与疗疾兼顾的制剂，在开膏方时，先要明确患者主病、主证，才能确立治法，选用主方。如病在脾胃，属脾胃气虚者，以四君子汤或六君子汤为主方；血虚证，以四物汤为主方；阴虚证，以六味地黄丸为主方；阳虚证，以桂附地黄丸为主方，再根据兼病与兼证（症）进行加减。

第二个步骤，兼顾全身：全面兼顾，平调阴阳是膏方最大的特点。在开膏方时，必须细察患者全身各系统功能状况，要有整体观念。如对经常感冒的患者，要加玉屏风散；有慢性咽喉炎者，加桔梗、甘草、金果榄清热利咽；若有慢性气管炎咳嗽痰多者，加二陈汤或三子养亲汤；兼有自汗、盗汗者，加桑叶、糯稻根、浮小麦、生黄芪、五味子以止汗；有高血压者，加天麻、钩藤、牛膝、杭菊、罗布麻以止眩降压；血糖偏高者，加山药、生地黄、玉竹、地锦草、鬼箭羽；血脂偏高者，加红曲、绞股蓝、薤白、泽泻、荷叶、生山楂。

第三个步骤，选用辅料：辅料是膏方制备时所必需的，医生在选取辅料时还要考虑到它的药效。如阿胶兼可养血；鹿角胶兼可助阳；蜂蜜兼可滋养润肠通便；冰糖可去除膏之苦味，尚可润肺利咽等。必须根据患者具体情况选用辅料，如有糖尿病的患者就要少用白糖、冰糖而用木糖醇代替，泄泻患者不宜多用蜂蜜。

医生开膏方时，还应考虑方土、生活、环境、职业、体质、禀赋等情况；临证时，还必须注意结合个体的特殊情况一起考虑，这样才符合中医辨证论治的精神。

第 105 讲
膏方的制法

膏方的制作过程为投料—浸泡—煎煮—静置—过滤—浓缩化胶（添加辅料）—过滤（120 目筛）—收膏浓缩—加细料、贵重药（和匀兑入）—成膏—分装—粘签—冷却—加盖子（灭菌）—包装等。

1. 浸泡

将膏方药材放入清洁锅内，自来水加至盖过药材约 15cm，浸泡 1 ～ 2 小时。其间不断翻动，使药材完全浸透，其他精细药粉和胶类、糖另放。

2. 煎煮

一般煎煮 3 次，每次煎煮时间为开锅后再煎 1 小时左右，将 3 次药液合并，静置 0.5 ～ 1 小时，用纱布滤取上清液。

3. 浓缩

将上清液加热浓缩，西洋参、红参、生晒参、蛤蚧等贵重药材另煎，然后合并煎液一起浓缩，不停地搅拌，直至溶解。

4. 收膏

等浓缩到一定程度的时候（冬天挂丝、夏天挂旗），趁热加入辅料如阿胶、龟甲胶、鹿角胶、冰糖、白糖、木糖醇、蜂蜜等，不停地搅拌均匀，直至溶解。

5. 装瓶

冷却后，将煎膏剂装入洁净、干燥、灭菌的玻璃瓶，并加盖密封，放在干燥通风处保存。服用时，用干净勺取 20mL 膏滋，用开水冲匀后服，宜早晚空腹各服 1 次或遵医嘱服用。

第106讲
开膏方的常用方剂

每年入冬时节，我会给有慢性病的老病号开膏方调理。我在以前已讲过膏方的起源与发展、膏方的作用机理、膏方处方的中药选择、膏方的功效、开膏的三个步骤、膏方的制法等，今天再讲讲开膏方的常用方剂。

吃膏方者，多数是病后调理或调治亚健康状态。中医学认为，此时重点是调补气血、调和阴阳。如补气的基础方剂为四君子汤，补血的基础方剂为四物汤，补阳的基础方剂为桂附八味丸，补阴的基础方剂为大补阴丸。开膏方要在这4个方剂的基础上，再根据每个患者的具体病、证、症加药。下面我举治功能性便秘的膏方为例。

郑某，男，70岁，2010年11月15日就诊。

主诉：大便干结，排出困难已2年。

现症：大便干结难行，如羊屎状，4～5日一行；伴腹胀，口干舌燥，体乏无力，胃纳不香，夜寐不安。舌质红，舌体胖，边有齿痕，少苔，脉沉细。

辨证：气阴两虚，传导失职。

治法：益气养阴，润肠通便。

膏方：生黄芪30g，洋参粉5g，生白术30g，茯苓15g，玄参30g，麦冬15g，生地黄15g，熟地黄15g，甘草10g，当归15g，杏仁9g，瓜蒌仁30g，枳实15g，火麻仁30g，肉苁蓉20g，核桃粉20g，黄精15g，黑芝麻粉15g，郁李仁30g，龟甲胶10g，阿胶10g。

上方15剂，水煎3次，药液混合，文火浓缩收膏时加入洋参粉、核桃粉、黑芝麻粉、龟甲胶、阿胶和蜂蜜500g收膏。每日早晚用开水调服20mL。

按语：患者古稀之年，气阴亏虚，气虚则大肠传导无力，阴亏则肠道失润，导致大便干结。病机为气阴两虚，大肠传导失职。治宜益气养阴，润肠通便。全方取四君子汤、增液汤、五仁丸为主方，配合行气通便的枳实和药食同用的西洋参、核桃、黑芝麻、龟甲胶、阿胶、蜂蜜。气行则大便传导有所司，大肠传导功能恢复正常，则排便通畅。年老体弱以膏方调治为宜，全方可谓补益患者一身之气血阴阳、用药有的放矢，是治疗老年人功能性便秘的有效膏方。

第107讲
健脾消胀颗粒的临床研究

功能性消化不良（FD）是一种常见病，临床多见脾虚气滞证。我用治 FD 的经验方健脾消胀汤制成院内制剂健脾消胀颗粒，治疗 FD 脾虚气滞证，获得较满意的疗效。这项研究是我的研究生周斌做的课题，2000～2005 年采用双盲、双模拟、随机的研究方法完成的。

临床资料：选择 5 家医院门诊及住院患者符合 FD 罗马 II 诊断标准及痞满脾虚气滞证标准者 120 名作为研究对象，以病情随机分为 FD 治疗组和对照组，进行双盲双模拟对照实验。其中治疗组 60 例，男 26 例，女 34 例；平均年龄 47.45±14.01 岁；病程 1～7 年。对照组 60 例，男 22 例，女 38 例；平均年龄 52.20±13.72 岁；病程 1～8 年。两组性别、年龄、病程对比，无显著性差异（$P > 0.05$），具有可比性。

西医诊断标准：参考 FD 罗马 II 诊断标准。

痞满的中医诊断标准：参照中华中医药学会脾胃病分会制定的标准。

痞满纳入病例标准：选择 18～75 岁的门诊或住院患者，符合 1999 年公布的罗马 II 诊断标准，试验前 4 周之内经胃镜检查除外了胃肠肿瘤、消化性溃疡，经 B 超、血生化检查排除了胆囊炎、胆结石、胰腺疾病、甲亢等。服药前 1 周停用影响本实验的抗胆碱药物、解痉药、H_2 受体拮抗剂及促动力药。

痞满病例除外标准：辨证不明确或有过多兼夹证或合并证。年龄在 18 岁以下或 75 岁以上，妊娠或哺乳期妇女，对本药过敏者。有明显的心肺肝肾功能的异常；有结缔组织病、精神病史；有腹部手术史。不符合纳入标准，未按规定用药，无法判断疗效或资料不全等影响疗效或安全性判断者。

观察指标：①安全性观察，一般体格检查项目，血尿便常规化验，肝肾功能检查。②疗效观察，功能性消化不良观察胃部饱胀、胀满或胀痛不适等主症情况。饮食、大便情况及其他伴随症状，舌象、脉象。钡条胃排空、胃镜、钡餐等。

治疗方法：FD 治疗组，每次服健脾消胀颗粒 1 袋（10g），每日 3 次；FD 对照组，每次服莫沙必利药片 5mg，每日 3 次；4 周为 1 个疗程。

疗效判定标准：参照《中药新药临床研究指导原则》标准。

胃排空检查指标评定：采用钡条胃排空法，测餐后 5 小时胃排空率，50% 以上为正常，50% 以下为延缓。

统计学方法：等级资料用 Ridit 检验，计数资料用 χ^2 检验（卡方检验），计量资料用 T 检验。

临床观察结果：

（1）两组治疗前后症状积分对比：在治疗胃胀、早饱、纳差、恶心、嗳气、胃痛、呕吐方面，两组作用相同。

（2）两组治疗前后胃排空率变化对比：治疗前，治疗组胃排空率为 11.43%±5.64%、对照组胃排空率为 13.57%±4.84%（两组比较无差异，$P > 0.05$）；治疗后，治疗组胃排空率为 73.57%±20.13%、对照组胃排空率为 90.00%±7.07%（两组比较有差异，$P < 0.05$）。

（3）两组疗效对比：治疗组 60 例，痊愈 17 例，显效 23 例，有效 16 例，无效 4 例，总有效率 93.33%；对照组 60 例，痊愈 14 例，显效 13 例，有效 22 例，无效 11 例，总有效率 81.67%。

（4）不良反应：治疗组，1 例血红蛋白轻度下降，1 例白细胞总数轻度下降，1 例谷丙转氨酶轻度升高。对照组，1 例谷丙转氨酶轻度升高，1 例胆汁酸轻度升高。

讨论：临床研究表明，健脾消胀颗粒治疗 FD 脾虚气滞证，在改善胃胀胃痛、嗳气呕吐等症状方面，疗效比西药莫沙必利更好且无副作用；对胃排空的改善方面与莫沙比利相当，两组比较无显著差异。我认为 FD 属中医"痞满"范畴，多因外邪侵袭、饮食所伤、劳倦思虑、情志不畅等原因损伤脾胃，脾胃升降失司，致胃肠功能紊乱。本病病位在胃，涉及肝、脾二脏。病机为本虚标实，虚实夹杂，以脾虚为本，气滞血瘀、食积痰湿等邪实为标。脾虚气滞为基本病机，贯穿本病的始终。治以健脾理气为基本治法，方以健脾益气之党参、茯苓等为君药，以木香、枳实等为臣药，共奏健脾益气、理气消滞之功。经临床验证，健脾消胀颗粒治疗功能性消化不良脾虚气滞证疗效好，副作用小，价格适中，服用方便，值得进一步研究。

第108讲
临床应用鸡内金配伍的体会

患者诉食欲不振，餐后饱胀，我常用鸡内金治疗。今天讲讲鸡内金配伍的体会。

鸡内金是家鸡的胃囊内壁，味甘性平，入脾、胃、小肠、膀胱经，具有消食健胃、涩精止遗的功效。主治饮食积滞、小儿疳积、遗精遗尿、淋证、结石等症。研究表明：鸡内金含有胃激素、17种氨基酸、胃蛋白酶、淀粉酶、胆汁三烯、胆绿素、维生素、氯化铵等化学成分。本品能促进胃液分泌，增强胃运动功能，加快胃排空，有加速放射性锶排泄的作用。

临床应用鸡内金要根据患者的临床表现来配伍。我常用鸡内金配莱菔子、鸡内金配神曲、鸡内金配金钱草、鸡内金配焦三仙。现介绍如下。

1. 鸡内金配莱菔子

莱菔子辛甘平，入肺、脾经，具有消积化痰、降气定喘的功效。主治食积不化，脘腹胀满，咳嗽痰喘等症。莱菔子与鸡内金合用，增强消食化积功能；适用于脾胃虚弱，脘腹胀满等症。

2. 鸡内金配神曲

神曲甘温，入脾、胃经，具有健脾开胃、行气消食的功效。主治胃纳不佳，食积不化，脘腹胀满，小儿疳积等症。用量 6～15g。神曲与鸡内金合用，启脾开胃之力增强，可使胃口开，食欲增；适用于久病之后，脾胃虚弱，食欲不振，消化不良等症。

3. 鸡内金配金钱草

金钱草性平味淡，入肝、胆、膀胱经，具有清热利尿、通淋排石的功效。主治肾结石，输尿管结石，膀胱结石，肝胆结石等症。治结石，金钱草与鸡内金和郁金合用，名为三金汤，可增强消石排石的功效。治疗胃石症、胆石症、肾结石症，疗效确切。

4.鸡内金配焦三仙

焦三仙是神曲、山楂、麦芽三味中药等量混匀炒焦而成，具有消面食、消肉食、助消化的功效。焦三仙与鸡内金合用，增强消食、助消化的功效；适用于消化不良症，大便稀溏或腹泻，粪便酸臭等症。

第109讲
健脾清化汤抑杀幽门螺杆菌的实验研究

胃病多有幽门螺杆菌（Hp）感染，今天给大家讲我用健脾清化汤治 Hp 感染的实验研究。

自从 1983 年澳大利亚学者 Warren 和 Marshall 报道，从人胃黏膜活检组织中分离出幽门螺杆菌以来，国内外大部分学者已证明 Hp 与慢性胃炎、消化性溃疡、MALT 淋巴瘤、胃癌有密切关系。常规治疗根除 Hp，常用三联法或四联法，但抗生素耐药是一个棘手问题，中医药为根除 Hp 提供了一个新的研究方向。

研究观察表明：Hp 感染者多见舌苔黄厚腻，脾虚湿热为多，我临床上用健脾清化汤（党参、茯苓、白术、黄连、大黄、蒲公英、丹参、甘草）治疗 Hp 感染，疗效满意。现在介绍健脾清化汤体外抑杀 Hp 的实验研究。

1. 实验材料

中草药来源与药液制备：健脾清化汤药液由本院中药房提供，高温灭菌后取出药液试管置 4℃保存备用。

菌株来源：Hp 悉尼株由中国预防医学科学院流行病学研究所提供。

2. 实验方法

采用平皿打孔法。在标准气体环境中培养 72 小时，然后观察结果，记录抑菌环直径。我们用本法进行了 3 次重复实验，并将其平均结果进行统计。对于抑菌效果好的中药，分别计算药物最低抑菌浓度。

3. 结果

8 种中草药均对 Hp 有抑杀作用，以黄连抑杀作用最强（+++），大黄与健脾清化汤次之（++）。

4. 讨论

本实验结果表明，黄连、大黄与健脾清化汤有明显的抑杀幽门螺杆菌的作用。我们在此基础上分别对黄连、大黄与健脾清化汤用该法，计算了药物最低抑菌浓度（MIC），得出其最低抑菌浓度分别为 1 ： 640、1 ： 80、1 ： 640，前两者与陈氏对 100 味中药的抑菌作用研究基本一致，即证实黄连、大黄、黄芩对 Hp 的敏感性较高，而甘草、丹参、党参、蒲公英、厚朴、乌梅、延胡索、地榆、桂枝等亦有抑制 Hp 生长的功效，临证时可酌情选用。

最有意义的是健脾清化汤的体外抑杀幽门螺杆菌作用明显处于优势，表明清化湿热、益气健脾的中药方剂对 Hp 有良好的抑杀作用。我们后期进行的健脾清化汤对 Hp 感染的实验动物模型的 Hp 清除作用同样支持了这一结论。这与临床上"脾虚湿热"是 Hp 相关性胃病的主要辨证要点，可以通过健脾清化湿热的原则来治疗 Hp 相关性胃病相一致。

第
109
讲

健脾清化汤抑杀幽门螺杆菌的实验研究

第 110 讲
说说左金丸

患者诉烧心、嘈杂，我习惯用左金丸治疗。今天说说左金丸。

左金丸来自《丹溪心法》，是黄连与吴茱萸两味中药按照 6：1 的比例组成的方剂，具有清肝泻火、降逆止呕的功效；主治肝郁化火所致的胁肋胀痛，嘈杂吞酸，呕吐口苦，脘痞嗳气，舌红苔黄，脉弦数等症。肝火犯胃的呕吐吞酸，肝有火，胃也热，故重用黄连，配少量吴茱萸，意义在于以黄连苦寒泻火为主，少佐吴茱萸辛热，从热药反佐以制黄连之寒；且吴茱萸辛热，能入肝降逆以使肝胃和调。两药合用，黄连多而吴茱萸少，一主一辅，一寒一热，辛开苦降，相反相成，既可清泻肝火，降逆和胃，又能温通寒凝，开郁散结。黄连与吴茱萸配伍，寒热伍用，有清泻肝火、降逆止呕、和胃制酸之效，为治胃反流所致灼热、烧心要药，临床常用治寒热错杂诸证。我认为，左金丸的用药剂量不要受古方 6：1 的比例限制，要根据临床症状灵活使用。如热较甚者，多用黄连少佐吴茱萸；反之寒甚者，则要多用吴茱萸少用黄连；若寒热等同，则黄连与吴茱萸两者各半为宜。由于黄连太苦太寒，口感不好，价格又较贵，我一般用 3g 左右；觉得火热炽盛，需要加大剂量时，我用黄芩 10g 代替黄连。为防止黄连苦寒伤胃，方中宜用姜汁炒，或煎药时加入 3 片生姜，既可制黄连之寒，又可调黄连之苦。

第111讲
说说泻心汤

患者诉心口灼热、堵塞，中医称之痞满，我用泻心汤治疗。今天讲泻心汤。

胃部痞满，中医谓之心下痞，宜用辛开苦降法治疗，常用泻心汤。因导致胃痞的病因病机不同，临床表现有 5 个证候，治疗有 5 个泻心汤，分述于下。

1. 半夏泻心汤

半夏泻心汤始见于《伤寒论》，治小柴胡汤证误下成痞者，由半夏、干姜、黄芩、黄连、人参、炙甘草、大枣组成，具有和胃降逆、开结消痞的功效。主治胃气不和，心下痞满不痛，干呕或呕吐，肠鸣下利，舌苔薄黄而腻，脉弦滑。因其夹有痰饮，故兼有呕吐。此证中焦痞塞，胃气不降而生热，故用芩、连之苦寒以降之；脾气不升而生寒则肠鸣下利，故用干姜辛热以温之；痰饮扰胃，逆而作呕，故用半夏降逆和胃以止呕；脾胃气弱不能斡旋上下，故以参、草、枣以补之。本方清上温下，苦降辛开，寒热并用，以和脾胃，为治疗心下痞的主方。

2. 生姜泻心汤

生姜泻心汤由生姜、甘草、人参、干姜、黄芩、黄连、半夏、大枣组成，即半夏泻心汤加生姜，减干姜用量而成。治疗胃中不和，心下痞硬，干噫食臭，肠鸣下利，或胁下作痛，小便不利，脉沉弦，舌苔水滑。证属脾胃虚弱，中气不运，饮食不化，水饮内停而成痞。药用生姜健胃以散水饮，佐以半夏涤痰以消痞气；干姜温中以祛寒气；人参、甘草、大枣甘温补虚，补中益气；黄芩、黄连苦寒而降以治胃气上逆。

3. 甘草泻心汤

甘草泻心汤由炙甘草、黄芩、黄连、干姜、半夏、大枣组成，即半夏泻心汤减人参，加重甘草之剂量而成。治疗心下痞硬而满，腹中雷鸣，下利频作，水谷不化，干呕心烦不得安之虚气痞。方以甘草命名，意在缓客气之逆，益中州之虚；佐以大枣之甘，则补虚之力更大；半夏辛降，和胃消痞；芩、连清其客热；干姜温其里寒。诸药合用，使中气健运，寒热消散，胃气不痞，客气不逆则愈。

4. 大黄黄连泻心汤

《伤寒论》154条说："心下痞，按之濡，其脉关上浮者，大黄黄连泻心汤主之。"大黄黄连泻心汤由大黄二两、黄连一两组成。《千金翼方》注云："此方本有黄芩。"说明本方应有黄芩，泄热消痞之力更强。大黄苦寒，泄热和胃开结；黄连（黄芩）苦寒，以清心胃之火。二药合用，使热去结开。

5. 附子泻心汤

《伤寒论》155条云："心下痞，而复恶寒汗出者，附子泻心汤主之。"附子泻心汤由大黄二两、黄芩一两、黄连一两、附子一枚（炮，去皮，另煎取汁）组成，具有泄热消痞、扶阳固表的功效。主治阳气虚，卫外不固所致心下痞。此方寒热补泻，并投互治。

5个泻心汤中，半夏泻心汤为治疗心下痞的主方，其他4个泻心汤是根据临床不同表现加减而成的。

第112讲
介绍关幼波老用杏仁、橘红、旋覆花、代赭石的经验

我1964年开始跟随关幼波老门诊抄方和查房。关老治病，几乎每个方都有杏仁、橘红、旋覆花、代赭石。我曾多次请教关老，关老解释说："肝病从痰瘀论治。"

中医有痰瘀同源之说。关老认为"痰瘀"既是病理产物，又是致病因素。痰浊阻络可导致血行不畅而形成瘀血；血瘀日久，亦可化为痰水。痰与瘀互为因果，互相转化，痰瘀互结，胶固不化，而致恶性循环，造成人体脏腑功能的进一步损伤而加重病情，遂成"顽症""重症""怪症"。关老治痰祛瘀，善用杏仁、橘红、旋覆花、代赭石。

橘红为芸香科多种橘类植物果皮的外层红色部分。其味辛、苦，性温，入肺、脾、胃经，具有健脾燥湿、止咳化痰、理气宽中的功效。主治脾虚痰湿，寒痰咳嗽及食积呕恶、胸闷等症。杏仁为蔷薇科落叶乔木植物杏的干燥成熟种子。其味苦，性微温，有小毒，入肺、大肠经，具有止咳化痰、润肠通便的功效。主治咳嗽气喘，胸膈痞闷，肠燥便秘等症。橘红是果皮，善走肌表，以健脾下气、止咳化痰为主；杏仁为杏的核仁，善走脏腑，以润肠通便、止咳化痰为要。二药配伍，止咳化痰之力增强，并有健脾通便，调整脾胃升降功能之妙用。

旋覆花为菊科多年生草本植物旋覆花的头状花序。其味甘、辛、咸，性微温，入肺、脾、胃、大肠经。味苦能降，味辛能散，味咸能软坚化痰。性温能宣通壅滞，既善于下气散结，宣肺平喘，行水消痰，又长于降逆止呕。用于治痰涎壅肺，咳喘痰多，痰饮蓄结，胸膈痞闷等症。此外，本品还能治胃气上逆，呕吐呃逆嗳气等症。

代赭石为三方晶系赤铁矿的矿石（主含三氧化二铁），味苦性寒，入肝、

心经。苦寒能清热泻火，质重能重镇降逆，色赤入血分能治血分病。代赭石既能镇胃降气而止呕吐，降呃逆而治噫气噎膈；又有平肝息风、镇肝降逆之功，用于治肝阳上亢引起的头晕目眩、头痛头胀、耳鸣等症。代赭石色赤入血分，还能凉血止血、降气止血，用于治血分有热所致的衄血、吐血、尿血、大便下血、崩漏带下等症。

旋覆花以宣为主，代赭石以降为要，两药配伍，相须为用，一宣一降，共奏重镇降逆、镇静止痛、下气平喘、化痰消瘀之功。

第113讲

介绍关幼波老降转氨酶的经验方

我跟关幼波老抄方，记录了关老降转氨酶的经验方，今天介绍给大家。

临床中常见来诊者没有自觉症状，只是体检发现谷丙转氨酶、谷草转氨酶升高，这时关老用五味子粉单味药治疗，每次用3g，温开水送服，每日3次，连续服1个月为1个疗程。复查肝功能，转氨酶可降至正常。对未降至正常者，可再服1个疗程。五味子入汤剂煎服降转氨酶的疗效没有粉剂口服效果好。对转氨酶高又有临床症状的患者，则在辨证论治处方中加服五味子粉冲服。

药理研究表明，从五味子乙醇提取物中分离出7种有降酶活性的木脂素类化合物，均对四氯化碳和半乳糖胺肝损害有抑制作用。五味子制剂及其提取物五仁醇对四氯化碳所致兔、大鼠和小鼠肝损害引起谷丙转氨酶、谷草转氨酶升高有明显的降低作用。研究开发的降转氨酶新药——联苯双酯，就是从五味子中提取的有降酶保肝作用的脂类化合物，每次服10粒，每日3次，1个月为1个疗程。转氨酶降至正常后，不能马上停药，要减量至8粒服第2个疗程，再减量至6粒服第3个疗程。复查3次肝功能均正常后方可停药。临床观察，服用联苯双酯降转氨酶突然停药，有反跳现象。

第 114 讲
关幼波老治口疮的经验方

我师傅关幼波老传给我一张治口疮的外治方——冰黛散，今天传给大家。

冰黛散：青黛 10g，五倍子粉 10g，冰片 3g，混合拌匀，喷撒口疮处，每日 3 次。

关老治口疮，除用冰黛散外，还要患者口嚼黑芝麻，每次 3g，每日 3 次，可起到缩短病程，提高疗效的作用。药理研究表明：黑芝麻除含脂肪油外，还含有 10 多种微量元素和维生素 E 等营养成分，具有抗衰老、增强机体免疫功能、促进溃疡愈合的作用。为防止口腔溃疡愈合后复发，还要注意口腔卫生、早晚刷牙、进食后漱口，以减少食物残渣在口腔内腐败发酵，可避免口疮复发。

此外，还要做到饮食清淡，不吃或少吃辛辣油炸煎炒食品，忌烟少酒以免上火；平时要多吃新鲜蔬菜水果，保持每日排便；要适量多饮水，保持小便通畅清亮；同时要注意起居有时，劳逸结合，生活规律，适当参加体育活动以增强体质。如此，就可增强全身和口腔局部的防病能力，从而减少或杜绝口疮的发生。

第 115 讲

介绍关幼波老治过敏性鼻炎的经验方

关幼波老传给我治过敏性鼻炎的经验方——过敏煎，今天我传给大家。

北京的春天杨絮、柳絮到处飞扬，春暖花开，花香扑鼻，有一些人会出现打喷嚏、流鼻涕、流眼泪症状，十分难受，这是对花粉、花絮过敏导致的过敏性鼻炎。关老治疗过敏性鼻炎的经验方——过敏煎由柴胡 10g，白芍 20g，黄芩 10g，蝉蜕 6g，乌梅 10g，甘草 10g 组成。每日 1 剂，水煎服。

经验方是治病的有效处方，我们要学习，要继承，但还要发扬。我的观点还要遵循中医辨证论治的理论，在学习继承老大夫经验方的基础上，还要随临床证候（症状）加减，灵活运用，方可提高疗效。我治风疙瘩（荨麻疹）时，在关老过敏煎的基础上加防风、当归、苦参、紫草、白鲜皮养血祛风，润燥止痒，可收到更满意的效果。

第116讲

介绍关幼波老治颈椎病的经验方

关幼波老年轻踢足球时，胫骨骨折了，行走不便，整天坐着给患者看病。日子一长，便患有上颈椎病，时有眩晕。患者关心关老，纷纷献给关老治疗颈椎病的验方近百张。关老根据自己的病情，从中挑选了 2 张方子，调整药味、用量，取名颈椎病方，治好了自己的颈椎病，并毫无保留地把这张经验方（颈椎病方）传给徒弟。今天我把它传给大家。

颈椎病方：白芍 60g，甘草 10g，木瓜 10g，葛根 15g。每日 1 剂，水煎服。

颈椎病是指颈椎间盘变性，颈椎骨质增生所引起的综合征。颈椎病分为神经根型颈椎病、脊髓型颈椎病、椎动脉型颈椎病、交感神经型颈椎病，其中以神经根型颈椎病最为常见，占 60% 以上。中医学认为，中年以后肝肾渐衰，颈骨缓弱，加之外伤或积劳成疾，从而筋骨受损，气滞血瘀，经络闭阻不通，气血不能布达而发病。辨证为气滞血瘀，脉络痹阻。治宜调理气血，温经通痹。我治颈椎病多在关老颈椎病方的基础上，加丹参、天麻。兼有气虚者，加黄芪、党参；兼有血虚者，加鸡血藤、当归；兼有肾阴虚者，加服六味地黄丸；兼有肾阳虚者，加服金匮肾气丸；兼有肝肾不足者，加服滋补肝肾丸；兼肢体麻木者，加服血府逐瘀丸。为提高疗效，可配合按摩或自我颈部保健。在治疗的同时，改正不良姿势，保暖避寒，减轻颈部压力，均有利于颈椎病的康复。

第117讲
从"火"论治口腔溃疡

今天介绍我治口腔溃疡从"火"论治的经验。

口腔溃疡的临床表现，为口腔黏膜反复出现孤立的、圆形或椭圆形浅表性溃疡，有明显灼痛。其发病不受年龄限制，女性发病略多于男性，可发生于口腔任何部位。口腔溃疡的病因可能与链球菌感染，或因劳累过度、精神紧张、失眠而引起神经系统功能紊乱，免疫功能失调，内分泌功能紊乱；或局部机械或化学刺激等因素有关。

口腔溃疡属中医学"口疮"范畴，其发病与五脏六腑及火热燥邪有关。外邪内伤皆可致病，临床多见火邪上炎，脾胃热壅而致口舌生疮。临证要紧紧抓住一个"火"字。中医将火分为虚火与实火。

1. 实火多见心脾火盛

口疮乃脾气偏盛，心火上炎，心脾火盛所致。每因过食煎炸辛辣之物而发。口疮初起，溃点较多，圆形或椭圆形，如黄豆大小，边缘红晕鲜明，中央凹陷黄白色，疼痛较甚。兼有口腔灼热感，头痛，口干口渴，烦躁纳呆，小便短赤，大便秘结，舌质红，苔黄，脉滑数。此因心脾火盛，腐肉生疮。治宜清热泻火，宁疮止痛。药用泻心汤合泻黄散加减。

【病案】李某，男，38岁。初诊时间：2002年7月18日。

主诉：口舌生疮2个月。

现病史：患者2个月前开始口舌生疮，一直服中西药治疗未愈。

刻下症：舌尖和口唇内有溃疡，灼热，疼痛难忍，不能进食，口苦口臭，烦躁易怒，大便5日未行，小便黄，尿有灼热感。舌红苔黄，脉弦滑。

检查：舌尖和下唇内侧各有一个0.1～0.2cm大小溃疡，四周红肿，中间基底凹陷，溃疡表面覆盖黄苔。

中医诊断：口疮（心脾火盛证）。

西医诊断：口腔溃疡。

辨证：心脾火盛，循经上炎，腐肉生疮。

治法：清热泻火，宁疮止痛。

方药：大黄10g，黄芩15g，黄连5g，生石膏30g，生栀子10g，赤芍15g，白芍15g，生甘草5g，延胡索15g，玄参30g，莲子心3g，全车前20g。

7剂，每日1剂，水煎2次，共400mL，分4次温服。并予绿豆大小西黄清醒丸和1粒六神丸交替含服。

复诊：服上方1剂，大便已通，口疮疼痛减轻。服上方7剂，口疮疼痛不明显，饮食如常，急怒现象减半。检查口疮缩小，溃疡表面为白苔，舌苔薄白，脉细滑。照上方去芩、连、大黄、生石膏，加黄芪、当归、白及、甘草。再服7剂，以补益气血，敛疮生肌。并嘱每天吃绿叶蔬菜一斤，香蕉、鸭梨、苹果、西瓜等新鲜水果半斤，以保持大小便通畅。半年后，患者因胃脘痛来诊，寻问其口疮情况，愈后半年未再复发。

2. 虚火多为心肾阴虚，虚火上炎

素体阴虚，或思虑过度，劳伤心脾，心血亏虚；或过劳伤肾，真阴亏损，心肾不交，水不济火，阴虚火旺，循经上炎口腔，口舌生疮。症见口疮反复发作，缠绵难愈。溃疡面多呈灰白色，周围黏膜不充血，隐隐作痛，伴心悸，失眠，多梦，烦热，腰酸耳鸣，舌红少苔，脉细数。此为心肾阴虚，虚火上炎之象。治宜养阴生津，清降虚火。药用知柏地黄汤合增液汤加减。

【病案】赵某，女，57岁。初诊时间：2003年1月16日。

主诉：口腔溃疡反复发作2年余，加重月余。

病史：患者近2年来，口腔溃疡反复发作，1个多月前症状加重。

刻下症：下唇内侧溃疡如黄豆大，进食时疼痛明显，口干不欲饮，烦躁寐差，大便不畅。舌红少苔，脉弦细。

中医诊断：口疮（阴虚火旺证）。

西医诊断：口腔溃疡。

辨证：阴虚火旺。

治法：滋阴降火。

方药：玄参30g，丹参30g，麦冬15g，熟地黄20g，生甘草5g，知母10g，黄柏10g，牡丹皮15g，赤芍15g，白芍15g，延胡索15g，生黄芪15g，山萸肉10g。

二诊：服上方 7 剂后，口腔溃疡疼痛减轻，大便通畅，口干不明显。舌苔薄白，脉弦细。上方去牡丹皮、山萸肉、延胡索，加生白术 30g 以增强益气健脾之力。

三诊：口腔溃疡已消失，口微干，二便调。舌质淡红，苔薄白，脉弦细。予知柏地黄丸巩固疗效。

随访 6 个月，未见口疮复发。

体会：口疮虽病在口，但治疗宜内治与外治相结合、辨证与辨病相结合。要用外用药直接作用于病灶局部，充分发挥药效，有利于缓解疼痛和促进溃疡愈合。

第118讲
治疗口疮的体会

昨天介绍了我从"火"论治口腔溃疡的观点，今天说说我治口疮的体会。

中医称口疮病，西医名为口腔溃疡，为临床上常见病、多发病、反复发作的难于根治的疾病，我治疗口疮病有四点体会。

1. 内治外治相结合是提高疗效的有效方法

口疮具有自愈性，一般 10 天左右可自愈，但口疮疼痛不适，影响饮食、学习和工作。对本病的治疗，要采用内治与外治相结合，辨证论治的整体治疗与局部治疗相结合的综合疗法。汤药头煎二煎内服，三煎用作口腔含漱，一日 3～4 次。同时用西黄清醒丸或梅花点舌丹或六神丸含服，局部用药可使中药直接作用于口疮，充分发挥药物的作用，以缓解局部症状，促进口腔溃疡愈合。

2. 生地黄、丹参、黄芪、甘草是促进口疮愈合的良药

生地黄的作用有三：一则，生地黄可滋水以补阴，阴水多则可灭火；二则，女性月经周期性口疮，多有阴血亏虚，生地黄入血分可凉血养血，血不燥热则津液自润，阴津充足则可制火；三则，生地黄有增液润肠通便作用，大便通则火随便排出，有利于口疮愈合。所以生地黄为治口疮要药。

丹参：病理研究表明，口腔溃疡与微循环血管痉挛，血流量减少有关，丹参活血化瘀能扩张周围血管，缓解血管痉挛，改善黏膜血流，促进溃疡愈合，所以丹参活血化瘀药为治口疮的必用药。

黄芪：补气固表，敛疮生肌，为治疗口疮良药。药理研究表明，黄芪能增强机体免疫功能，具有促进溃疡愈合的作用。

甘草：补气健脾，清热解毒，缓急止痛。现代药理学研究表明，甘草有抗炎、抗溃疡、解毒、调节免疫和类激素等作用，可促使口腔溃疡的愈合，缓解疼痛。

3. 保持二便通畅是治疗口疮的关键

脏腑之火上炎，熏蒸口腔黏膜而生口疮。口疮者，多有大便干燥、小便短赤的火证表现，治疗当选用大黄、车前子通腑利尿之品，使大便通畅，小便通利，火热下行从二便排出。产生口疮的火热毒邪被清除，则有利于口疮的愈合。

4. 注意口腔卫生和饮食清淡是防止口疮复发的重要措施

注意口腔卫生、早晚刷牙、进食后漱口，可减少口疮复发。多吃清淡饮食，不吃辛辣油炸煎烤等上火食品；应忌烟少酒，多吃新鲜蔬菜和水果以补充维生素和微量元素。同时要注意起居有时，劳逸结合，生活规律，适当参加体育活动以增强体质。如此，就可增强全身和口腔局部的防病能力，从而减少或杜绝口疮的发生。

第119讲

难治性口腔溃疡的治疗思路

口腔溃疡（口疮）为反复发作的难治病，今天说说我治口腔溃疡的思路。

我认为口腔溃疡的发病与心、脾、胃等脏腑密切相关。临床多见心火上炎，脾胃热壅导致口舌生疮。辨证要抓住一个"火"字。我治口腔溃疡的思路如下。

1. 辨证与辨病相结合

口疮为本虚标实、正虚邪盛之病，治疗要分清主次，标本同治。口腔溃疡活动期以实火多见，治宜祛邪为主，辅以扶正；口疮恢复期以虚火多见，治宜扶正为主，辅以祛邪。口腔溃疡多与细菌、真菌感染有关，方中要加入黄芩、苦参等具有抗细菌、抗真菌的中药治疗，有利于溃疡的愈合。

2. 内治与外治相结合

口疮病在口，外用药可直接作用于病灶局部，充分发挥药效，有利于缓解疼痛和促进溃疡愈合。局部可选用外涂散剂或"贴膜"，如养阴生肌散、西瓜霜、口腔溃疡散、锡类散等。

3. 改变口腔局部环境

口疮患者要特别注意口腔卫生，坚持早晚刷牙，餐后刷牙或漱口。可用锦灯笼 10g，薄荷 10g，生甘草 10g 煎水漱口刷牙；或用金银花 5g，杭白菊 5g，麦冬 5g，莲子心 1g，薄荷 5g，绿茶 5g 泡茶饮用，以改善口腔局部环境而有利于口疮愈合。

4. 局部用药以减轻口疮痛苦

可用西黄清醒丸或用梅花点舌丹或六神丸含服。每次 1 粒，每天 4～6 次，可减轻口疮疼痛。

5. 补充营养以促进口疮愈合

西医学认为，口腔溃疡是缺乏维生素 B_2 所致，故要补充维生素 B_2；要多吃新鲜蔬菜和水果，以增加营养和补充维生素。

6. 生黄芪、生甘草能补气固表，可加快溃疡愈合

实验表明，黄芪、甘草有促进单核巨噬细胞生长，促进表皮细胞生长，促进局部蛋白质合成，加速肉芽组织形成等功能，以促进口疮的愈合。故宜在处方中加黄芪、甘草以补气固表，促进溃疡愈合。

7. 切断口疮发病要素——火

口疮患者要保持每日大小便通利，适量多饮水，不吃辛辣油炸煎烤等上火食品，每天吃一斤绿叶蔬菜和半斤水果；应忌烟少酒，保持充足睡眠，切断一切发病因素（火）。

8. 补充微量元素以减少口疮复发

口腔溃疡的发生与体内缺少微量元素锌、硒等有关，建议患者每天服用一粒善存片，以补充微量元素。

此外，还要注意生活规律，劳逸结合，保证充足的睡眠，适当运动以增强全身和口腔局部的防病能力，从而减少或杜绝口疮的发生。口疮治愈后极易复发，一定要截断"火"的来源，方能防止本病复发。

第 120 讲
唇炎诊治一得

上个月治愈一例唇炎，今天给大家讲讲这个病例。

唇炎系唇部黏膜慢性脱屑性炎症，包括剥脱型唇炎和糜烂型唇炎，多发生于下唇，唇部黏膜红肿糜烂，口唇干燥肿胀，表面有鳞痂及皲裂，鳞痂剥脱后露出红色光滑面，局部有灼热痒痛感，反复发生，长期难愈。此病多与禀赋不足、唇部接触过敏刺激性物质，或有不良的舔唇习惯，或外伤感染、日光照射等因素有关。唇炎，中医称为唇风，多因外感风邪化燥生热，或嗜食辛辣厚味，胃腑积热，上蒸口唇而发病。病在口唇，与风燥、胃火、血燥有关。治宜健脾清泻胃火，养血润燥祛风。

【病案】郭某，女，60 岁。初诊时间：2019 年 9 月 21 日。

主诉：口唇干裂、疼痛 3 年，加重月余。

现病史：患者口唇干裂、疼痛时轻时重 3 年，1 个月前因食辛辣食物及坚果而加重口唇干裂、疼痛。先为唇尖疼痛、起疱，继则化脓，破溃，干裂肿胀，唇肿如香肠，语言及进食困难，胃胀纳可，呃逆不反酸，矢气多，大便不畅，口干，饮水不多。北京某医院诊为"唇炎"，多方求医半年，口服及外用口炎清、红霉素软膏及中药汤剂等均未效。体重减少约 10kg，无发热。

刻下：双唇肿胀，黏膜干裂、结痂、外翻。双颌下淋巴结肿大，如蚕豆大，按之疼痛。舌尖红，苔黄，脉细滑。

中医诊断：唇风（气阴两虚，热毒内盛证）。

西医诊断：慢性唇炎。

辨证：气阴两虚，热毒内盛。

治法：益气养阴，清热解毒。

方药：玄参 20g，麦冬 15g，生地黄 20g，生甘草 5g，黄芩 15g，黄连 5g，酒大黄 3g，赤芍 15g，白芍 15g，白芷 15g，白及 15g，野菊花 10g，当归 10g，苦参 10g，延胡索 15g，丹参 20g。7 剂，每日 1 剂，水煎服。

配合黄连膏涂唇，每日 3～4 次。

9月29日二诊：服上方 7 剂后，口唇干裂、胀痛减轻，说话和进食时的痛苦大减。但仍时有上唇干痛，口干欲饮；大便不成形，有不消化食物，日 2～3 次。舌苔黄，脉细弦。治宗前法，上方玄参易北沙参 20g，加生黄芪 20g，鸡内金 10g，14 剂。

10月15日三诊：口唇干裂基本痊愈，颌下淋巴结肿大、疼痛消失，偶有胃胀、肠鸣，大便时溏，自汗乏力，舌苔白，脉细弦。继以黄芪四君子汤加减，巩固治疗 1 个月痊愈。

按语：本案热伤阴津而致阴虚血燥，治用养阴润燥、清热解毒法，方用增液汤合黄连解毒汤加减。药用玄参、麦冬、生地黄滋养阴液，凉血润燥；用黄连、黄芩、大黄以清热泻火解毒。在清上中焦肺胃之火的基础上，加用白芷收敛止血，消肿止痛生肌；白及收敛生肌，野菊花清热解毒，黄芪补气生肌。我对唇风的治疗，多在内服用药基础上，配合中药外治，效果更佳。口唇红肿痒痛明显者，可用黄连、荆芥、苦参、五倍子、地肤子、白鲜皮等，水煎后湿敷局部。口唇干裂明显者，可外涂黄连膏。治愈后应预防复发，夏季避免日晒，秋冬季节避免干燥，可外涂润唇膏、甘油等。此外，还要纠正咬唇、舔唇等不良习惯，过敏体质要避免接触刺激性物品。

第121讲
扁平苔藓的中医诊治

扁平苔藓为口腔疾病中的常见病、难治病，今天给大家讲讲扁平苔藓的中医诊治。

扁平苔藓是一种非感染性慢性炎症，男女均可发病，女性稍多，发病年龄以 30～60 岁多见。

临床表现：口腔内见网状纹和糜烂、白色丘疹、萎缩性斑块，偶见大疱性损害，发病部位以颊黏膜最为常见。无糜烂时，无明显自觉症状，有时进食有烧灼感或疼痛。病因可能与细菌和病毒感染、遗传因素、系统疾病的影响、自身免疫缺陷、药物性迟发型变态反应、精神神经因素，以及微量元素失调等有关。

扁平苔藓属于中医学"口醉""口破""口疮""口糜"等病证范畴。如《外科正宗》记载："口破者，有虚火、实火之分，色淡、色红之别。虚火者，色淡而白斑细点，甚者显露龟纹，脉虚不渴，此因思烦太甚，多醒少睡，虚火动而发之。……实火者，色红而满口烂斑，甚者腮舌俱肿，脉实口干，此因膏粱厚味，醇酒炙煿，心火妄动发之。"

1. 扁平苔藓的病因病机

本病多因脾失健运水湿，内停化火伤阴；或血虚生风，化热生燥伤阴；或思虑过度；或肝气内郁，化火上炎；或外邪侵袭和过食膏粱厚味辛辣等刺激物，致使心脾积热循经上攻口腔，损害黏膜致病。

2. 扁平苔藓的辨证论治

（1）中医辨证多按脾胃湿热、心火上炎、肝经实火、气滞血瘀、阴血亏虚、血虚风燥等 6 个证型进行辨证论治。

脾胃湿热证：治宜祛湿清热，方用平胃散合二妙丸加减。

心火上炎证：治宜清心降火，方用导赤散合泻心汤加减。

肝经实火证：治宜清肝泻火，方用龙胆泻肝丸加减。

气滞血瘀证：治宜理气化瘀，方用血府逐瘀汤加减。

阴血亏虚证：治宜滋阴养血，方用六味地黄丸合四物汤加减。

血虚风燥证：治宜养血润燥，方用四物汤加味。

（2）我治扁平苔藓，主要分虚证与实证进行辨证论治。实证多见心脾蕴热，气滞血瘀证；虚证多见阴津亏虚，血虚风燥证。具体辨证论治如下。

心脾蕴热，气滞血瘀证：临床表现为口腔黏膜有白斑纹，并伴有红斑充血、敏感疼痛，口干口苦，便干尿黄，心烦少寐，舌暗红，苔黄，脉象弦数。治以清心脾热，活血化瘀。方用泻心汤合泻黄散加减：大黄、黄芩、黄连、石膏、栀子、甘草、柴胡、赤芍、延胡索、白鲜皮、丹参、金莲花。

阴津亏虚，血虚风燥证：临床表现为口腔黏膜有灰白斑纹或斑块状角化病变，有脱屑，局部略感粗糙，自觉口干舌燥，眩晕耳鸣，心烦潮热，失眠多梦，舌质红，苔薄黄或薄白，脉细或细数。治以滋阴养血，疏风润燥。方用沙参麦冬汤合四物汤加减：沙参、麦冬、玉竹、当归、白芍、熟地黄、女贞子、旱莲草、白鲜皮、绿萼梅、丹参、甘草。

由于内外因素的变化，证型也会相应地有所变化，有时还可能出现某种兼证。因此，在临床工作中应细致观察，审慎辨证施治，随兼证（症）加减：兼湿热，加茵陈、虎杖、土茯苓；兼肝火盛，加龙胆草、栀子；偏气虚者，重用党参、炙甘草；兼夜寐不安者，加酸枣仁、夜交藤。

3. 治疗扁平苔藓的体会

（1）树立信心，坚持治疗：扁平苔藓为慢性病，医生要解释病情，使患者树立治愈的信心而坚持治疗，有效后改服中成药，有利于患者坚持服药治疗。

（2）方中酌加花类药：凡花类药皆质地轻扬，能升能浮，能宣能透，对发于肌腠之疾甚为适用。故治本病，可选野菊花、金银花、金莲花、绿萼梅等花类药以解毒治浮热，并有较强的消肿止痛作用。花类药是治疗口腔疾病的要药。

（3）勿忘用丹参、甘草：甘草补气健脾，有类激素样作用，能提高机体免疫功能及其应激性，调节代谢。丹参活血化瘀，能促进全身和局部血液循环，活血止痛，减少组织渗出，加速上皮修复和促进溃疡愈合的作用。

（4）内治法与外治法相结合：除内服汤药外，还要口腔含漱中药。我常用西黄清醒丸含服，或将中药煎第三遍的药液含漱。

第 122 讲
治口臭要辨证

口臭为常见的口腔疾病，今天给大家讲口臭的辨证论治。

口腔发出或呼出之气有臭味，称为口臭。口臭可分为生理性和病理性两类。生理性口臭通过口腔卫生措施可消除。病理性口臭与口腔及耳鼻喉科疾病关系密切，当口腔有大量结石或积垢污物，或有食物嵌塞，残留食物经细菌分解发酵后产生的硫化氢和甲硫醇，使 pH 到 7.2，可产生吲哚和氨类而出现难闻的臭味。

中医学理论认为，口臭为有热有火，治疗要清热祛火，但火有虚火、实火之分，热有在脏、在腑之别，不能见口臭就专用苦寒清热泻火药治疗，治口臭要辨证。

口臭的中医辨证，分为胃火热盛证、肠腑实热证、肺胃郁热证、肝火亢盛证、湿热蕴结证、虚火上炎证、湿浊寒痰证、心脾积热证 8 个证候进行辨证治疗。

1. 胃火热盛证

症见口臭口苦，牙龈红肿，溃烂疼痛，口舌生疮，胃脘灼痛，喜冷饮食，消谷善饥，小便短黄，大便秘结，舌红苔黄，脉象滑数。治宜清胃泻火，方用泻心汤加味。

2. 肠腑实热证

症见便秘口臭，龈肉赤烂，疼痛出血，发热口渴，脐腹胀满，便结尿赤，舌红苔黄，脉象滑数。治宜清肠腑热，方用大承气汤加味。

3. 肺胃郁热证

症见口臭口苦，口咽干燥，口渴饮冷，咽喉肿痛，咳嗽痰黄，小便黄赤，大便秘，舌红苔黄，脉滑数。治宜清肺胃热，方用泻白散合泻心汤加味。

4. 肝火亢盛证

症见口臭口苦，胸胁胀满，心烦易怒，头痛如劈，耳鸣如潮，甚则出血，胁痛失眠，目赤目眩，舌红苔黄，脉象弦数。治宜泻肝清热，方用龙胆泻肝丸加味。

5. 心脾积热证

症见口臭口苦，口舌生疮、溃烂疼痛，小便灼热涩痛，心烦失眠，消谷善饥，舌红苔黄，脉象弦数。治宜清心脾热，方用导赤丹合泻黄散加减。

6. 湿热蕴结证

症见口臭口苦口黏，脘腹胀满，渴不多饮，肢体困重，或身热不扬，大便黏溏不爽，肛门灼热，舌苔黄腻，脉象滑数。治宜清热化湿，方用桂苓甘露饮加减。

7. 虚火上蒸证

症见口臭口干，形体消瘦，腰膝酸软，头晕耳鸣，失眠健忘，五心烦热，潮热盗汗，口燥咽干，舌红无苔，脉象细数。治宜养阴降火，方用知柏地黄丸加减。

8. 湿浊寒痰证

症见口臭，纳食不振，手足怕冷，肢困乏力，大便溏稀或黏滞，舌苔白厚，脉象弦滑。治宜健脾益气，温化寒湿，方用六君子汤合胃苓汤加减。

口臭多为虚实并见，二证、三证兼而有之。我常常辨证为阴虚内热，治宜养阴清热，自拟养阴清热汤（北沙参、麦冬、生地黄、黄芩、黄连、大黄）为基础方，随兼证（症）加减。兼见胃火热盛证，加生石膏、知母；兼见肠腑实热证，加芒硝、枳实、厚朴；兼见肺胃郁热证，加桑白皮、地骨皮、甘草；兼见肝火亢盛证，加龙胆草、栀子、菊花；兼见心脾积热证，加生地黄、通草、生甘草梢；兼见湿热蕴结证，加茵陈、藿香、六一散；兼见虚火上蒸证，加银柴胡、胡黄连、地骨皮、十大功劳叶。

治口臭，除服药外，还要保持口腔卫生，要吃清淡饮食，忌吃辛辣煎炸烧烤等上火食物，要查清病源，彻底治疗病灶，方有利于消除口臭。

第123讲
我对反流性食管炎的认识

反流性食管炎为西医病名，今天从中医角度讲讲我对反流性食管炎的认识。

反流性食管炎是指胃和（或）十二指肠内容物反流入食管，引起食管黏膜的炎症。反流性食管炎的典型症状是胸骨后烧灼样疼痛、堵闷感、反酸、烧心，或伴有呃逆嗳气、胃胀胃痛、咳嗽咳痰、咽部异物感等。中医病名为"胸痛""噎膈""胃痛""嘈杂""吐酸""反胃""呕吐""胃痞""胸痹""咳嗽"等，我认为这些病名都不能准确涵盖反流性食管炎的特征。为此，我提出反流性食管炎的中医病名为"胸痞"。"胸痞"作为中医病名，见于陈无择《三因极一病证方论·胸痞证治》，谓："胸痞证者，胃中不和，心下坚硬，干呕，恶寒汗出，噫气……胸前皮皆痛……胸中而满，气短，咳唾引痛，咽塞不利，习习如痒，喉中干燥，时欲吐呕，烦闷……气塞，喘息咳喘，心腹痞闷……"以上描述与反流性食管炎的临床表现相吻合，因此可以用"胸痞"作为反流性食管炎的中医病名。

中医学认为，反流性食管炎病位虽在食管，但食管属于胃，胃与脾互为表里，所以反流性食管炎发病涉及脾胃等脏腑。发病原因多与酒食所伤、情志失调、痰气郁阻、脾胃虚弱、胃阴不足等有关。辨证时，要分清寒热虚实。实热证，多见舌质红，苔黄腻，脉弦滑数；虚寒证，多见舌质淡，苔白，脉沉滑。治疗大法以和胃降逆，调节气机升降为主。治宜和胃降逆，制酸止痛。本病绝大多数患者的预后良好。在治疗过程中，忌食酸甜饮食，稳定情绪，亦有利于本病康复。

反流性食管炎除药物治疗外，还要注意调畅心神，避免七情太过的刺激，避免暴饮暴食，要少吃辛辣油腻、生硬、难消化的有刺激性的食物，要少吃酸甜饮食，晚餐不宜过饱，睡前不宜进食，进餐后不宜立即平卧。应忌烟酒，要保持大便通畅，衣着要宽松，同时要进行适合自己的体育锻炼，防止形体肥胖和身体超重。最好采取右侧卧位的姿势，可将床头垫高 15 ～ 20cm 以减少反流。这些措施均有利于本病的治疗。

第124讲
反流性食管炎的辨证施治

今天给大家讲讲反流性食管炎的中医辨证施治。

中华中医药学会脾胃病分会编写的《中医消化病诊疗指南》中将反流性食管炎分为 7 型，进行辨证论治。

1. 肝胃不和

主症：①脘胁胀痛；②反酸烧心。

次症：①气怒症重；②喜太息；③嗳气呃逆；④胃脘嘈杂；⑤咽部异物感；⑥舌淡苔白；⑦脉弦。

证候确定：主症 2 项加次症 2 项。

治法：疏肝理气，和胃降逆。

主方：柴胡疏肝散（《景岳全书》）加减。

药物：柴胡 9g，香附 9g，陈皮 9g，炒枳壳 9g，炙甘草 5g，海螵蛸 9g，白及 12g，鸡内金 9g，清半夏 9g，代赭石 15g，旋覆花 10g。

2. 肝胃郁热

主症：①反酸烧心；②胸痛连及两胁。

次症：①胃脘灼痛、嘈杂；②口干口苦；③大便不爽；④舌红苔黄；⑤脉弦数。

证候确定：主症 2 项加次症 2 项。

治法：泄热清肝，降逆和中。

主方：丹栀逍遥散（《校注妇人良方》）合左金丸（《丹溪心法》）加减。

药物：柴胡 9g，黄连 5g，山栀 9g，牡丹皮 10g，吴茱萸 3g，白芍 10g，当归 10g，白术 10g，茯苓 10g，炙甘草 5g，陈皮 6g，清半夏 9g。

3. 脾胃虚寒

主症：①胃痛隐隐，绵绵不休，喜温喜按；②空腹或受凉时疼痛加剧，得温痛减。

次症：①面色无华；②泛吐清水；③神疲纳差；④肢倦不温；⑤大便溏薄；⑥舌淡胖，边有齿痕，苔薄白；⑦脉沉细无力。

证候确定：主症2项加次症2项。

治法：温中散寒，健脾益胃。

主方：黄芪建中汤（《金匮要略》）合理中丸（《伤寒论》）加减。

药物：生黄芪15g，干姜9g，桂枝9g，白芍10g，太子参15g，白术10g，炙甘草5g，茯苓10g，姜半夏10g，吴茱萸3g，陈皮9g。

4. 胃阴不足

主症：①口燥咽干，饥不欲食；②胃脘隐隐灼热；③舌红少津。

次症：①胃脘隐痛；②胃脘嘈杂；③脘痞不舒；④干呕呃逆；⑤大便干结；⑥脉细数。

证候确定：主症2项加次症2项。

治法：益胃和中，养阴生津。

主方：一贯煎（《续名医类案》）加减。

药物：生地黄15g，太子参15g，北沙参10g，麦冬10g，当归10g，陈皮9g，炒川楝6g，枸杞子10g，鸡内金9g，乌梅10g，半夏曲9g。

5. 气郁痰热

主症：①咽部不适，咽之不下，吐之不出；②泛吐酸水。

次症：①胃脘胀满不适；②或有胃脘疼痛；③口苦，咳痰黏滞；④舌红苔黄腻；⑤脉弦滑。

证候确定：主症2项加次症2项。

治法：顺气降逆，清热化痰。

主方：五磨饮子（《济生方》）合温胆汤（《伤寒论》）加减。

药物：清半夏9g，沉香粉3g，乌药9g，焦槟榔9g，木香6g，枳实9g，茯苓10g，全瓜蒌15g，生甘草5g，鲜竹茹20mL。

6. 气滞血瘀

主症：①反酸烧心，嗳气频作；②吞咽困难并呈持续性胸骨后疼痛；③舌暗苔白，或有瘀斑；④脉弦涩。

次症：①胃脘胀痛；②口干不欲饮；③胁闷不舒；④或有刺痛。

证候确定：主症2项加次症2项。

治法：活血祛瘀，疏肝理气。

主方：血府逐瘀汤（《医林改错》）加减。

药物：当归10g，川芎9g，赤芍10g，桃仁9g，红花9g，三七粉3g，牛膝9g，生地黄15g，枳壳9g，延胡索9g，炒川楝5g，九香虫3g。

7. 脾虚痰阻

主症：①泛吐酸水，恶心；②胸骨后隐痛。

次症：①乏力身重；②纳差；③泛吐痰涎；④便溏；⑤舌淡胖，苔滑腻；⑥脉细滑。

证候确定：主症2项加次症2项。

治法：健脾化湿，和中化痰。

主方：参苓白术散（《太平惠民和剂局方》）加减。

药物：太子参15g，茯苓10g，炒白术10g，山药15g，白扁豆15g，陈皮9g，白豆蔻6g，薏苡仁30g，法半夏9g，胆南星6g，茵陈10g，浙贝母9g，甘草5g。

我的临床体会：反流性食管炎是在脾胃虚弱的基础上，出现胃气上逆而致病。临床多见脾胃虚弱，胃气上逆证。治宜健脾益胃，和胃降逆。方用陈夏六君子汤加减。

基础方：党参10g，炒白术10g，茯苓15g，甘草5g，陈皮10g，清半夏9g。

随证（症）加减：伴吐酸者，加海螵蛸15g，煅瓦楞子30g以抑酸和胃；若嗳气频繁者，加旋覆花10g，代赭石10g以顺气降逆；若心烦易怒者，加合欢皮12g，炒山栀10g以安神除烦；若胸骨后或剑突下灼热者，加黄连5g，吴茱萸3g，蒲公英15g以和胃清热；若疼痛较重者，加川楝子6g，延胡索15g以行气止痛；若腹胀便结者，加槟榔15g，大黄10g以通便消胀；若脘胀痞闷，不思饮食者，加枳实10g，茵陈10g以化浊祛湿，醒脾清肝；若胸膈满闷甚者，加薤白10g，瓜蒌30g以增强宽胸理气之力；若腹满、纳呆、便溏者，加苍术9g，焦三仙30g，白蔻仁6g以健脾和胃化浊；若手足不温、脘腹胀闷、喜暖喜按者，可加干姜6g，桂枝10g以温补脾胃；若津伤较甚者，加麦冬12g，玄参15g，生地黄15g以助增液润燥之力；若阴虚内热较重者，加生地黄24g，沙参15g，牡丹皮12g，知母10g以加强滋阴清热之力。

第 125 讲
胃食管反流病治宜和胃降逆

今天举一典型病例，讲讲胃食管反流病的治疗要和胃降逆。

胃食管反流病的病位在食管，发病与肝、脾、胃关系密切。多因情志失调、饮食不节、劳累过度，或久病伤脾而致病。发病机理是脾胃损伤，升降失司，胃气上逆，从而产生胸骨后痛或剑突下烧灼样疼痛、泛酸、吞咽不利等症。治宜和胃降逆，制酸止痛。举一典型病例如下。

刘某，女，45 岁，家庭妇女。2009 年 7 月 6 日到我院消化中心就诊。

主诉：反酸、烧心、反食反复发作 1 年，加重 1 个月。

现病史：患者近 1 年来反酸、烧心、反食反复发作，食后加重，时有胸骨后疼痛。

现症：反酸、烧心，胃胀，胸骨后时有疼痛，早饱嗳气，无恶心呕吐，纳可，二便调，平时急躁易怒。舌淡红，苔薄白，脉细弦。

既往史：否认其他系统慢性病史及肝炎，无烟酒嗜好。

实验室检查：2009 年 6 月 26 日胃镜检查诊断为反流性食管炎。

中医诊断：吐酸（肝胃不和证）。

西医诊断：反流性食管炎。

辨证：肝郁气滞，胃失和降。

治法：疏肝理气，和胃降逆。

方药：党参 10g，生白术 10g，茯苓 10g，炙甘草 5g，柴胡 10g，白芍 20g，延胡索 15g，枳壳 10g，旋覆花 10g，代赭石 10g，黄连 3g，吴茱萸 3g，降香 10g，海螵蛸 15g，煅瓦楞子 30g。7 剂，每日 1 剂，水煎服。

7 月 14 日二诊：服上方 7 剂后，反酸、烧心、胃胀程度减轻，反食及胸骨后疼痛基本消失，苔薄白，脉细弦。上方加陈皮、清半夏各 10g，7 剂。

7 月 22 日三诊：药后诸症消失，予复方陈香胃片继续服 1 个月以巩固疗效。

体会：患者平时易生气，肝气郁结，横逆犯胃，肝胃不和，胃失和降，故见反酸、烧心、反食、胃胀、早饱、嗳气；肝气郁结，不通则痛，故见胸骨后疼痛。舌质淡红，苔薄白，脉弦为肝郁之象。《医家心法·吞酸》说："凡是吞酸，尽属肝木曲直作酸也。"本病发病多为肝胃不和，胃气上逆。其病在食管，涉及肝、脾、胃等脏腑。

辨证时，应首先分清寒热虚实。实热证多见舌质红，苔黄腻，脉弦滑数；虚寒证多见舌质淡，苔白，脉沉滑。治疗大法以和胃降逆、调节气机升降为主。故本病案以四君子汤健脾益气；以四逆散疏肝理气；以旋覆花、代赭石等和胃降逆；海螵蛸、煅瓦楞子制酸和胃；黄连、吴茱萸为左金丸，清肝和胃，收敛制酸。诸药合用，共奏健脾益气、和胃降逆、抑酸止痛之功。二诊加陈皮、清半夏为加大健脾和胃、降逆制酸之力。经治主症消失后，用具有健脾疏肝、和胃制酸功效的复方陈香胃片继续服 1 个疗程，以巩固疗效，防止复发。

服中药汤剂时，加入藕粉或白及粉 1～2 匙调匀，采取右侧卧位，一口一口吞下汤药，使中药与食管炎病灶部位充分接触，起到局部治疗与整体治疗相结合的作用，可提高临床疗效。这是江苏省中医院徐景藩国医大师的经验。

第 126 讲
胃食管反流病的诊疗思路

今天给大家讲胃食管反流病的诊疗思路。

中医将胃食管反流病（GERD）分五个证候辨证治疗：肝胃郁热证，治以疏肝泄热、和胃降逆，用柴胡疏肝散合左金丸加减治疗；胆热犯胃证，治以清化胆热、降气和胃，用龙胆泻肝汤合温胆汤加减治疗；中虚气逆证，治以健脾和胃、疏肝理气，用六君子汤合四逆散加减治疗；气郁痰阻证，治以开郁化痰、降气和胃，用旋覆代赭汤合半夏厚朴汤加减治疗；瘀血阻络证，治以活血化瘀、行气止痛，用血府逐瘀汤加减治疗。

下面介绍我诊疗胃食管反流病的思路。

1. 补益脾胃的四君子汤是治疗 GERD 的基础方

中医有"久病必虚"的理论。GERD 反复发作，长期患病，会使脾胃损伤，所以常常看到 GERD 患者有面色萎黄、肢体困倦、舌体胖大、舌边有齿痕、脉象沉细等脾胃气虚的表现。故 GERD 以脾胃气虚为本，治宜补益脾胃，要用四君子汤为基础方治疗，但要灵活应用四君子汤。

2. 海螵蛸与瓦楞子、吴茱萸与黄连、旋覆花与代赭石是治疗 GERD 的效药

胃食管反流病与酸相关，中药海螵蛸、煅瓦楞子、煅牡蛎具有和胃制酸的功效。同时嘱咐患者，吃饭时要慢慢吃，要细嚼慢咽，增加口腔唾液分泌。因为口腔中的唾液能有效中和胃酸，起到食管化学清除作用。

胃食管反流主要症状是烧心、反酸，中医学认为烧心为肝胃郁热，因此用黄连清泄胃热，同时予以吴茱萸以防黄连过于苦寒，二者寒热并用，辛开苦降；中医学认为反酸是胃气上逆，旋覆花、代赭石二者合用降逆和胃，使胃气得降。

3. 柴胡、枳实能恢复胃肠动力是治疗 GERD 的要药

药理研究表明：柴胡可明显减少胆汁中胆酸、胆色素及胆固醇浓度，以及胆盐对胃黏膜的损害；枳实能促进胃肠蠕动，增强胃排空能力，从而减少胃腔容积，减轻胃壁张力，避免因过高张力反射性引起幽门不规则开放，造成胆汁反流。中药柴胡、枳实具有恢复胃肠动力的功效，有利于损伤的食管黏膜修复和愈合，为治疗 GERD 的要药。

4. 调节饮食是治疗 GERD 的基本措施

胃食管反流病除药物治疗外，还要避免暴饮暴食，要少吃油腻食物，应忌喝咖啡，少吃巧克力；应禁忌烟酒，避免吃过冷过热及酸甜辛辣等有刺激性的食物，晚餐不宜吃得过饱，睡前不宜进食，进餐后不宜立即平卧；要避免服用会降低食管下端括约肌张力的药物，如普鲁本辛、颠茄、阿托品、氨茶碱、烟酸、异搏定、心痛定、安定等。

5. 保持平和心态可提高治疗 GERD 的临床疗效

患者要注意调畅心神，保持情绪稳定及平和心态，尽量避免七情太过的刺激；要劳逸结合，适当参加体育锻炼等均有利于 GERD 的康复。

胃食管反流病预后一般良好，多能治愈，但容易反复发作。若失治或治疗不当，或年老体弱、病程长，可引起食管溃疡，或瘢痕挛缩而引起食管狭窄、梗阻，影响进食，甚至慢性出血，可引起营养不良及贫血。Barrett 食管反复发作，可导致食管癌变，所以要高度重视胃食管反流病的预防和治疗。

我对胃痛病名、病因与发病特征的认识

1. 关于病名

胃痛是临床上的常见病，关于胃痛病名我有如下看法。

（1）胃痛的病名最早见于《内经》:《素问·五常政大论》说"少阳司天，火气下临，肺气上从……风行于地，尘沙飞扬，心痛，胃脘痛"，在 2000 多年以前的《内经》中第一次提出了胃脘痛这个病名。

（2）胃痛与胃脘痛有别：胃痛是指以上腹胃部发生疼痛为主症的病证，限于胃腑本身的病变；胃脘痛除了胃腑本身的病变外，还包括一部分肝、胆、胰腺的疾病。

（3）胃痛有急症胃痛与慢性胃痛之分：急症胃痛是指以上腹胃部突发性中度以上的疼痛为主症的病证；慢性胃痛是指以上腹胃部反复发作性疼痛为主症的病证。

2. 胃痛的致病因素

我归纳了胃痛的致病原因有八：肝气犯胃、寒邪客胃、饮食伤胃、湿热阻胃、瘀血停胃、脾胃虚损、痰饮凝胃、蛔虫扰胃。

3. 胃痛的发病特征

我从胃痛发病的首发症状、伴随症状、最早出现的证候三个方面来阐述胃痛的发病特征。

（1）首发症状——胃痛：胃痛是以症状命名的病，首发症状是上腹胃部疼痛。胃痛时可连及胸胁部或放射至腹背部，常常兼见胃肠道症状及全身症状。

（2）伴随症状——胃肠道症状：胃痛除了首发症状（上腹胃部疼痛）外，还有伴随症状。如肠道症状见恶心呕吐、嘈杂反酸、嗳气呃逆、脘腹胀满、大便异常等，全身症状见倦怠乏力、气短懒言、四肢酸懒、面黄肌瘦等。

（3）最早出现的证候——肝气犯胃证：引起胃痛的原因多为饮食、情志。

临床证候特征是胃脘胀痛、痛窜胁背、嗳气痛轻、气怒痛重、善叹息、矢气则舒。这些临床表现属于中医的肝气犯胃证。

胃痛的病位在胃，但与肝、脾关系密切，基本病机为胃的气机阻滞，气血凝滞不通，不通则痛。胃痛发病缓慢，但反复发作。胃痛的病机是本虚标实，虚实夹杂。胃痛的病势发展，是由气至血、由滞而瘀、由胃腑到脏。

第128讲
胃痛的常见证候与辨证要点

今天给大家讲胃痛的常见证候与辨证要点。

1. 常见证候

中医学认为胃痛是一个病，常见的 8 种病因导致的证候和临床表现如下。

（1）肝气犯胃证：胃脘胀痛，痛窜两胁，嗳气频作，气怒痛苦，胸脘痞闷，嘈杂吞酸，喜叹息。舌边红，苔白，脉沉弦。

（2）寒邪客胃证：胃凉暴痛，遇冷痛重，纳呆喜热，口淡乏味，或有寒热表证，泛吐清水，大便稀溏，小便清长。舌淡苔白，脉弦紧。

（3）饮食伤胃证：伤食胃痛，脘腹饱胀，厌食拒按，嗳腐酸臭，恶心呕吐，吐后症轻，大便不爽，矢气酸臭。舌苔厚腻，脉弦滑。

（4）湿热阻胃证：胃脘热痛，胸脘痞满，口苦口黏，头身重着，纳呆嘈杂，肛门灼热，大便不爽，小便不利。舌苔黄腻，脉滑数。

（5）瘀血停胃证：胃痛如割，痛久拒按，痛处不移，入夜、食后痛甚，痛彻胸背，呕血、黑便。舌赤带紫暗或舌质暗红，或有瘀斑；脉弦涩。

（6）痰饮停胃证：胃脘痞痛，胸腹堵闷，呕吐痰涎，口黏不爽，肢体沉重，口淡不饥。苔白厚腻，脉弦滑。

（7）脾胃虚损证：胃部隐痛，喜按喜揉，纳少便溏，得食痛减，稍多食则饱胀，口淡流涎。舌淡有齿痕，舌苔薄白，脉象沉细。脾虚甚兼见脾胃虚寒，则胃凉隐痛，喜热怕冷，遇冷痛重，畏寒肢冷。

（8）蛔虫扰胃证：脘胁突发窜痛，痛剧难忍，辗转不安，甚至汗出、肢冷而厥，痛止则安静如常人；吐蛔或便蛔，能食面瘦，面有虫斑；或夜寐磨齿，口角流涎。舌淡红，苔白或微黄或见花斑，脉乍大乍小、弦数。

实际上，胃痛在临床上常见的证候有肝胃不和证、胃痛寒凝证、中气下陷证、胃阴不足证、胃痛食积证、胃痛瘀血证、胃痛虚寒证、胃痛湿热证、胃痛实热证、胃痛湿浊证、胃痛气逆证、胃痛痰饮证、蛔虫扰胃证、胃络损伤证、毒物伤胃证等 15 个证候，我归纳治疗方法为"治胃十五法"，以后给大家介绍。

2. 辨证要点

首辨气血；次辨寒热；再辨虚实；分辨缓急。

（1）首辨气血：胃为多气多血之腑，胃病初起多在气，表现为胃痛且胀，以胀为主；痛无定处，窜走胸胁，时作时止，聚散无形。久病入血，临床表现为胃痛持久而夜甚，痛如针刺刀割，痛有定处，固定不移，舌系带和舌质紫暗，甚则出现呕血黑便。

（2）次辨寒热：感受寒邪，引起胃脘作痛。多表现为胃痛暴作，胃凉喜暖，得热痛减，遇冷痛甚，口淡纳呆，脘腹胀满，舌淡苔白，脉弦紧等症。火热胃痛的临床表现为胃痛暴作，痛势急迫，胃部灼热，口干口苦，烦渴饮冷，便秘尿黄，舌红苔黄，脉象弦数等症。

（3）再辨虚实：新病体壮者多实；久病体衰者多虚。胃痛且胀，痛处急迫，大便干结者为实；胃痛隐隐，痛势徐缓，大便稀溏者为虚。胃热喜凉拒按者为实；胃凉喜暖喜按者为虚。

（4）分辨缓急：凡胃痛暴作，痛势急迫者，多因忧思恼怒、外感寒邪、暴饮暴食致胃络损伤，使胃的气机阻滞，胃失和降而痛，病势急迫，多为急症胃痛；胃痛反复发作，隐隐作痛，时好时坏，时轻时重，病势缓慢，多为慢性胃痛。

第 129 讲
胃痛的诊疗思路

今天给大家讲讲胃痛的诊疗思路。

1. 审证求因, 治胃宜辨证与辨病相结合

医生在询问病情, 了解病因, 确定证型, 选用基本治法和确立主方后, 还要依据兼证（兼症）进行加减；同时还要根据理化检查结果, 适当选用 2 ~ 3 味有针对性的中药加入处方中, 以提高疗效。例如因生气引起胃痛, 中医诊断为胃痛肝气犯胃证。辨证: 脾胃虚弱, 肝气犯胃。治法: 健脾和胃, 疏肝止痛。方用四君子汤合四逆散为基础方随兼证（症）加减。若碳 –13 尿素呼气试验检查, 幽门螺杆菌阳性者, 加黄芩、蒲公英杀菌；胃镜检查见出血者, 加白及、三七止血；胃镜检查见胃有溃疡者, 加乌贝散, 促进溃疡愈合。

2. 胃以通降为顺, 治胃勿忘通降胃腑

六腑以通为用, 胃痛是胃的气血凝滞不通, 胃失通降, 气机阻滞而致疼痛。因此, 治胃宜通降胃气, 但这里讲的"通"不仅仅是通下、通泄的通腑, 而是指广义的"通"。凡通畅气机, 疏通壅塞, 消通郁滞者, 均可谓通。如因气滞导致胃痛, 疏肝理气是通, 可选木香、延胡索；因瘀血导致胃痛, 活血化瘀是通, 可选丹参、红花；因食积导致胃痛, 消积导滞是通, 可选莱菔子、鸡内金、山楂；因寒凝导致胃痛, 温胃散寒是通, 可选生姜、干姜、高良姜。

3. 脾胃互为表里, 治胃要兼治脾

脾胃为后天之本, 互为表里, 脾气主升, 胃气主降。脾与胃升降相因, 在生理功能上相互依存, 在病理表现上相互影响, 所以治脾病要以健脾升提为法, 兼通降胃气；治胃病要以和中通降为法, 兼升健脾气。如治脾虚证, 在用党参、白术、茯苓、甘草健运脾气的同时, 还要加用陈皮、法半夏以和中降胃气。

4. 诸痛皆生于气，治胃要疏肝理气

张子和云"诸痛皆生于气"，故治胃痛要疏肝理气。理气药具有通降的作用，无论胃痛是哪种证型，都应配伍理气药。特别是女性患者多有抑郁焦虑情绪，更应在辨证论治的处方中加用1～2味疏肝理气药如香附、郁金、玫瑰花、合欢花、玳玳花、绿萼梅等以疏肝理气；同时进行心理治疗，调节情志，以提高疗效和巩固疗效。

5. 胃为多气多血之腑，治胃须调理气血

胃为多气多血之腑，胃痛多因气滞血凝、气血不通所致，胃病初起在气，久病在血，所以治胃病不仅要调理气分，还要调理血分。理气方面前已介绍过，而调理血分，则是在辨证治疗处方中加1～2味调理血分的如丹参、当归、芍药、三七等药。

6. 胃病多有Hp，治胃要根除Hp

胃镜检查有Hp感染时，可见胃黏膜充血、水肿、糜烂，望舌苔黄厚腻，属中医湿热证。治宜在辨证用药基础上，辅以黄连及大黄清化湿热，加蒲公英清热解毒以杀菌，加丹参活血化瘀以改善胃黏膜血液循环来改善胃的局部营养，从而改变胃的内环境而有利于抑杀Hp。

7. 饮食自倍，肠胃乃伤，治胃要调节饮食

胃病患者进食应饥饱适度，吃七分饱为宜；食物要荤素搭配，以素食为主；饮食宜软硬适中，忌生冷辛辣油腻：一日三餐要定时定量：要忌烟少酒，不喝浓茶、咖啡。

第 130 讲
胃痛的疗效评定标准

用药治病的疗效好不好，有疗效评定标准。今天讲胃痛的疗效判定标准。

胃痛的疗效判定标准，包括胃止痛疗效判定标准、胃镜疗效评定标准、病理疗效评定标准、症状疗效标准、临床疗效判定标准等 5 个疗效评定标准。

1. 胃止痛疗效判定标准（全国急症胃痛协作组 1984 年制定）

显效：服药 30 分钟内，胃痛消失；观察 60 分钟后，胃痛不复发者。

有效：服药 30 分钟内，胃痛减轻一个级度；或服药 60 分钟内，胃痛消失者。

无效：服药 60 分钟后，胃痛未消失者。

2. 胃镜疗效评定标准

痊愈：胃黏膜红润，黏膜光滑，胃液清亮。

有效：胃黏膜局部轻度充血水肿，黏膜光滑或略有粗糙；胃液轻度混浊。

无效：胃黏膜相治疗前后无明显变化。

3. 胃黏膜病理疗效评定标准

痊愈：胃黏膜无活动性炎症，无肠上皮化生及腺体萎缩。

有效：胃黏膜轻度活动性炎症，肠上皮化生、腺体萎缩等较治疗前减轻 1 ～ 2 级。

无效：治疗前后比较，胃黏膜无明显变化。

4. 症状疗效标准

基本治愈：症状疗效率≥ 95%。

显效：症状疗效率≥ 70%，但< 95%。

有效：症状疗效率≥ 30%，但< 70%。

无效：症状疗效率< 30%。

5. 临床疗效判定标准

治愈：主症、次症基本消失，理化检查恢复正常，症状疗效率≥ 95%。

显效：主症、次症和理化检查明显好转，症状疗效率≥70%，但＜95%。

有效：主症、次症减轻，理化检查改善不大，症状疗效率≥30%，但＜70%。

无效：主症、次症减轻，理化检查无变化，症状疗效率＜30%。

恶化：症状加重，理化检查恶化。

第131讲
活血化瘀法在胃病中的应用

我治胃病的习惯，是在处方中加用活血药。今天讲活血化瘀法在胃病中的应用。

胃脘痛是外邪犯胃、饮食失节、忧思恼怒、久病虚弱、劳倦过度、虫积窜扰等病因引起脏腑失调，气血凝滞不通，瘀血内结所致。胃为多气多血之腑，胃病的临床表现多有胃痛如针刺，或如刀割，痛有定处，夜间痛甚，或有便黑，舌尖瘀点，舌质暗红，舌下静脉紫暗等瘀血见症。治宜在辨证论治的基础上，加活血化瘀药。我自拟温胃活血汤、清胃活血汤、补胃活血汤、泻胃活血汤，治胃病疗效满意。

1. 温胃活血汤

组成：香附、高良姜、荜茇、川芎、生蒲黄、九香虫。适用于寒邪犯胃，气血凝滞证。症见胃痛夜重，痛处不移，遇冷即发，得热痛减，喜热饮食，唇舌紫暗，脉沉迟弦。方用高良姜、荜茇温胃散寒；川芎、生蒲黄活血化瘀；佐以香附、九香虫理气止痛。诸药共奏活血化瘀，温胃散寒之功。寒凝得以温通，瘀血得以化散，气血运行通畅，通则不痛。

2. 清胃活血汤

组成：黄芩、黄连、吴茱萸、大黄、郁金、丹参。适用于湿热中阻，气血瘀滞证。症见胃脘刺痛，灼热烦闷，嘈杂泛酸，口干口苦，便溏肛灼，舌质紫红，苔黄厚腻，脉象滑数。方用黄芩、黄连、大黄清泻胃热，燥湿通腑，使阳明热邪随大便排出；吴茱萸用量宜小，有辛散郁热的妙用；丹参、郁金、大黄清热散结，活血化瘀，使湿热除，瘀血散，胃气降，痛自愈。

3. 补胃活血汤

组成：黄芪、党参、当归、白术、枳实、莪术。适用于脾胃虚弱，气血停滞证。症见胃脘刺痛，或有隐痛，痛处不移，喜按喜暖，泛吐清水，纳少乏力，餐后饱胀，大便溏薄，唇舌紫暗，脉沉细迟。方中重用黄芪、党参益气健脾补胃；莪术除活血化瘀作用外，尚有健脾开胃消食之功。名医王好古曾说"莪术亦能益气"，以及《本草备要》载"莪术消瘀通经，开胃消食"就是佐证。辅以当归养血活血，枳术丸健脾消胀，瘀血散，胃气足，痛自愈。

4. 泻胃活血汤

组成：生大黄、黄连、黄芩、栀子、赤芍、延胡索、醋柴胡。适用于气滞血瘀，腑气不通证。症见胃脘胀痛，有如针刺，攻注两胁，气怒痛著，牙龈肿痛，口臭口疮，大便干燥，或有黑便，舌质暗红，脉象弦滑。方用大黄、黄芩、黄连、栀子清泻脾胃郁积滞热，以恢复胃气下行、腑气通顺的正常功能；赤芍、延胡索、大黄有凉血活血、散瘀止痛的作用；佐以醋柴胡疏肝解郁，理气止痛。诸药相合，使腑气得通，积热得清，气郁得舒，瘀血得化，则胃痛自止。

胃脘痛多有气血凝滞不通的瘀血症状。瘀血是各种致病因素导致的病理性产物，这是活血化瘀法在胃病中应用的共同基础。但见瘀治瘀，实属治标之举，要在中医理论指导下辨别胃痛的寒热虚实，分别采用温胃散寒、清胃泻热、补益脾胃、泻胃通腑等不同的治则，方是治本正法。

胆汁反流性胃炎 2824 例临床分析

今天介绍我对胆汁反流性胃炎 2824 例临床分析。

胆汁反流性胃炎（BRG）是因各种原因导致幽门功能不全，出现胆汁、胰液和肠内碱性液体向胃内反流，破坏胃黏膜屏障，引起胃黏膜充血、水肿、糜烂或呈萎缩性样改变的疾病。据统计，胃镜检出率为 9.9% ～ 24.2%，为临床常见病。为探讨 BRG 辨证治疗用药的规律，我统计了有关论文 30 篇 2824 例的 BRG 病例，具体分析于下。

1. 一般资料

在 2824 例 BRG 患者中，男性 1695 例，女性 1129 例，年龄最小 16 岁，最大 70 岁。病程最短为 35 天，最长 27 年。全部病例均做胃镜检查，见幽门口有胆汁反流或见黏液黄橙色，其中合并食管炎 322 例（占 11.4%）、浅表性胃炎 1361 例（占 48.9%）、胃及十二指肠球部溃疡 384 例（占 13.6%）、上消化道出血 98 例（占 3.47%）、萎缩性胃炎 334 例（占 11.83%）。2824 例中做过胃切除手术的有 303 例，另有 284 例患者兼有胆道疾患。临床主要症状是胃脘痛（隐痛、胀痛、灼痛），餐后加重者 2541 例，脘腹胀满等不适者 2259 例，呕吐胆汁、口苦者 1976 例。食欲减少、乏力消瘦、体重减轻者 1835 例，嗳气、呃逆者 1694 例，嘈杂、反酸、烧心者 1412 例，大便异常者 847 例。

2.BRG 辨证

BRG 以肝胃不和证最多见。在 2824 例患者中，有明确辨证分型的 2400 例，共分为 28 个证型，其中肝胃不和证、肝气犯胃证、肝胃气滞证、胆胃不和证、肝气横逆证、胃失和降证 941 例，占 33.32%。其余依次为湿热中阻证、肝胃不和证、湿热内蕴证 468 例，占 16.57%；脾虚气滞证、脾虚肝郁证 317 例，占 11.05%；肝胆郁热证、肝胃郁热证、胆胃蕴热证 259 例，占 9.17%；脾胃虚弱证、脾胃虚寒证、寒邪犯胃证、中焦虚损证 296 例，占 10.48%；胃阴不足证、肝胃阴虚证、脾胃阴虚证 258 例，占 9.14%；气滞血瘀证 104 例，占 3.68%；寒热互结证、虚实夹杂证 168 例，占 6.59%。

3. 治疗方药以柴胡剂、四逆散最广

近年来报道治疗 BRG 的方药有 4 种方式：一是固定处方，随症加减；二是在固定处方的基础上，进行辨证加减；三是辨证论治与辨病治疗相结合；四是辨证论治。在 2824 例 BRG 中，治疗方剂有四逆散、柴胡疏肝散、升降汤、和胃合剂、加味柴胡汤、通降和中汤、疏肝和胃汤、四逆散合金铃子散、调胃消胀丸、降逆安中汤、柴胆和胃汤、降逆汤、加味温胆汤、加味四逆散、平胃散、降逆安胃汤、升降调和汤、蒿芩清胆汤等 20 个方剂，但具有疏肝解郁、理脾和中的四逆散应用最多，表明四逆散是治疗 BRG 最常用的方剂。处方中应用的中药有 80 余种，依照出现频率的顺序是柴胡（35 次），甘草（32 次），白芍（28 次），半夏（26 次），陈皮（23 次），大黄、枳实、黄芩（18 次），枳壳、代赭石、旋覆花（17 次），白术（16 次），郁金、黄连（15 次），丹参、延胡索、茯苓（14 次），木香、黄芪、竹茹、乌贼骨 / 海螵蛸（10 次），茵陈、吴茱萸、蒲公英、瓦楞子、厚朴、砂仁、金钱草、桃仁、红花、桂枝（9 次），赤芍、香附、鸡内金、莱菔子、三棱、莪术（8 次）；出现频率在 8 次以下的中药，有白花蛇舌草、香附、干姜、青皮、青蒿、牡蛎、生龙骨、栀子、山药、丁香、乌药、川楝子、川芎、升麻、苍术、瓜蒌、百合、丹皮、槟榔、马勃、夏枯草、苏梗、生姜、大枣、细辛、龙胆草、杏仁、麦芽、稻芽、石膏、木瓜、乌梅、沙参、麦冬、生地黄、五灵脂、蒲黄、贝母、佛手、沉香、白及等。在治疗 BRG 的处方中应用最多的中药是柴胡。

4. 讨论

（1）BRG 的中医病名应为胃脘痛。中医无"胆汁反流性胃炎"的病名，根据统计，2824 例 BRG 患者中有 2541 例出现胃脘痛症状，占 89.88%。因此，我认为 BRG 的中医病名应为胃脘痛。

（2）BRG 的病因有饮食不节、脾胃虚弱、情志失调及手术损伤等，但主要病因是胆病犯胃和手术损伤。因胃部分切除连带幽门也被切除，幽门括约肌失去功能，可出现十二指肠液反流入胃，损伤胃黏膜而导致本病发生。

（3）BRG 的病机是肝失条达，脾失健运，胃失和降，胆邪逆胃。其病在胃，其因在胆，其源在肝。若因情志失调和行胃胆囊切除术等因素影响，致使肝失疏泄之职，脾失健运之能，胃失和降之性，则胆汁不能随胃气下降，反而上逆于胃，损伤胃腑，产生胃痛、胀满、呕苦等症状。治要抓住主要病机，以疏肝利胆、健脾助运、调理气机、和胃降逆为治则。

（4）BRG 的证型：统计 BRG 有 28 个证型，辨证以肝胃不和证最多见，治法多用疏肝利胆、调气和胃，治疗的 20 个方剂中以四逆散应用最多，处方所用 80 余味中药中以柴胡最多，几乎每张处方都用柴胡。

（5）BRG 调护：重视对 BRG 的调护，有利于促进康复。BRG 为慢性病，患者要有"打持久战"的思想准备，要树立战胜疾病的信心，要坚持治疗。同时要调节情志，稳定情绪；戒除烟酒，少吃辛辣等有刺激性食物，少吃生冷食物，做到饮食有节，起居有时；适当锻炼身体，增强体质，养成良好的生活习惯，均可促进本病早日康复。

第
132
讲

胆汁反流性胃炎 2824 例临床分析

第 133 讲
说说急症胃痛

1984 年，我提出急症胃痛这个病名。今天给大家说说急症胃痛。

中医院校的统一教材《中医内科学》中没有急症胃痛这个病名。这个病名是我在 1984 年搞中医急症时提出来的。卫生部 1983 年发布《关于加强中医医院急诊工作的意见》和 1984 年《关于成立高热等急症协作组的通知》，于是全国 13 个省市 16 家三级甲等中医医院的一批脾胃病专家于 1984 年 6 月 7 日在北京成立了全国痛症协作组，推选我担任胃痛组组长，牵头开展对胃痛的临床与实验研究。

我首先提出"急症胃痛"这个中医病名。把剑突下、脐部以上部位，突出发生在中腹以上疼痛为主症而持续半小时以上不能自行缓解的病证，称为急症胃痛。把胃痛的发病原因归纳为寒邪客胃、肝气犯胃、饮食伤胃、湿热阻胃、瘀血停胃、痰饮凝胃、蛔虫扰胃、诸毒损胃等 8 个方面。发病机理是以上 8 种因素导致脾胃损伤，脏腑失调，胃失和降，气机受阻，胃的气血凝滞不通而引起急症胃痛的发作。我提出将急症胃痛分为气滞证、食积证、湿热证、虚寒证、瘀血证等 5 个证型进行辨证施治。自拟了理气止痛、消食止痛、清化止痛、温中止痛、和活血止痛等 5 个处方。我提出的病名、病因病机、治法方药得到同行认可，由北京中药总厂制成口服液剂型，制定统一观察方案，在全国 16 家三级甲等中医医院进行临床观察。自 1984 年 10 月至 1986 年 12 月，在协作组内临床观察了急症胃痛 2262 例次，现将临床观察结果报告如下。

用理气止痛口服液治疗急症胃痛气滞证 571 例（654-2 对照观察 111 例），用温中止痛口服液治疗急症胃痛虚寒证 570 例（654-2 对照观察 130 例），用清化止痛口服液治疗急症胃痛湿热证 569 例（654-2 对照观察 104 例），用活血止痛口服液治疗胃痛瘀血证 70 例（654-2 对照观察 34 例），用消食止痛口服液治疗急症胃痛食积证 69 例（654-2 对照观察 34 例）。全国急症胃痛协作组临床观察急症胃痛 2262 例，经纤维胃镜检查的有 1310 例，经上消化道造影钡餐检查的有 920 例，另有 32 例急症胃痛患者，在急诊科经治疗后胃痛缓解未进行检查。已检查明确诊断为胃及十二指肠溃疡的 719 例，各种胃炎及十二指肠炎的有 1122 例，胃痉挛 362 例。另有胃下垂、胃黏膜脱垂、胃石症、胃癌共 59 例。在观察的病例中，男性 1346 例，女性 916 例；年龄最小者 14 岁，最大者 81 岁；病程最短者为 1 天，最长者为 50 年。现重点介绍急症胃痛气滞证。

主症：胃脘胀痛。

次症：痛窜胁背，气怒痛重，嗳气频作，胸脘堵闷，排便不畅，矢气则舒，舌苔薄白，脉象多弦。

诊断：凡具备主症和任意两项次症者，即可诊断为急症胃痛气滞证。

辨证：肝气郁结，横逆犯胃。

治法：疏肝解郁，理气止痛。

方药：理气止痛口服液。由醋柴胡、炒白芍、炙甘草、炒枳壳、炒川楝子组成。每次 20mL，温服，药后观察 30 分钟。若效果不明显，再口服 20mL 理气止痛口服液，继续观察 30 分钟。然后按统一标准判断疗效。原则上按 3 ∶ 1 随机选择对照组，对照组给予 654-2 片剂 10mg 口服，观察方法用中药治疗组。若患者不接受 654-2 片剂对照观察，则给中药理气止痛口服液。

典型病例：赵某，女，35 岁。初诊时间：1984 年 11 月 5 日。

该患者有胃痛病史 15 年，每因饮食不慎或情绪变化而发作。1984 年 9 月 19 日因胃痛、黑便在我院肿瘤科做胃镜检查（胃镜号 84114）。诊断结果：①贲门口溃疡合并出血，不除外恶变；②慢性浅表性胃炎。以上消化道出血收入北京市中医医院内一病区治疗。经治疗，出血已止，胃痛不明显。患者今日中午因生气诱发胃痛。症见胃部胀痛，窜攻两胁，坐卧不安，呻吟不已，胸中堵闷，嗳气打嗝，纳呆腹胀，大便干燥，头痛乏力，烦躁，舌质淡红，舌苔薄白，脉象细弦。

辨证：肝气郁结，气机阻滞。

治法：疏肝解郁，理气止痛。

中医诊断：急症胃痛气滞证（属重度胃痛）。

治疗：理气止痛口服液 20mL，温服。服药后 5 分钟胃痛开始减轻，药后 15 分钟后胃痛消失，观察 1 小时后胃痛无复发。最后疗效判定为显效。

按语：患者因上消化道出血住院，表明其脾胃气虚，胃络损伤。经宁络止血治疗，胃痛基本消失，但脾胃功能尚未完全恢复。今日与同屋病友吵架，气怒伤肝，肝气横逆犯胃，胃气阻滞，气血凝阻不通而胃痛发作。现予理气止痛口服液治疗，内有柴胡疏肝解郁，芍药、甘草缓急止痛，延胡索理气活血止痛，川楝子泻肝理气止痛，枳壳宽胸顺气止痛。诸药合用，共奏疏肝解郁、理气止痛之功。病药相符，故药后 5 分钟痛减，15 分钟胃痛消失，有如桴鼓之效。

全国急症胃痛协作组应用理气止痛口服液治疗急症胃痛气滞证 571 例，其中获显效（药后 30 分钟内胃痛消失）272 例；有效（药后 1 小时内胃痛消失）225 例，无效 74 例，总有效例数 497 例，总有效率 87.04%。用 654-2 片剂做对照观察 111 例，获显效 43 例，有效 41 例，无效 27 例，总有效例数 84 例，总有效率 75.68%。经卡方检验，治疗组与对照组总有效率相比有显著的差异（χ^2=11.39，$P < 0.01$），治疗组的显效率明显高于对照组。根据 16 家三级甲等中医医院的临床观察结果，理气止痛口服液对胃及十二指肠溃疡、各种胃炎气滞证的胃痛有确实的止痛疗效。其止痛起效时间在 15 ～ 30 分钟之间。临床观察表明，理气止痛口服液有止痛起效快、疗效好、止痛维持时间长、无不良反应、服用方便等优点。

1. 急症胃痛程度分轻、中、重三级

轻度疼痛：胃脘疼痛较轻，疼痛可以忍受，无痛苦面容。

中度疼痛：胃脘疼痛较重，有痛苦面容，但无坐卧不安。

重度疼痛：胃脘痛重，剧痛难忍，坐卧不安，捧腹呻吟。

2. 急症胃痛的止痛疗效评定标准（全国急症胃痛协作组 1984 年制定）

急症胃痛的止痛疗效，分显效、有效、无效三级进行评定。

显效：用药后，30 分钟内胃痛消失；观察 60 分钟，胃痛不复发。

有效：用药后，30 分钟内胃痛减轻；观察 60 分钟，胃痛不复发，或用药后 60 分钟内胃痛消失。

无效：用药后，60 分钟内胃痛未消失。

小结：全国急症胃痛协作组在 1984 ～ 1986 年应用温中止痛口服液、理气止痛口服液、清化止痛口服液、活血止痛口服液、消食止痛口服液分别治疗急症胃痛虚寒证、气滞证、湿热证、瘀血证、食积证共 1849 例。按全国急症胃痛协作组制定的止痛疗效评定标准，获显效 932 例（显效率为 50.41%），有效 688 例（有效率为 37.21%），无效 229 例（无效率为 12.38%），总有效例数为 1620 例，总有效率为 87.62%。对照组用解痉止痛西药 654-2 片剂观察 413 例，显效 154 例（占 37.2%），有效 160 例（占 38.7%），无效 99 例（占 23.97%），总有效例数 314 例，总有效率为 76.03%。经卡方检验，中药治疗组与西药对照组的总有效率相比，有非常显著的差异（χ^2=41.427，$P < 0.001$），两组的显效率相比，中药治疗组亦明显优于西药对照组。从临床观察结果表明，5 种止痛口服液对消化性溃疡、各种胃炎、胃痉挛等病症所引起的急症胃痛有明显的止痛疗效。服药后止痛起效时间最短为 2 分钟，大部分患者止痛起效时间为服药后 10 ～ 20 分钟。

对临床观察 500 例以上的温中止痛口服液、理气止痛口服液、清化止痛口服液进行药理实验表明：对氯化钡所致的肠痉挛具有显著的解痉止痛作用；对离体家兔十二指肠具有明显抑制作用；与阿托品在抗氯化钡痉挛中具有协同作用；对小白鼠毒性实验，没有明显毒副作用。

从以上临床与实验结果看出：温中止痛口服液、理气止痛口服液、清化止痛口服液、活血止痛口服液、消食止痛口服液治疗急症胃痛，既高效速效、安全简便，又便于保存和携带，是治疗急症胃痛比较理想的中成药口服液剂型。

第 134 讲

治功能性消化不良勿忘健脾理气

我用健脾理气法治疗功能性消化不良，疗效满意。今天给大家介绍介绍。

功能性消化不良（FD）是指一组持续或反复发作的以中上腹部疼痛或上腹部胀满不适（早饱、嗳气、恶心、呕吐等症状）为主要表现，经过内镜或影像学及生化检查，除外可以解释其症状的器质性疾病的临床证候群。我国是 1987 年首次引用 FD 这个概念。人群中有 25% ～ 50% 出现过消化不良症状。1996 年对广东地区城镇居民问卷调查统计表明，消化不良患病率为 18.92%，以消化不良为主诉就诊者占消化专科门诊的 52.85%，表明功能性消化不良为临床上常见病、多发病。

FD 属于中医学"痞满""胃痛"的范畴。发病多因饮食不节和情志所伤，肝气郁结犯胃，损伤脾胃，纳运失职，形成食积、湿热、痰瘀等病理产物，阻滞中焦气机，脾胃升降失司，导致胃肠运动功能紊乱，出现功能性消化不良症状。FD 病机为本虚标实、虚实夹杂，以脾虚为本，食积、湿热、痰湿、气滞、血瘀为标，以脾虚气滞为基本病机且贯穿于本病的始终。治宜标本同治，以健脾理气法为基本治法，在此基础上，随兼证（症）加减。

【病案举例】

魏某，女，42 岁，工人。初诊时间：2005 年 10 月 10 日。

主诉：胃胀反复发作 1 年，加重 1 个月。

现病史：患者近 1 年来反复胃胀，时轻时重，近 1 个月胃胀加剧，餐后加重，早饱，嗳气，无胃痛，无反酸、烧心、恶心、呕吐，腹部怕冷，喜温喜按，性情急躁，大便干少、每日 1 次，饮食正常，舌质淡，苔薄白，脉细弦。体格检查未见异常。

既往史：无其他系统慢性病史，无肝炎、结核等传染病史。

实验室检查：胃镜示慢性浅表性胃炎。

辨证分析：患者 1 年来胃胀、腹部怕冷、喜温喜按，证属"胃痞"之脾胃虚弱，中阳不足。脾虚不运，胃失和降则胃胀、餐后加重、早饱、嗳气；患者平时性情急躁，致肝气郁结，横逆犯胃，故加重胃胀；苔薄黄为肝郁化热之象；舌质暗淡，脉弦细为脾虚肝郁之象。

中医诊断：胃痞。

西医诊断：功能性消化不良。

辨证：脾胃虚寒，肝郁气滞。

治法：健脾温中，疏肝理气。

方药：理中汤合四逆散加味。

党参 10g，生白术 30g，茯苓 15g，炙甘草 10g，柴胡 10g，白芍 15g，枳实 10g，干姜 5g，鸡内金 15g，炒莱菔子 30g，黄芩 10g，降香 10g。

7 剂，每日 1 剂，水煎 2 次取 300mL，分 3 次温服（餐后 2 小时服）。

10 月 18 日二诊：服上方 7 剂，矢气多，胃胀明显减轻，嗳气减少，但仍觉手足心热，舌质淡，苔白，脉弦。患者经治疗后，胃胀明显减轻，但手足心热乃肝郁化热未解，故治疗应在健脾理气基础上，加牡丹皮、栀子以清肝经郁热。上方加牡丹皮 15g，炒栀子 10g，7 剂，每日 1 剂，煎服法同上。

10 月 26 日三诊：药后胃已不胀，纳香，手足心热明显减轻，大便日 1 次，舌苔薄白，脉细。患者服上方 14 剂后，胃部饱胀消失，但久病之后脾胃虚弱未全恢复，故予香砂和胃颗粒调治 1 个月以巩固疗效。

【按语】功能性消化不良，中医分脾胃虚弱证、肝郁脾虚证、气滞血瘀证、脾虚食积证、寒热错杂证等证型。我认为，FD 以脾虚气滞证最为多见，病位在胃，与肝脾有关。病机特点是本虚标实：本虚指脾胃虚弱；标实为气滞、血瘀、痰湿、食积等郁滞中焦，气机不通致病。治疗以健脾和胃、调理气机为主。要抓住健脾、理气、和胃这 3 个环节。

治功能性消化不良勿忘志健脾理气

第 135 讲
慢性萎缩性胃炎宜健脾活血

我治慢性萎缩性胃炎，常用健脾活血法。今天给大家讲一讲。

慢性萎缩性胃炎（CAG）是指以胃黏膜上皮和腺体萎缩、固有腺体减少、黏膜变薄、黏膜肌层增厚并多伴有肠腺化生或异型增生为特征的消化系统常见病、难治病。西医学认为，CAG 可由浅表性胃炎发展而来，致病因素有幽门螺杆菌感染、长期不良饮食习惯、吸烟、十二指肠液反流、免疫因素、遗传因素、上呼吸道慢性炎症、滥用非甾体类药物等。CAG 发病率占胃镜受检患者的 13.8%，如伴有中重度化生、异型增生及幽门螺杆菌感染是胃癌的癌前病变。

中医无 CAG 病名，在 1989 年 10 月召开的"全国第五届脾胃病学术交流会"上，将慢性萎缩性胃炎的中医病名定为"胃痞"。病位在胃，与肝脾有密切关系。初起在气，久病则由气及血。CAG 发病与外邪犯胃、饮食不节、嗜好烟酒、情志不遂、素体虚弱、劳倦内伤、用药不当、久病体虚等因素有关。以上因素导致脾胃损伤致虚，渐致气虚血瘀，胃络痹阻而病。瘀血既是病理产物，也是致病因素，所以治疗慢性萎缩性胃炎要健脾活血。以下举一病例说明。

陈某，男，67 岁，大学教授。初诊时间：2004 年 11 月 27 日。

主诉：胃脘胀痛 2 年，加重 1 个月。

现病史：患者近 2 年来胃部饱胀疼痛反复发作，一直在北京某院服西药治疗，症状时轻时重。1 个月前因饮食不慎，胃部饱胀、疼痛加重，服西药效果不明显，故来我院求治。

现症：胃脘胀痛，餐后加重，纳食尚可，时时嗳气，无烧心、泛酸，大便一日一行，时有口干，体乏无力。夜间入睡困难，易醒，醒后难以入睡。舌质略红，苔薄白，脉细弦。

既往史：无其他系统慢性病史，无肝炎、结核等传染病史。

实验室检查：2004 年 6 月 1 日，在北京某院做电子胃镜检查，诊为慢性萎缩性胃炎。病理活检提示胃窦部黏膜腺体萎缩，轻度肠上皮化生。

中医诊断：胃痞（气虚血瘀证）。

西医诊断：慢性萎缩性胃炎。

辨证：脾胃虚弱，气血瘀阻。

治法：健脾益胃，理气活血。

方药：党参 10g，莪术 15g，茯苓 10g，炙甘草 5g，柴胡 10g，酒白芍 20g，延胡索 15g，枳实 10g，白花蛇舌草 20g，生薏苡仁 30g，郁金 10g，炒枣仁 20g。14 剂，每日 1 剂，水煎 2 次取 300mL，分 3 次温服。

二诊：服前方 14 剂，胃脘胀痛明显减轻，入睡顺利，但夜半仍易醒，纳食渐馨，怕进食冷物，舌质暗红，苔薄白，脉细滑。前方去柴胡、郁金，加桂枝 10g，生黄芪 20g，14 剂。

三诊：胃脘胀痛基本消失，多食时仍觉胃部不适，精神、体力好转，睡眠较前安稳，不易惊醒，舌脉如前。效不更方，前方加减治疗半年。

复查胃镜，诊断为慢性浅表性胃炎。病理活检结果示中度炎症。改服中成药摩罗丹和胃复春片以巩固疗效。

慢性萎缩性胃炎的诊治思路

慢性萎缩性胃炎为难治病，今天给大家讲讲我诊治的思路。

慢性萎缩性胃炎属于中医的"胃痞"。

西医学认为，其发病与 Hp 感染、胃黏膜损伤因子、环境因素、胆汁反流、免疫因素、遗传因素、高盐及低维生素饮食等因素有关，并认为胃黏膜已经萎缩就不能逆转了。

中医学认为，本病发生主要与饮食、情志、感受邪气、脾胃虚弱等有关。中华中医药学会脾胃病分会将慢性萎缩性胃炎分 6 个证候进行辨证论治：①肝胃气滞证，治以疏肝解郁、理气和胃，方用柴胡疏肝散加减；②肝胃郁热证，治以疏肝和胃、解郁清热，用化肝煎合左金丸加减；③脾胃虚弱证（脾胃虚寒证），治以健脾益气、运中和胃，方用六君子汤加减；④脾胃湿热证，治以清热化湿、宽中醒脾，方用黄连温胆汤加减；⑤胃阴不足证，治以养阴生津、益胃和中，方用沙参麦冬汤加减；⑥胃络瘀血证，治以活血通络、理气化瘀，方用丹参饮合失笑散加减。

我的临床体会，CAG 以脾胃虚弱、气滞血瘀证最为多见，临证要抓住主要证候辨证施治，随次要证候（次要症状）进行加减。下边谈谈我诊治慢性萎缩性胃炎的思路。

1. 治疗 CAG 要按主要证候进行辨证论治

CAG 患者多见面色萎黄，消瘦乏力，胃脘痞满，嗳气纳差等症状。胃镜下多见胃黏膜色泽变淡，胃黏膜红白相间以白为主，黏膜变薄，黏液减少，均为脾胃虚弱之象。因此，脾胃虚弱是 CAG 发生发展的根本。我认为 CAG 脾胃虚弱、气滞血瘀是主要证候（即主证候），其他证候为次要证候或兼见证候。治疗 CAG 要按主要证候进行辨证论治，随兼见证候和兼见症状进行加减。治疗 CAG 时，要以补益脾胃、活血化瘀为根本大法。

我治疗 CAG 的基础方：党参 10g，莪术 10g，茯苓 10g，甘草 5g，陈皮

10g，枳实 10g，薏苡仁 30g，白花蛇舌草 15g。

随兼见证候加减：兼见胃痛怕冷，脾胃虚寒证，加桂枝、干姜、炮附子温中散寒；兼见胃部重坠，中气下陷证，加黄芪、升麻、柴胡补中举陷；兼神疲乏力，气虚证，加黄芪、党参、红景天补益脾气；兼头晕眼花，血虚证，加当归、鸡血藤、阿胶补益营血；兼见失眠多梦，心脾两虚证，加当归、枣仁、夜交藤补益心脾、养血安神；兼见两胁胀痛，肝脾失调证，加柴胡、白芍、郁金健脾疏肝。兼见胃部剧痛、黑便，气滞血瘀证，加白及粉、三七粉、延胡索化瘀止血止痛；兼见口干舌燥，胃阴亏虚证，加麦冬、生地黄、玉竹养阴生津；兼见畏寒肢冷，阳虚证，加桂枝、炮附子、干姜温补脾阳；兼见口苦烦怒，肝胃郁热证，加栀子、牡丹皮、龙胆草清泄肝热；兼见身重困倦，苔黄厚腻，湿热证，加茵陈、黄芩、六一散清化湿热。

随兼见症状加减：兼嗳气者，加旋覆花、代赭石；兼呃逆者，加丁香、柿蒂；兼反酸者，加海螵蛸、瓦楞子；兼烧心者，加吴茱萸、黄连；兼恶心者，加橘皮、姜半夏；兼纳呆者，加砂仁、鸡内金；兼胃凉者，加桂枝、干姜；兼痞满明显者，加枳实、厚朴；兼胃痛甚者，加延胡索、九香虫；兼便秘者，加火麻仁、芒硝；兼便溏者，加苍术、焦三仙；兼口黏、舌苔白腻者，加茵陈、白蔻仁；兼烦急易怒者，加栀子、龙胆草；兼失眠者，加炒枣仁、柏子仁。

2. 宏观辨证与微观辨证相结合是提高治疗 CAG 疗效的最佳方案

中医治病是根据四诊收集来的资料进行综合分析的辨证，可称为宏观辨证。若把理化检查出来的异常指标纳入辨证治疗中，可称为微观辨证。我认为治疗 CAG 必须宏观辨证与微观辨证相结合。见胃镜下壁蠕动减弱，为脾气亏虚，加党参、黄芪以补气健脾；见胃黏膜光滑变薄，以红为主，分泌物少，为胃阴不足，加麦冬、玉竹以养阴益胃；见到胃镜下胃黏膜暗红、水肿，或黏膜粗糙不平，有结节隆起呈颗粒状，为瘀血阻滞，加丹参、三七以活血化瘀；见胃黏膜充血、水肿、糜烂，为湿热中阻有炎症，加蒲公英、黄芩、黄连清热燥湿以消炎；见有胃溃疡，加海螵蛸、贝母以促进溃疡愈合；见有出血点，加仙鹤草、三七粉以宁络止血；见胆汁反流，加乌梅、山楂、白芍等，取其酸性作用以中和碱性十二指肠液，进而起到防止其损伤胃黏膜的作用。此外，胃镜活检病理有肠上皮化生或不典型增生时，加莪术、白花蛇舌草、薏苡仁以健脾化湿、清热解毒，活血消癥。胃液分析胃酸分泌过多，加用能制酸的海螵蛸、煅瓦楞、煅牡蛎；胃液分析胃酸减少，加用能增加胃酸的乌梅、山楂、木瓜。

3. 活血化瘀法是治疗 CAG 的重要法则，贯穿整个治疗过程中

CAG 为慢性病，"久病必瘀"，故常见胃脘疼痛有定处、舌质暗红或有瘀斑、舌下静脉增粗曲张，胃镜下见到黏膜呈颗粒状或结节状、血管透见等，均证明有瘀血的存在。有学者统计，CAG 患者血瘀证符合率可达 73%，血液流变学改变者高达 82.4%。因此，活血化瘀法要贯穿于 CAG 整个治疗过程中，但要辨证地选用活血化瘀药。如寒凝血瘀者，加川芎、桂枝以温经活血；气滞血瘀者，加郁金、延胡索以行气活血；阴虚血瘀者，加熟地黄、赤芍以养阴活血；阳虚血瘀者，加肉桂、当归以温阳活血。研究表明，活血化瘀类药可改善胃黏膜血循环灌注，增加血流量，改善微循环及局部缺血缺氧状况；增强和保护胃黏膜的屏障功能，消除胃黏膜代谢障碍，促进局部炎症吸收及萎缩腺体复生、增生性病变软化，使病理恢复。

4. 抑杀 CAG 的元凶（Hp）是治愈的关键

Hp 感染，被认为是萎缩性胃炎形成和发展的重要病因。有报道，CAG 患者中 Hp 检出率最高可达 92.5%。临床观察有 Hp 感染者，多见舌苔黄厚腻，为有湿热，宜在辨证用药基础上，加用黄连、大黄清化湿热，蒲公英清化解毒，丹参活血化瘀，以改善胃黏膜血液循环及局部营养，改变胃内环境而达到根除 Hp 的目的。Hp 感染与人体正气不足有关，故要扶正（健脾益气），有助于清除 Hp，防止复发。

5. 莪术、白花蛇舌草、薏苡仁是治疗 CAG 的要药

CAG 患者胃镜活检多伴有肠上皮化生或异型增生，在治疗方中要加莪术、白花蛇舌草、薏苡仁以活血化瘀，健脾化湿，清热解毒。药理研究表明，这三味中药还有抗癌防癌作用。其中薏苡仁可逆转肠上皮化生和不典型增生，用于治疗 CAG 癌前病变尤为适宜。

6. 用药膳调理脾胃是辅助治疗 CAG 的有效手段

俗话说："有病三分治，七分养。"慢性萎缩性胃炎除治疗外，用膳食调养也十分重要，但也要讲辨证。如脾胃虚弱证患者，可喝山药薏米粥；脾胃虚寒证患者，可吃当归羊肉汤；肝胃气滞证患者，可吃瘦肉炒萝卜丝；肝胃

气滞证患者，可喝百合银耳羹。

7. 稳定情绪是治愈 CAG 的有力措施

情志因素在 CAG 的发病与治疗过程中起相当重要的作用。医生要耐心聆听患者的倾诉，细致地向患者解释治疗过程中可能出现的问题等。要耐心向患者解释病情，解开患者的"心结"，令其解除心理负担，卸下思想包袱，掌握疾病预防和调摄的措施，树立治愈 CAG 的信心。在辨证论治的处方中，加用 1 ～ 2 味如柴胡、香附、郁金、玫瑰花、合欢花、玳玳花、绿萼梅、香橼、佛手等这些疏肝理气的中药，可以调整患者抑郁焦虑情绪，以提高疗效和巩固疗效。

第 137 讲
消化性溃疡治宜和肝制酸

胃及十二指肠溃疡为常见病,今天给大家讲和肝制酸法治溃疡的体会。

消化性溃疡属中医学"胃(脘)痛"范畴,是指以上腹胃脘近心窝处发生疼痛为主症的疾病。其多因六淫伤中、饮食伤胃、情志不遂、肝气犯胃、脾胃虚弱等因素导致胃失和降,胃络瘀滞,"不通则痛"而发病。本病病位在胃,与肝、脾关系密切。病机变化可由气到血,由实转虚,虚中夹实,寒热互化。循证医学资料表明,本病最常见的证候为肝郁脾虚证、肝胃不和证、胃阴亏虚证、脾胃虚寒证、气滞血瘀证。其中肝郁脾虚证、肝胃不和证占临床常见证候的 80% 左右。因此,在治疗消化性溃疡时,要注意肝宜养不宜伐、胃宜通不宜滞,故和肝制酸成为治疗消化性溃疡的主要法则。现举病例以佐证。

刘某,男,36 岁,工人。初诊时间:2002 年 3 月 6 日。

主诉:胃脘部胀痛间断发作 1 年,加重 1 周。

现病史:患者近 1 年来因情绪变化出现胃脘部疼痛,间断服用中西药物治疗,症状反复。近 1 周来,胃痛发作不能缓解。

现症:胃脘胀痛,痛窜两胁,伴上腹部胀满,食欲下降,时有烦躁易怒,呃逆嗳气,吐酸嘈杂,口苦口黏,大便不畅。舌质红,苔白腻,脉弦。

既往史:否认其他系统慢性病史,以及肝炎、结核等传染病史。平素嗜烟酒,工作紧张劳累。

实验室检查:电子胃镜示十二指肠溃疡(H2 期);幽门螺杆菌(-);腹部 B 超示肝胆胰脾未见异常;生化检查示肝肾功能正常。

辨证分析:患者工作紧张劳累,情致不舒致肝气郁结,疏泄失职,横逆犯胃,胃气阻滞,和降失常,则胃脘胀痛,气病走窜,故疼痛攻胁。肝郁乘脾,脾气不运,痰湿食滞,致气上逆,可见呃逆嗳气、吐酸嘈杂。舌边红,苔白腻为肝郁脾虚之象,弦脉主肝病、主痛。

中医诊断：胃脘痛（肝郁脾虚证）。

西医诊断：十二指肠溃疡。

辨证：肝郁脾虚，胃气阻滞。

治法：疏肝健脾，制酸止痛。

方药：四逆散合四君子汤加减。

党参 10g，炒白术 10g，茯苓 10g，甘草 5g，柴胡 10g，炒白芍 15g，枳实 10g，白及 10g，海螵蛸 15g，浙贝母 10g，延胡索 10g，三七粉 3g(冲服)。7 剂。

二诊：服药 7 剂后，胃痛减轻，胃部胀满消失，食欲增加；仍吞酸嘈杂，苔白，脉细弦。前方加黄连 3g，煅瓦楞子 30g 以制酸止痛，7 剂。

三诊：饮食不慎，偶有胃痛，嘈杂泛酸偶作，苔白脉弦。照前方 14 剂。

四诊：胃痛消失，注意饮食，不吃酸甜食品，无嘈杂吞酸症状，纳可便调，无明显不适，给予香砂养胃丸以巩固疗效。嘱其调情志，科学合理饮食，避免劳累，不吃辛辣油腻和酸甜食品。患者半年后因感冒来诊，询问其胃痛一直未作。

按语：药理研究表明，柴胡对中枢神经系统有镇痛镇静作用，能疏肝解郁；白芍柔肝止痛，有解痉镇痛、镇静、抗溃疡作用；枳实行气止痛；甘草与白芍同用，可酸甘化阴、缓急止痛；甘草能补气健脾解毒、调和诸药，有类激素样作用，具有保护胃黏膜屏障，抗消化性溃疡，解除胃肠平滑肌痉挛作用；党参具有补气健脾功效，有抗疲劳、增进巨噬细胞吞噬作用，调节免疫，提高胃黏膜屏障和防御机制，增强机体抗感染能力；茯苓、白术健脾和胃；延胡索活血行气止痛，有镇痛镇静、抑制胃酸分泌作用；白及收敛止血、消肿生肌，其胶体成分在胃内形成一定厚度的胶状膜，对溃疡有保护作用；海螵蛸制酸止痛；三七活血止痛，可改善胃的血液循环，促进溃疡修复和愈合。诸药合用，疏肝健脾、和肝制酸，达到标本兼治的目的。

第138讲
便秘的病名、发病与病因病机

便秘为临床上常见病，今天给大家讲讲便秘的病名、发病与病因病机。

1. 病名

便秘，《内经》称"后不利""大便难"，《金匮要略》称"大便难""不大便"；《伤寒论》称为"脾约"，将便秘依寒热分为"阴结""阳结"两类；此后历代医家又有称"湿秘""痰秘""二焦秘""幽门秘""热秘""寒秘""虚秘""实秘"等；到了清代，沈金鳌在《杂病源流犀烛》中明确地提出"便秘"病名，并沿用至今。

2. 发病

人从吃进食物，到食物经过消化吸收，以食物残渣形成粪便排出体外，一般需要 24 ～ 48 小时。每日或隔日排便 1 次，粪便性状正常，不干不燥，排便不困难，均属正常范围。某些原因使粪便在肠道停留时间过长，粪便内的水分被过度吸收，导致粪便干燥、坚硬，排出困难，2 ～ 3 天甚至更长时间才排便一次者称为便秘。便秘分为器质性便秘和功能性便秘两类。我国便秘患病率为 10% ～ 15%，60 岁以上老年人便秘发病率 18% ～ 25%，人群中有 50% 的人曾受到便秘的困扰。

3. 病因病机

中医学认为，便秘的主要病因有肠胃积热、气机郁滞、气血亏虚、阴寒凝滞。各种原因导致大肠传导功能失常和大肠津液亏乏，不能滋阴润肠，造成粪便干结难下而致便秘。便秘病位在大肠，发病与肺、脾、肾关系密切。

西医学认为便秘的主要病因包括以下几种：①排便动力缺乏；②结肠痉挛；③不良饮食习惯；④不良的排便习惯；⑤不良生活习惯；⑥运动量不够；⑦直肠排便反射迟钝或丧失；⑧自主排便反射削弱；⑨神经病变；⑩直肠、盆底肌解剖结构功能异常。排便机制十分复杂，从产生便意到大便排出过程中的任何环节障碍，均可引起便秘。根据结肠传输功能，便秘分为慢传输型、出口梗阻型和混合型。经各种检查未发现器质性病变者，则属于功能性便秘。

第 139 讲
功能性便秘的辨证要点与治疗体会

今天给大家讲讲功能性便秘的辨证要点与治疗体会。

1. 功能性便秘的辨证要点

主要是审查便秘的病因：平素喜食辛辣厚味及酒肉者，多为热秘；忧思多虑，久坐少动者，多为气秘；年老体弱或产后久病卧床者，多为气血阴津亏损之虚秘；平素阳虚或喜食寒凉生冷者，多为冷秘。

临证要细观舌脉：有苔者，多属实证；无苔者，多属虚证；舌质红无苔者，多为阴虚；舌质淡无苔者，多为气血亏虚；舌苔不腻者，多为气秘；舌苔黄厚而腻者，多为热秘；脉洪大有力或弦滑者，多为实热证；脉细弱而迟者，多为虚寒证。

大部分中医药院校使用的教材将便秘分为热秘、气秘、虚秘、冷秘进行辨证论治。

中华中医药学会脾胃病分会编写的《中医消化病诊疗指南》，将功能性便秘分为肠道实热证、肠道气滞证、脾气虚弱证、脾肾阳虚证、阴虚肠燥证、血虚肠燥证等 6 个证候进行辨证论治。

2. 我治疗功能性便秘的体会

我治功能性便秘是抓住便秘的主要证候（脾虚肠燥证），随其兼见证候和兼见症状加减。

功能性便秘的主要证候：脾虚肠燥证。

辨证：脾虚肠燥，大肠失职。

治法：补气健脾，润肠通便。

方药：玄参 15g，生白术 30g，茯苓 10g，炙甘草 5g，火麻仁 30g，芒硝 5g，全瓜蒌 15g，枳实 15g。

加减：兼见肝郁气滞证，加香附、郁金以疏肝解郁；兼见大肠实热证，加黄芩、黄连、大黄以清泄实热；兼见阴虚肠燥证，加麦冬、生地黄、首乌以养阴润肠通便；兼见血虚肠燥证，加当归、熟地黄以养血润肠通便；兼见脾肾阳虚证，加肉苁蓉、干姜、肉桂以温脾肾通便。兼嗳气者，加旋覆花、代赭石；兼呃逆者，加丁香、柿蒂；兼反酸者，加海螵蛸、瓦楞子；兼烧心者，加吴茱萸、黄连；兼恶心者，加橘皮、姜半夏；兼纳呆者，加砂仁、鸡内金；兼胃凉者，加桂枝、干姜；兼痞满明显者，加枳实、厚朴；兼腹痛者，加延胡索、乌药；兼口黏、舌苔白腻者，加茵陈、白蔻仁。兼烦急易怒者，加栀子、龙胆草；兼失眠者，加炒枣仁、柏子仁。身体虚弱，临厕努挣，乏力气短者，加党参、黄芪、当归；舌质暗红有血瘀者，加桃仁、丹参以活血化瘀通便。

第140讲
功能性便秘的诊疗思路

今天给大家讲功能性便秘的诊疗思路。

功能性便秘为临床上常见、反复发作的病。服药时大便通畅，停药后又出现便秘。故对功能性便秘的治疗，要从药物、饮食、运动、情绪等方面综合治疗。

1. 按主要证候辨证，是治疗便秘的基本思路

功能性便秘病位在大肠，与脾胃关系最为密切。脾气虚弱，运化失司，气血津液亏乏，肠道失于滑润，大肠传导失职而导致便秘。我认为，脾虚肠燥证是其主要证候，治宜补气健脾、润肠通便，以四君子汤合枳术丸加芒硝、火麻仁为基础方，随兼见证候（症状）加减治疗。

2. 辨证与辨病结合，是治疗便秘的指导思想

脾虚肠燥，腑气不通是功能性便秘的基本病机。健脾润肠通腑是治疗功能性便秘的基本治法。在按主要证候辨证与兼证／兼症加减，进行辨证治疗的同时，还要与辨病治疗相结合。如对慢传输型便秘，加补气理气药党参、黄芪、厚朴、木香以加强胃肠蠕动，促进排便；对出口阻塞型便秘，要加大黄、芒硝、白芍、槟榔以软化粪便，缓解直肠和肛肠括约肌痉挛，有利于排便；对混合型便秘，则补气理气药和解痉通便药都要选用。

3. 纠正不良习惯，是治疗便秘的基本措施

（1）纠正不良饮食习惯：饮食要有规律，多吃含纤维素多的食物，如粗粮杂粮、每天一斤蔬菜和半斤水果；少吃辛辣油炸上火食品，要忌烟少酒。多吃三薯（白薯、马铃薯、芋薯）防治便秘。

（2）纠正不良排便习惯：养成每日定时入厕排便的良好习惯，切忌忍憋大便，无粪便排出也要蹲厕 10 ～ 15 分钟以训练排便；上厕所时，不要看书报和玩手机。

（3）纠正不良生活习惯：生活要有规律，起居有时，有劳有逸，保证充足的睡眠，保持平和的心态，摆脱忧思恼怒等不良情绪，均有利于排便。

（4）坚持锻炼、按摩，是促进肠蠕动加快排便的重要手段：运动可增强胃肠蠕动功能，促使肠内容物下移；可增强腹肌、膈肌、提肛肌的力量，加快排便。餐后和蹲厕时，自我顺时针按摩腹部，每次100圈左右，可增强肠蠕动，加快排便。

（5）适当多喝水，水是滑润肠道，促进排便的滑润剂：每天喝水要达到1200～1500mL，水能软化粪便，促使其排出。一般早晨起床后，立即喝400～500mL水，上午喝400mL左右的水，下午喝400mL左右的水，睡前喝200mL左右的水。喝水要做到主动，不要等出现口渴时才喝水。

对功能性便秘的治疗，要按主要证候辨证治疗，辨证与辨病相结合，纠正不良饮食习惯、排便习惯和生活习惯，适当多喝水，坚持锻炼和顺时针按摩腹部。只有综合治疗，才能提高功能性便秘的临床疗效。

第141讲
多发性消化道息肉综合征

昨天在门诊诊治1例多发性消化道息肉综合征（Cronkhite-Canada综合征）。

患者李某，男，35岁，工人，自觉胃部不适，疲乏无力。近4个月来，到多家医院做胃镜、小肠镜、结肠镜检查，均发现有多发性息肉，最后在北京协和医院确诊为多发性消化道息肉综合征。我按中医理论，辨证为脾胃虚弱，瘀血凝结；治以补益脾胃，化瘀散结。以四君子汤为基础方，加黄芪、当归补益气血，消除疲劳；加女贞子配合黄芪，有贞、芪扶正，增强免疫功能之义；加薏苡仁健脾化湿，解毒抗癌（有药学家从薏苡仁中提取薏苡仁酯，名为康莱特注射液，为抗癌药）；加鸡内金，白术改用莪术，具有活血破瘀、散结消积的作用。多发性消化道息肉综合征为少见病，我回家查阅了有关文献，现在给大家介绍介绍。

多发性消化道息肉综合征，又称息肉-色素沉着-脱发-爪甲营养不良综合征，是指在消化道有多发息肉，伴有间歇性腹泻、腹痛、肢体麻木刺痛等胃肠和神经系统症状的一组证候群。本病1955年由Cronkhite及Canada首先发现，故又称Cronkhite-Canada综合征，发病年龄多在30～86岁，男性多于女性，约为1.5：1。多发性消化道息肉综合征的病因不明确，有学者认为可能与小肠缺乏迟发型免疫反应有关。病理上，多数学者认为本病息肉属幼年型错构瘤样息肉。息肉有上皮细胞覆盖，腺体增生而呈囊性扩张，分泌亢进，内含蛋白样液或黏液。息肉可分布在从食管到直肠的全消化道中的任何部位，以胃和小肠最为明显；息肉在十二指肠最多见，回肠末端也较多，息肉直径可由数毫米到3cm不等。

多发性消化道息肉综合征的临床表现，以腹泻最为突出，可有腹部不适和厌食、恶心、呕吐、腹痛，腹泻呈稀水样便（每日5～7次），可有血便或脂肪泻及吸收不良综合征。外胚层异常，一般在消化道症状前数周至数月出现，表现为指（趾）甲颜色改变，可为棕色、白色、黄色或黑色，指甲表面呈鳞状、皱状或匙状，可有萎缩变薄、裂开、松动、脱落。皮肤色素沉着呈棕色斑，直径由几毫米到10mm不等，神经系统症状可有肢体麻木刺痛，部分有味觉、嗅觉减退或消失。个别有癫痫样发作，甚至昏厥。有一部分患者出现吸收不良综合征、蛋白丢失性肠病，因而有营养不良、低蛋白血症、维生素缺乏，以及浮肿、贫血等临床症状。本病常见的并发症，有消化道出血、感染、肠套叠、癌变和血栓形成等。

鉴别诊断：本病应与色素沉着息肉综合征（Peutz–Jeghers综合征）、家族性腺瘤性息肉病（Gardner综合征）鉴别。这些疾病均不伴有外胚层异常改变，有助于鉴别。

多发性消化道息肉综合征的主要诊断依据：①以腹泻、腹痛为主的消化道症状和外胚层异常表现。②X线钡剂消化道造影，发现多发性息肉影像。③消化道内镜检查，发现弥漫性多发息肉。

多发性消化道息肉综合征的预后：多发性息肉恶变率高，预后不良，死亡率可达43%，常于诊断后6～18个月死于营养不良、恶病质和继发感染。

第142讲

小肠病的病因病机与发病特点

今天给大家讲讲小肠病的病因病机与发病特点。

1. 小肠病的常见病因病机

（1）感受外邪：小肠是与体外相通的空腔器官，外感风邪可直接侵袭小肠而致病。《灵枢·百病始生》曰："风雨寒热……伤人……留而不去，传舍于肠胃……多寒则肠鸣飧泄……多热则溏出糜。"

（2）饮食所伤：一是饮食不节，如暴饮暴食使宿食停于小肠而壅滞不通，可出现腹满疼痛、嗳腐吞酸、泻下臭秽等症。二是饮食不洁，如吃进腐烂变质食物，伤害肠胃，致使纳化受盛、泌别清浊功能失司，可出现呕吐、腹痛、泄泻等症。三是饮食偏嗜，如过食五味，偏嗜肥甘厚味，过度食用蒜、辣椒、香料、咖啡、调味品等刺激性食物，直接损伤肠胃，出现脘痛、腹痛、腹满、便血等症。

（3）情志失调：过度的七情变化，可使肝气郁结，小肠功能紊乱，化物失常而出现腹满不食、大便溏泄等症。

（4）劳逸过度：长期伏案工作，用脑过度，可使脾与小肠运化迟缓，气血运行失调，出现四肢乏力、精神萎靡、食欲减退等症；过度安逸，"久卧伤气，久坐伤肉"，亦可损伤脾与小肠而出现上述病证。

（5）他脏病变累及：如《素问·气厥论》中"膀胱移热于小肠，膈肠不便，上为口糜"；《辨证奇闻》中"肾寒则小肠亦寒"；《张氏医通》中"胃中有热，而肠中亦为热邪奔迫可知"。脾阳虚衰，可致小肠阳气不足，则化物与分清泌浊障碍，见腹部冷痛、喜温喜按，便溏清稀、完谷不化，纳少等症。

2. 小肠病的发病特点

（1）内外相召，湿邪为患：小肠作为空腔脏器，容易受外邪侵袭。诸邪之中，湿邪不但易于伤脾，而且易于伤小肠。如多雨季节，或感受雾露之邪，或久居潮湿之地，感受外湿，湿邪留滞于小肠，可使小肠的受盛化物与泌别清浊功能受影响，出现腹胀不食、肠鸣泄泻、头重肢倦等症。

（2）易实易虚，虚实相兼：由于"小肠多气少血"，临床上极易出现虚证、实证及虚实夹杂证。《备急千金要方》曰："小肠……实则伤热……虚则伤寒。"如脾肠虚弱，或饮食不慎，使饮食停滞小肠，导致小肠壅滞不通，可出现腹痛、腹满、便秘或泄泻等症；进一步发展，又可出现化热化火，或形成痰瘀，使病情缠绵难愈。小肠病变不仅限于本腑有病，还可波及他脏、他腑。小肠可移热于大肠，引动心火，病及膀胱。从虚来看，小肠功能失调导致脾气虚衰，甚至波及肾引起肾虚。小肠疾病不仅易虚易实，而且可出现虚实夹杂的病理变化。

（3）或寒或热，寒热互见：《素问·举痛论》记载，"寒气客于小肠"可致泄泻、腹痛，"热气留于小肠"可致腹痛、便闭不通。小肠热在临床上可引起各种病证，如小肠痈、腹痛、便秘、便血、小便涩痛、癃闭等。在病机转化方面，小肠热可化燥伤阴伤血。小肠寒证可郁而化热，寒邪内积于小肠，可进一步损伤脾阳。此外，《黄帝素问宣明论方》所说的"胃热肠寒证"及"胃寒肠热证"亦属寒热错杂证候。

（4）可急可缓，病情缠绵：急者如霍乱，缓者如小肠积聚、小肠泄泻、小肠饮病、小肠鸣、小肠胀等。小肠病一旦发生，则病情迁延，缠绵难愈，因其是在脾肠虚弱的基础上发病，故对于小肠疾病在治疗上不能急于求成，只可缓图。

小肠病的辨证治疗

小肠疾病常见有 8 个证候，今天给大家讲讲小肠病的辨证治疗。

1. 小肠气滞证

肝气郁滞，波及小肠，使小肠气机通降失常，导致小肠气滞证。治宜疏肝理气，方用柴胡疏肝散加减（柴胡、白芍、枳壳、甘草、木香、青皮、陈皮、香附）。

2. 小肠实热证

小肠实热证主要见于小肠腑实热结证，是由于小肠热结，阻滞气机导致腑实内结。治宜清热泻火，方用大承气汤加味（大黄、枳实、厚朴、芒硝、炒莱菔子、黄连、黄芩、甘草）。

3. 小肠湿热证

小肠湿郁化热，或脾肠素虚，湿滞郁而化热，导致小肠湿热证。治宜清化湿热，方用葛根芩连汤加味（葛根、黄连、黄芩、厚朴、生薏苡仁、白蔻仁、冬瓜仁、木香）。

4. 小肠瘀血证

小肠瘀血证是指小肠病变日久，久病入血分，小肠局部血络瘀阻致病。治宜活血化瘀，方用桃红四物汤加减（当归、赤芍、川芎、红花、桃仁、延胡索、丹参、三七）。

5. 饮留小肠证

饮留小肠证是指脾肠久病，水湿难化，转输失常，水聚为饮，饮邪留聚于小肠而病变。治宜温化水饮，方用苓桂术甘汤加减（茯苓、桂枝、白术、甘草、泽泻、干姜、木香、防风）。

6. 小肠寒热错杂证

小肠病在发展变化过程中，常见寒证与热证同时出现的寒热错杂证。其形成多因小肠寒热，感受外邪；或脾肠虚寒，邪郁化热；或寒热转化，脏腑相传；或因用药不当所致。其临床表现为脐腹疼痛、时而加重，胀满不适，腹部恶寒，喜热饮食；口干口黏，大便干结或时干时溏，或便下臭秽，小便短赤。苔黄或黄白相兼，脉弦数。治疗宜清热法（清热药）与散寒法（散寒药）联合应用，并分清寒与热的轻重多少，灵活选用。

7. 小肠津亏证

外感诸邪，郁久化热，损伤阴津，波及小肠，导致小肠津亏证。治宜养阴生津，方用增液汤加减（玄参、沙参、麦冬、生地黄、石斛、玉竹、乌梅、白芍、五味子）。

8. 小肠虚寒证

寒邪凝结肠腑，小肠失于温煦，阻滞气机，导致小肠虚寒证。治宜补中散寒，方用附子理中汤加味（炮附子、党参、白术、干姜、高良姜、桂枝、木香、小茴香）。

第144讲

肠 鸣

肠鸣是小肠常见病证，今天给大家讲讲肠鸣的病因病机和辨证论治。

古代医家将肠鸣列为一个独立的病证，多伴随泄泻、腹痛、腹胀等症。临床可见于肠神经症、肠易激综合征、小肠吸收不良综合征。

1. 病因病机

《儒门事亲》谓"肠中有风，故鸣"，"燥湿相搏为肠鸣，中有湿亦为肠鸣，火湿相攻亦为肠鸣"。可以看出，诸邪郁于小肠，气与水液相击，气闭不通，或小肠空虚，脾胃虚弱，均可导致肠鸣。

2. 辨证论治

（1）寒热互结证：寒热互结于肠道，以致脾失健运，肠道气机失畅而出现肠鸣。《金匮要略》曰："呕而肠鸣，心下痞者，半夏泻心汤主之。"

（2）饮停小肠证：饮邪停留于小肠，阻碍小肠受盛化物，水饮在肠中滞留，故而肠鸣。《金匮要略》谓"其人素盛今瘦，水走肠间，沥沥有声，谓之痰饮"，己椒苈黄丸治之。

（3）寒邪内积证：寒邪内阻于小肠，气机不行，故出现腹中雷鸣切痛、胸腹逆满呕吐者，《金匮要略》谓"用附子粳米汤治之"。

（4）水湿壅阻证：《杂病源流犀烛》认为，"肠鸣……由脏寒有水，宜理中汤加肉桂、茯苓、车前……由泄泻，宜升阳除湿，智半汤（益智仁、半夏、苍术、防风、白术、茯苓、白芍、生姜）……由疾行，如囊裹水之声，宜河间葶苈丸（甜葶苈、泽泻、杏仁、椒目、桑白皮、猪苓）"。

（5）脾气虚弱证：《张氏医通》中有"经云……中气不足，肠为之苦鸣，六君子汤加木香"。《辨证奇闻》对肠胃气虚者，用加味四君汤（人参、白术、茯苓、甘草、神曲、谷芽、砂仁、黄芪）。

（6）肝木克土证：《辨证奇闻》认为，"肝木克脾土，则土气不能伸，而肠乃鸣矣，治用安土汤（白芍、白术、柴胡、茯苓、甘草、苍术、神曲、炮姜）肝脾同治。

（7）热邪内阻证：热邪阻滞肠道之中，可致肠鸣。《张氏医通》认为，热淫所胜，病腹中肠鸣，宜用葶苈木香散（五苓散加葶苈子、木香、黄芩、黄连、山栀）。

第145讲

腹胀的病因病机和辨证论治

今天给大家讲讲腹胀的病因病机和辨证论治。

腹胀为小肠临床常见病证，可见于肠神经功能紊乱、功能性消化不良、小肠粘连、肠道菌群紊乱、慢性小肠炎等小肠疾病过程中。

1. 病因病机

（1）外邪侵袭：风、寒、湿、热、暑诸邪伤及小肠，使小肠气机阻滞，升降失常而形成腹胀。其中外感风寒是腹胀的重要病因。

（2）饮食所伤：《张氏医通》云"醇酒厚味之湿热不得施化，郁于内而成胀满者，此热胀之谓也。……饮食过伤而成䐜胀……此饮食自倍，肠胃乃伤所致"。内伤饮食，饥饱失常是形成腹胀的重要原因。

（3）情志失调：忧思恼怒过度伤及肝脾，肝脾气结波及肠腑可致腹胀。

因风寒、食积、痰郁、瘀血、湿阻日久皆可化热，热郁肠道，阻塞肠道气机，形成腹胀。李东垣《兰室秘藏》云："因饮食劳倦，损伤脾胃……脾胃之气虚弱，不能运化精微而制水谷，聚而不散，而成胀满。"说明腹胀之产生，与脾胃虚弱有关。

2. 辨证论治

《备急千金要方》曰："病者腹满，按而不痛者为虚，按之痛者为实也。"明确指出了腹胀的辨证要点是辨虚实。

（1）实证

小肠气滞证：症见脐腹胀满，纳呆嗳气，肠鸣矢气，大便溏滞，舌苔薄白，脉弦。治宜疏通气机，理气消胀。方用木香顺气丸加减。

小肠寒湿证：症见腹胀，食少便溏，口淡不渴，身重困倦，舌苔白腻，脉濡缓。治宜温化寒湿，理气散满。方用胃苓汤加减。

小肠湿热证：症见脐腹胀满，纳呆呕恶，便溏尿黄，肢体困重，烦热汗出，舌红，苔黄腻，脉濡数。治宜清化湿热，宣通气机。方用中满分消丸加减。

小肠食滞证：症见脐腹胀满，嗳腐厌食，恶心呕吐，大便秘结或秽臭，舌苔垢腻，脉滑。治宜消食导滞，通肠降逆。症轻者，用保和丸加味；症重者，用枳实导滞丸加减。

小肠实热证：症见脐腹胀满，按之痛甚，日晡潮热，矢气便秘，舌红苔黄干燥，脉沉数。治宜清热理气，通下泻腑。方用大承气汤加减。

（2）虚证

脾肠虚弱证：症见腹中作胀，得温则舒，口淡纳呆，气短乏力，大便稀溏，舌淡苔白，脉细弱。治宜健脾益气为主，佐以行气宽肠。方用五味异功散加木香、厚朴、大腹皮。

中气下陷证：症见腹胀不消，腹中坠胀，纳呆乏力，食后胀甚，身体瘦弱，语声低微，舌淡苔白，脉弱无力。治宜补中益气，健脾升陷。方用补中益气汤加减。

脾肠虚寒证：症见脐腹冷胀，矢气频作，得温则舒，得热胀缓，形寒怕冷，四肢欠温，大便稀溏，舌淡苔白润，脉细迟。治宜温运脾阳，理气厚肠。方用丁蔻理中汤或附子理中汤。

小肠津亏证：症见腹胀，形体消瘦，五心烦热，口干便秘，舌质红，苔少，脉细数。治宜滋阴增液，润肠通下。方用增液汤加味。

腹胀的病因病机和辨证论治

第146讲
泄泻的诊治体会

泄泻为临床上常见病，今天给大家讲讲泄泻的诊治体会。

泄泻多因外邪侵袭、情志失调、饮食所伤，或阳气亏虚，损伤脾胃，纳运失职，饮食停滞，清浊不分，相混而下导致。治疗宜用健脾祛湿法。中华中医药学会中医诊疗指南中将功能性腹泻分为脾胃虚弱证、肝郁脾虚证、湿热内蕴证、寒热错杂证、脾肾阳虚证等5个证型进行辨证论治。

下面介绍我治疗泄泻的体会：

1. 治泻须健脾除湿，四君子汤是治泻的基础方

中医学认为，"邪之所凑，其气必虚""无湿不成泻"，表明泄泻是脾气亏虚，湿邪中阻所致。四君子汤有补气健脾之功。方中白术改用苍术，可健脾燥湿；茯苓能健脾渗湿，符合治泻原则。

2. 暴泻不可骤涩

泄泻分为急性泄泻和慢性泄泻。急性泄泻属于暴泻，治疗须用健脾、燥湿、清热、散寒、消导、分利法；慢性泄泻属于久泻，治疗须用温补、升提、固涩法。泄泻初起多属实证，治宜祛邪为要，不宜用固涩法，否则会闭门留寇，变证蜂起。

3. 久泻不可纯补

久泻虽然多属虚证，治宜用温补、升提、固涩法，但不可概用补法，特别是用升提、温补、固涩诸法治疗不效时，须细查有无食积、痰湿、寒凝、气滞、瘀阻之象，应分别采用消导食滞、化痰除湿、温散寒凝、理气化瘀之法进行治疗，以免使病邪胶固不解。久泻虽属虚证，然至虚之处便是容邪之所，当以补达通。脾虚以健脾运脾为主，邪滞于中则须通补兼施。如属虚实夹杂，脾虚又兼湿热时，只有既补脾升清，又清化湿热，才能取得效果。

4. 久泻治宜先消后补

慢性泄泻病程日久，往往形成本虚标实之证。脾虚失运可致食滞肠腑，或湿浊停滞肠道，郁而化热，聚湿为痰，食湿郁热、痰邪阻碍中焦气机升降，则形成虚中夹实之证。特别是久泻伴有大便不畅、粪便黏腻，或夹有未消化的食物，治疗上先宜投疏导通利之品以涤除肠间积滞，待大便爽利、粪便无黏腻时，再予健脾补肾，才会获满意疗效。

5. 治泻宜配合祛风药

痛泻要方中防风能祛风胜湿，散肝舒脾。在痛泻要方治泻的启发下，当患者主诉有肠鸣或胃中鸣响时，我在处方中常加用防风。在健脾方中佐以风药，取升清与"风能胜湿"之意。风药既能升发脾阳，又能燥肠中之湿邪，脾之清气得升，肠中湿邪得除，则泄泻自愈。

6. 治泻当顾护胃气，配合食补

"胃气"是一个笼统的概念，它包括脾、胃、小肠、大肠诸脏腑的生理功能。泄泻多为脾虚之病，久病之后身体瘦弱、少食纳差，故要"补脾必先开胃"，恢复脾胃的正常纳运功能。为此，医生在开方用药时宜精不宜繁，用药量宜小不宜大，对胃有刺激的药尽量不用，口服药量宜少不宜多。同时还要重视食补，配合食疗以补益胃气。食补以清淡、易消化、富有营养的食物为主，如山药二米粥、莲子芡实粥、薏米茯苓粥等。避免过食生冷、油腻、黏滑、酸辣及不洁食品，以免加重脾胃功能的损伤，导致泄泻迁延不愈。

中医对脂肪肝的防治

今天讲中医对脂肪肝的防治。

脂肪肝（FLD）是指脂肪在肝细胞内大量积聚的病理性肝损伤的疾病。正常肝脂肪占肝湿重的 2%～4%。当肝细胞的脂肪含量超过肝湿重的 5%，或肝组织 1/3 以上肝细胞脂肪变性时，诊为脂肪肝。脂肪肝在肝穿刺活组织检查中的检出率为 5%～18%；在北京 818 名健康体检者中发现，有脂肪肝的人数为 21.9%。

病因：主要是肥胖、糖尿病、饮酒、乙型肝炎病毒和丙型肝炎病毒感染。

临床表现：脂肪肝患者多数无自觉症状，往往是在健康体检中发现。多数患者在意识到脂肪肝存在后，才感觉右上腹不适、隐痛或沉胀感，易疲劳，同时伴有食欲减退、恶心、腹胀等症状。体征上也无特殊性，患者大多体形肥胖，部分患者可有肝脏轻度肿大和轻度压痛。

诊断：根据存在的高危因素、临床症状，结合生化指标，以及放射学、影像学检查而确诊。肝穿刺活组织检查是诊断脂肪肝的金标准。目前多采用 B 型超声检查，其脂肪肝的敏感性可达 83%。

防治：治疗以去除病因和积极治疗原发病及合理饮食为主，药物仅起辅助治疗作用。

脂肪肝属于中医学的"胁痛""肝癖"范畴。临床多因过食肥甘厚味，恣意饮酒，久坐少动，导致脾胃损伤，运化失职，痰湿聚生，气机阻滞，气血痰瘀内结。故健脾和胃、疏肝解郁、调理气血、化痰降浊为脂肪肝的治疗原则。

单味中药治脂肪肝：实验室研究证实，具有降脂和（或）抗脂肪肝的单味中药有红曲、绞股蓝、薤白、荷叶、何首乌、丹参、山楂、泽泻等。此外，片姜黄、生姜、决明子、柴胡、茵陈、蒲黄、莪术、黄精也有一定的降脂活性，可减少胆固醇的吸收，抑制血中胆固醇升高和动脉粥样硬化斑块的形成。

预防：要树立正确健康观念，认识脂肪肝的危害；要控制饮食，适当运动，养成良好的生活方式。在总热量足够的条件下，要控制高热量、高糖、高脂肪饮食。每天吃 1 斤蔬菜和半斤水果，经常吃些粗粮，少吃脂肪类食物，少吃甜食，保持良好的心态。采取以上措施，则可预防脂肪肝。

中医对脂肪肝的防治

第 148 讲

介绍台湾的乙型肝炎研究

今天给大家介绍台湾的乙型肝炎（乙肝）研究现状。

我受国家中医药管理局交流中心委派，率领由大陆 24 位中医药专家、学者组成的代表团赴台湾参加"海峡两岸肝病学术交流会"。台湾参加肝病专题学术研讨的，有台北市立中医医院、台北市立仁爱医院、长庚大学医学院、台北大学医学院临床医学研究所等单位的专家、学者。他们就台湾肝细胞癌、慢性乙型肝炎和丙型肝炎的中西医诊疗进展、肝硬化并发症的治疗进展等内容与我们进行了学术交流。现就台湾的乙肝研究现状作一介绍。

台湾是肝病高发区，成年人中有 15% ~ 20% 是乙型肝炎病毒携带者，台湾南部肝炎病毒感染率更高。有学者对高雄工业区 7000 人进行乙肝流行病学调查，发现乙肝病毒感染率高达 40%。所以，防治肝病的任务十分繁重。目前，台湾对乙肝诊断主要借助于西医学的理化检查，治疗多采用中西医结合的办法。

1. 中医药治疗

枳实栀子汤适用于轻度湿热证；丹栀逍遥散适用于脾湿肝旺证；加味甘露饮适用于肝热阴虚证；蚕桑合剂适用于阴虚血瘀证；叶天士治肝方（黄芪、白术、茯苓、白扁豆、甘草、生姜、大枣）适用于脾虚夹湿证；六一合剂（六味丸加一贯煎）适用于肝肾阴虚证。

台北市和平医院用加味逍遥散、小柴胡汤、小柴胡汤加熊胆治疗乙肝。辨证以肝肾阴虚证最多，占 64.2%；其次为肝郁脾虚证，占 29.1%；而湿热中阻证最少，仅为 4.3%。以上三方治疗，能使 ALT/AST（谷丙转氨酶/谷草转氨酶）下降，症状明显改善。HBeAg（乙型肝炎 e 抗原）转阴，Anti-HBeAg（乙型肝炎 e 抗体）转阳占 22.1%。

2. 祛除肝炎病毒，抑制病毒复制

大黄、黄连、板蓝根、山豆根、虎杖、土茯苓、龙胆草等清热解毒利湿药对 HBV（乙型肝炎病毒）有强力抑制作用，有利于慢性活动性炎症的减轻，从而防止肝硬化。

3. 调整免疫功能，诱导干扰素生成

当细胞免疫功能低下，疾病不愈而向慢性化发展时，应采用调整免疫的方法来治疗。党参、黄芪、灵芝、刺五加、枸杞子、猪苓、茯苓、首乌、女贞子等益气补肾药均具有免疫促进作用，能增强网状内皮系统和巨噬细胞功能。黄芪、人参有诱导 β-干扰素生成增加作用；黄芪、生地黄、白芍、黄连、金银花有诱导 γ-干扰素生成增加作用。

4. 修补肝内病理损伤，防止肝纤维化

临床与实验表明：柴胡、茵陈疏肝利胆，能减轻肝细胞炎症；大黄、黄芩、黄连、栀子清热利湿，可防止肝细胞坏死，促进肝细胞新生；鳖甲、丹参、川芎、赤芍、桃仁、当归活血化瘀，能抑制肝纤维组织增生，降低纤维细胞活性，减轻门脉压力，改善肝内微循环，从而使肝脾回缩变软；党参、黄芪、白术、当归、灵芝、黄精、白芍、连翘有保护肝细胞，促进肝细胞再生的作用。

5. 消退黄疸，改善肝功能

茵陈、大黄、栀子、黄芩清热利湿，疏肝利胆，有很好的消退黄疸，改善肝功能的效果。若加用活血化瘀药赤芍、牡丹皮、丹参、泽泻，则疗效更好。

加强海峡两岸肝病学术交流，进而合作研究，互相取长补短，发挥各自的优势；加大预防力度，扩大乙肝疫苗应用范围，降低乙肝病毒感染率，积极早期治疗乙肝患者，阻断乙肝向肝硬化发展，开发能杀灭乙肝病毒的良药等措施，必将为乙肝患者带来福音，为中华民族的健康作出贡献。

第149讲
中医治疗丙型肝炎三法

李乾构 带徒小课 200讲

上周介绍了乙肝，今天再讲治疗丙型肝炎（丙肝）的三法。

肝炎根据感染的病毒不同，分为甲、乙、丙、丁、戊、己和庚型7种。目前我国乙肝多，丙肝也不少。因感染丙型肝炎病毒（HCV）导致的肝炎，称为丙型病毒性肝炎（简称丙型肝炎）。1991年，北京医科大学肝病研究所用其制备的抗CP试剂盒，对正常人群396人调查结果，抗–HCVCP（人丙肝病毒核心蛋白抗体）阳性者11人，占2.8%；对北京市自愿献血者1086人检查抗–HCVCP阳性者32人，占2.95%，表明我国HCV感染率比国外的1%～2%为高。丙型肝炎极易慢性化，高达50%易发展成为肝硬化，且与原发性肝癌的发病密切相关，故防治丙肝受到关注。

1. 临床特点

丙型肝炎的临床表现与乙肝相似，但症状较轻。临床多见不同程度的倦怠乏力，恶心欲吐，纳差厌油，脘腹胀满，大便异常，小便黄少，胁肋胀痛；或有肝脾肿大，手掌红斑，血痣赤缕，面色晦暗等症状和体征。丙肝患者多有输血史，多见瘀血阻络证，提示治疗时勿忘用活血化瘀通络法。

2. 病因病机

中医认为，丙肝病因病机有四：一是脾气亏虚，正不抗邪；二是阴邪湿毒，阻遏气机；三是湿热毒邪，内蕴耗阴；四是痰湿瘀血，阻碍气机。其病因虽有四，但引起丙肝的病机是相同的，只是发病部位的深浅不同，急性、慢性的发病差异而已。

3. 中医对丙型肝炎的治疗

临床上丙型肝炎分为脾气亏虚证、肝郁气滞证、肝胆湿热证、肝肾阴虚证和湿痰瘀毒证等5个证型来辨证论治。针对本病的致病因素和发病机制，我提出治疗丙肝三法。

（1）益气温阳，活血解毒法：HCV感染为阴邪侵袭，阴邪易伤气碍阳，丙肝久病及肾，可使推动温煦无力，滋润不足。治宜益气温阳。可选用小剂量温补脾肾药，如仙茅、淫羊藿、巴戟天、肉桂、干姜；大剂量益气健脾药，如黄芪、党参、白术、茯苓、甘草。HCV多因输血及输血制品直接入血分，应重用血分药物。因其性质阴凝毒聚，治宜活血解毒，可选择有解毒与活血双重作用的药物如虎杖、紫草、白花蛇舌草、赤芍、牡丹皮。

（2）健脾疏肝，祛湿化瘀法：丙肝多在素体脾胃虚弱的基础上，加上情志失调、肝气郁结。治宜疏肝健脾，药选太子参、白术、茯苓、柴胡、郁金、香附、青皮；脾虚失运，水化为湿，湿聚成痰，治宜祛湿化痰，药选陈皮、半夏、昆布、海藻。

（3）清热利湿，化瘀解毒法：疫毒之邪直入营血，毒瘀肝体，湿热蕴阻脉络。治宜清热利湿，化瘀解毒。药选大黄、连翘、蒲公英、栀子、黄芩、茵陈、虎杖、水牛角、丹参、牡丹皮、赤芍等。

第 150 讲
肝炎灵威胶囊治慢性乙型肝炎 94 例报告

我拜关老为师，在肝病门诊和病房工作 15 年，曾用自己治乙肝的经验方制成院内制剂，命名为肝炎灵威胶囊，治疗慢性乙型肝炎（简称慢乙肝）94 例，疗效满意，现介绍如下。

肝炎灵威胶囊由党参、白术、茯苓、甘草、当归、白芍、丹参、莪术、黄芪、鳖甲 10 味中药组成，具有健脾益气、养血柔肝、化瘀软坚的功效。制成院内胶囊剂，每次服 4 粒，每日 3 次，3 个月为 1 个疗程。每个月复查肝功能，每 3 个月复查血清病毒标记和 B 超，共治疗观察 4 个疗程。我与第一传染病医院文健春主任医师合作，治疗慢乙肝 94 例，报告如下。

1. 基本情况

（1）病例选择：1999～2004 年，慢乙肝急性加重经住院治疗病情恢复后，继续门诊治疗的患者共 94 例。其中男性 52 例，女性 42 例，年龄在 16～72 岁之间。选择病例均为慢性 HBsAg（乙型肝炎病毒表面抗原）携带 3 年以上，均有反复肝功能异常史，其中 HBeAg 阳性者 75 例，抗 –HBe 阳性者 24 例。

（2）主要临床表现：多数患者有不同程度的乏力、食欲不振、躯体不适、肝区隐痛等。其中 33 例有轻度黄疸，29 例可触及肝和（或）脾，数例下肢轻度浮肿。

（3）实验室检查：全部患者的肝酶升高且在正常上限的 5 倍以内。33 例黄疸患者的血清总胆红素在 20mmol/L 左右；67 例 A/G（血浆白蛋白 / 球蛋白）正常，29 例小于 1 : 1.5；血浆白蛋白大于 30g/L。食管吞钡均未发现静脉曲张。

（4）病理检查：临床观察的 94 例患者中，有 58 例患者研究前经皮刺肝等获得肝活体标本。病理判断标准：界板完整，汇管区炎症浸润者，定为慢迁肝，共 8 例；界板破坏，纤维结缔组织限于肝小叶周边或汇管区周围者，定为轻度慢性活动性肝炎（简称慢活肝），共 16 例；结缔组织较多伸入小叶内者，定为中度慢活肝，共 48 例；纤维增生弥漫至小叶大部或偶见假小叶形成者，定为重度慢活肝，共 19 例；在一标本中发现 ≥ 3 个假小叶者，定为肝硬化，共 3 例。

（5）治疗方法：用肝炎灵威胶囊治疗 4 个疗程（每 3 个月为 1 个疗程），结束后，每 6 个月随访 1 次，询问病情并进行实验室和 B 超检查，共随访 4 次。

（6）治疗结果：94 例患者中，肝功能有 74 例（87%）在治疗 1 ～ 2 个月内恢复正常，症状改善；22 例（13%）在 3 ～ 7 个月内恢复，症状消失，随访病情稳定。从血清病毒标记变化，观察有 36 例（男 17 例，占 33%；女 19 例，占 43%）于 6 ～ 12 个月病毒标记消失，阴转率为 38%；39 例未阴转者，由原 HBeAg 阳性转为抗 – HBe 阳性。临床观察到 HBsAg 阴转与病程有关：8 例慢迁肝、16 例轻度慢活肝、48 例中度慢活肝、19 例重度慢活肝和 3 例肝硬化的阴转率分别为 38%（3 例）、44%（7 例）、48%（23 例）、21%（4 例）和 0。结果显示，轻中度慢乙肝（72 例）HBsAg 的阴转率（45%）显著高于重度慢乙肝（22 例）的阴转率（14%）（$P < 0.05$）。临床观察中，未发现任何明显毒副作用。

2. 治疗体会

（1）保肝固本的理念：肝脏周围存在器官特异性的保护因素，为保护肝内环境稳定性所必需。所以，治肝病要保肝固本。肝炎灵威胶囊有党参、白术、茯苓、甘草、当归、白芍、丹参、莪术、黄芪、鳖甲等药，既养血保肝，又健脾益气固后天之本，促使肝内环境稳定，修复肝损伤，恢复肝脏正常功能，实现肝细胞再生。

（2）改善肝内微循环：肝炎灵威胶囊有丹参、莪术、当归等活血化瘀药，临床观察可改善肝内微循环和降低升高的门脉压，有利于肝营养供给和功能改善，从而增强了肝细胞对病理因子的抵御能力；并能抑制炎症细胞浸润，即具有抑制炎症活动的作用。

（3）增强机体免疫功能，抑制病毒复制：肝炎灵威胶囊有黄芪、党参等补气健脾扶正之品，可提高 TC（T 淋巴细胞）转化率，促进 BC（B 淋巴细胞）特异性抗体生成和诱生干扰素的作用。12 例 HBsAg 未阴转患者由 HBeAg 阳性转为抗 –HBe 阳性的结果，支持中药有增强机体免疫功能，抑制病毒复制这一作用。

第151讲

介绍关幼波老治黄疸经验

今天给大家介绍关幼波老治黄疸的经验。

20世纪六七十年代的肝炎多为甲型肝炎，多见黄疸。关老认为，急性病毒性肝炎不论有无黄疸，其病因都是湿热毒邪。只不过肝炎出现黄疸则湿热较重，无黄疸则湿热较轻而已。所以，治疗急性病毒性肝炎要清利湿热，出现黄疸要退黄，关老治黄疸的经验归纳起来有三方面。

1. 治黄要治血，血行黄易却

关老认为，黄疸主要是湿热蕴于血分，肝有病要从治血入手，即在清热祛湿的基础上加用活血药。活血药分凉血活血、养血活血、温通活血三类。凉血活血药（牡丹皮、赤芍、生地黄、白茅根、藕节等）可清血中瘀热，凉血而不滞邪，能使血脉通达，湿邪得除，热邪得清，瘀结得散；养血活血药（当归、白芍、益母草、泽兰等）用于血热血虚并见者，有养血而不助热，活血而能祛瘀滞的特点；温通活血药（桂枝、附子等）能温通血脉，化散瘀滞，去除寒湿。关老总结了肝病用活血药有四大作用：一可加快黄疸的消退，二可软缩肿大的肝脾，三有助于肝功能的恢复，四可缓解肝脾区的疼痛。

2. 治黄要解毒，毒解黄易除

湿热久蕴可成毒，毒助热势，加重病情。研究表明，中药解毒药对急性炎性病变和转氨酶过高者有显著疗效；若不加解毒药，则湿热难以化散，黄疸不易消退。解毒药有化湿解毒药、凉血解毒药、通下解毒药、利湿解毒药、酸敛解毒药之分，要辨证地选用。关老应用解毒药的同时，加上化痰、芳香化浊药杏仁、橘红、藿香以开上焦、中焦之源，使下焦易于通利，黄疸更易消退。

3. 治黄要化痰，痰化黄易散

湿热生痰，痰阻血脉，痰瘀互结，使黄疸胶固难化。关老应用化痰药，要与行气、活血、化瘀药配合。关老常用的化痰药有杏仁、橘红、莱菔子、瓜蒌等。关老认为，山楂有消食化痰的作用、草决明有清肝热化痰的作用、半夏有燥湿化痰的作用、白术有健脾化痰的作用、郁金有活血化痰的作用、旋覆花有降气化痰的作用、麦冬有养阴化痰的作用。治黄疸用化痰法，实为标本兼治之良策。

第152讲
胆石症的辨治体会

今天给大家讲讲我对胆石症的辨证治疗体会。

胆石症是指胆道系统（包括胆囊和胆管内）发生结石的疾病。常见症状有胆绞痛、腹痛、寒战高热、黄疸等，也有体检时发现有胆石症而无症状者。按胆结石所在部位，分为胆囊结石、肝外胆管结石及肝内胆管结石。胆囊结石多为胆固醇结石，肝胆管结石多为胆色素混合结石。我国胆石症发病率为5.6%。胆石症属于中医"胁痛""腹痛""黄疸""胆胀"等范畴。B超、X线、胰胆管造影、核磁共振等检查都是确诊胆结石的有效方法。

我治胆石症，常以肝胆湿热证和肝郁气滞证进行辨证论治。

1. 肝胆湿热证

主症：右上腹痛，苔黄厚腻。

次症：小便黄赤，大便不爽，身热恶寒，身目发黄，口苦口黏，脘腹胀满，胸闷纳呆，脉弦滑数。

诊断：具备主症加2项次症者，即可诊断为胆结石肝胆湿热证。

治法：清热利湿，疏肝利胆。

方药：茵陈蒿汤（《伤寒论》）加味。

茵陈蒿30g，栀子10g，大黄10g，金钱草30g，郁金10g，鸡内金15g，枳实9g，虎杖15g。

2. 肝郁气滞证

主症：右胁胀痛，气怒症重。

次症：痛窜肩背，食欲不振，大便不爽，口苦咽干，胸闷嗳气，恶心欲吐，舌苔薄白，脉象弦滑。

诊断：具备主症加2项次症者，即可诊断为胆结石肝郁气滞证。

治法：疏肝利胆，理气止痛。

方药：柴胡疏肝散（《景岳全书》）加味。

柴胡 15g，白芍 20g，枳壳 10g，甘草 10g，香附 10g，郁金 10g，鸡内金 15g，金钱草 30g。

随兼见证候（症状）加减：兼见热毒内蕴证，治宜清热泻火、通腑解毒，合大柴胡汤加味；兼见肝阴不足证，治宜滋阴清热、疏肝利胆，合一贯煎加味；兼见瘀血阻滞证，治宜疏肝利胆、活血化瘀，合膈下逐瘀汤加减；兼见腹胀，加枳实、厚朴；便秘，加大黄、芒硝；痛甚，加延胡索、三七粉；发热恶寒，加金银花、连翘；恶心欲吐，加姜夏、竹茹；口干舌燥，加玄参、麦冬、生地黄；神昏，加安宫牛黄丸。

我治胆石症的体会：①攻里通下为治胆石症的大法。②三金汤为治疗胆石症的有效验方。③辨证与辨病相结合，可提高临床疗效。④药理实验表明，虎杖、大黄可增加胆汁分泌，木香、槟榔可促进胆囊收缩，鸡内金、海金沙、硝石具有较好的溶石作用；青皮、陈皮、枳壳具有调节胆汁成分的作用。临床可根据需要选用。

第153讲
中华中医药学会脾胃病分会诊治脂肪肝的方案

今天给大家介绍中华中医药学会脾胃病分会对脂肪肝的辨证论治方案。

脂肪肝（FLD）为临床上常见病，有人对上海市4000名机关工作人员进行流行病学调查，结果显示脂肪肝的患病率为12.8%；北京818名健康人体检中脂肪肝的患病率为21.9%。脂肪肝可表现为单纯性脂肪性肝病、脂肪性肝炎，也可发展为肝纤维化和肝硬化。因此，防治脂肪肝具有重要意义。

脂肪肝属于中医学"肝癖""胁痛""积聚"等病范畴。临床多因饮食不节、劳逸失度、情志失调、久病体虚、禀赋不足而导致脾胃损伤，健运失职，湿浊内停，化热生痰成瘀，阻滞脉络而病。其病位在肝，涉及脾、胃、肾等脏腑。证属本虚标实，脾肾亏虚为本，痰浊血瘀为标。中华中医药学会脾胃病分会将脂肪肝分湿浊内停证、肝郁脾虚证、湿热蕴结证、痰瘀互结证等进行辨证论治。

1. 湿浊内停证

主症：①右胁肋不适或胀闷；②舌淡红，苔白腻。

次症：①形体肥胖；②周身困重，倦怠乏力；③胸脘痞闷；④头晕恶心，食欲不振；⑤脉弦滑。

诊断：凡具备主症加次症2项以上者，即可诊断为脂肪肝湿浊内停证。

辨证：湿浊内停证。

治法：祛湿化浊。

主方：胃苓汤（《丹溪心法》）加减。

药物：陈皮、厚朴、苍术、白术、猪苓、茯苓、桂枝、泽泻、炙甘草等。

2. 肝郁脾虚证

主症：①右胁肋胀满或走窜作痛，每因烦恼郁怒诱发；②舌淡边有齿痕，苔薄白或腻。

次症：①腹胀便溏；②腹痛欲泻；③倦怠乏力；④抑郁烦闷；⑤时欲太

息；⑥脉弦或弦细。

诊断：凡具备主症加次症 2 项以上者，即可诊断为脂肪肝肝郁脾虚证。

辨证：肝郁脾虚证。

治法：疏肝健脾。

主方：逍遥散（《太平惠民和剂局方》）加减。

药物：柴胡、白术、白芍、当归、茯苓、薄荷、生姜、生甘草等。

3. 湿热蕴结证

主症：①右胁肋胀痛；②舌质红，苔黄厚腻。

次症：①口黏或口干口苦；②胸脘痞满；③周身困重；④食少纳呆；⑤脉濡数或滑数。

诊断：凡具备主症加次症 2 项以上者，即可诊断为脂肪肝湿热蕴结证。

辨证：湿热蕴结证。

治法：清热化湿。

主方：三仁汤（《医方考》）合茵陈五苓散（《金匮要略》）加减。

药物：杏仁、白蔻仁、生薏苡仁、厚朴、通草、滑石、制半夏、茵陈、茯苓、猪苓、泽泻、白术、金钱草、生甘草等。

4. 痰瘀互结证

主症：①右胁下痞块；②舌淡暗边有瘀斑，苔腻。

次症：①右胁肋刺痛；②纳呆厌油；③胸脘痞闷；④面色晦滞；⑤脉弦滑或涩。

诊断：凡具备主症加次症 2 项以上者，即可诊断为脂肪肝痰瘀互结证。

辨证：痰瘀互结证。

治法：活血化瘀，祛痰散结。

主方：血府逐瘀汤（《医林改错》）合二陈汤（《太平惠民和剂局方》）加减。

药物：赤芍、川芎、桃仁、红花、当归、柴胡、枳壳、桔梗、甘草、丹参、制半夏、陈皮、茯苓。

随症加减：湿热偏盛者，加茵陈、黄连；潮热烦躁者，加银柴胡、地骨皮、牡丹皮；肝区痛甚者，可加郁金、延胡索；乏力气短者，加黄芪、太子参、炒白术；食少纳呆者，加山楂、鸡内金、炒谷芽、炒麦芽；口干、舌红少津者，加玄参、石斛等。

第 154 讲
脂肪肝的诊疗思路

今天讲我治疗脂肪肝的 6 点思路。

1. 减轻体重（减肥）是治疗脂肪肝的重要措施

脂肪肝的成因是多食少动，过多的营养和过高热量的食物堆积体内，血液中含有大量游离脂肪酸，甘油三酯被源源不断地送入肝脏，超过了肝脏运输代谢能力而造成脂肪在肝内堆积，形成脂肪肝。针对原因治疗，就要"管住嘴，迈开腿"，即要控制饮食、加强运动量、减轻体重，可使肝脂肪减少，肝功能恢复正常，就无须药物治疗。

2. 有氧运动是治疗脂肪肝的必要手段

快步行走、跑步、打球、爬山等有氧运动，会使人出汗、"气喘"而消耗人体内堆积的脂肪。

3. 调整饮食是治疗脂肪肝的有效办法

脂肪肝患者的饮食，要求是低糖、低脂、低热量。清淡饮食，每餐只吃七八成饱，不吃动物内脏，少吃甜食，多吃新鲜蔬菜和水果；提倡炖、煮、蒸等烹调方法；常吃豆制品、黑木耳、燕麦、大麦、大蒜、鱼类、玉米、洋葱、香菇，以及茶、醋等具有降血脂作用的食物。

4. 纠正不良的生活习惯和饮食习惯是治疗脂肪肝的前提

生活要有规律，要做到起居有时，有劳有逸；要保持充足的睡眠，保持平和的心态；要养成不吃零食和睡前不加餐的好习惯，不吃油炸、腌制、过甜食品。

5. 三通保健法是防治脂肪肝的养生理念

三通是指大便通、小便通、汗毛孔通。三通能疏通人体脏腑管道，使人体气血经络通畅，及时把人体代谢的废物、毒素、垃圾排出体外，保持人体的脏腑平衡、气血平衡、阴阳平衡，能减去体内多余脂肪而达到健康的目的。

6. 红曲、绞股蓝是治疗脂肪肝的有效药物

用红曲为原料制成的中成药（血脂康胶囊）能显著地降血脂而不损伤肝脏，是治疗脂肪肝的有效药物。用中药绞股蓝为原料提炼制成的中成药（绞股蓝总苷）也是治疗脂肪肝的有效药物。

脂肪肝的预防：针对引起脂肪肝的病因，采取有的放矢的预防措施。如长期大量饮酒者要戒酒；营养过剩、肥胖者，应严格控制饮食、减肥；有糖尿病者，要有效控制血糖。以上措施可起到预防脂肪肝的作用。

第 155 讲
改革辨证模式——按主症与次症辨证

辨证论治是中医的特色与优势。传统的中医辨证模式，就是把症状、舌象、脉象罗列在一起，进行分析后确定证型，依证确定治法而选用方药。这一方法令初学中医的人很难掌握，为此我建议改革传统的中医辨证模式，提出按主症与次症进行辨证论治。

1983 年，我作为全国急症胃痛协作组组长牵头急症研究，首先提出急症胃痛的中医病名，并提出按主症与次症进行辨证论治的观点，得到全国急症胃痛协作组内 16 家三甲中医院脾胃病专家的认同。我们开展了对急症胃痛临床与实验研究，并将临床研究结果执笔撰写了"温中止痛口服液治疗急症胃痛虚寒证 570 例临床疗效观察""理气止痛口服液治疗急症胃痛气滞证 571 例临床总结""清化止痛口服液治疗急症胃痛湿热证 569 例疗效观察""急症胃痛诊疗规范"等 10 余篇文章发表在《中国中医急症》杂志上，按主症与次症辨证的观点对全国中医界较大的影响。1993 年，卫生部制定的《中药新药临床研究指导原则》就采纳了按主症与次症辨证的模式。2000 年 1 月，王永炎、晁恩祥主编的《今日中医内科》对胃痛的辨证诊断标准，是具备主症 3 项或具备主症 2 项兼具次症 2 项者即可诊断。按主症与次症辨证好操作，但多项主症操作起来还是麻烦，为此我主张进一步提炼主症，将目前辨证的 3 ～ 4 项主症，精炼压缩至 1 项主症，使学习中医的人更易学习，更易掌握，更易记忆，更易操作。下面以胃痛肝胃不适证为例说明。

主症：胃部胀痛。

次症：痛窜胁背，气怒痛重，胸脘堵闷，嗳气频作，善叹息，排便不爽，舌苔薄白，脉象多弦。

诊断：凡具备主症和任意 2 项次症者，即可诊断为胃痛肝胃不适证。

辨证：肝气犯胃，胃失和降。

治法：疏肝和胃，理气止痛。

方药：理气止痛口服液（由醋柴胡、炒白芍、炙甘草、炒枳壳、炒川楝子组成）。每次 20mL 温服，药后观察 30 分钟。若效果不明显者，再口服 20mL 理气止痛口服液，继续观察 30 分钟。然后按统一标准判断疗效。原则上按 3 ：1 随机选择对照组，对照组给予 654-2 片剂 10mg 口服，观察方法同中药治疗组。若患者不接受 654-2 片剂对照观察，则给中药理气止痛口服液。

第
155
讲

改革辨证模式——按主症与次症辨证

第156讲
胃病以脾虚为本

我治胃病开处方第一行是四君子汤，因胃病以脾虚为本，今天给大家讲讲。

中医的胃病包括西医所说的胃炎、消化性溃疡、胃下垂、功能性消化不良等病症，临床表现为胃部疼痛、胀满或不适，食欲减少，大便异常，体乏无力等。中医辨证可能是饮食伤胃、肝胃不和、湿热中阻、气滞血瘀、寒邪凝胃、脾胃虚寒、胃阴不足证。但脾胃气虚是导致胃病的根本原因，治宜用补益脾胃法，中医补益脾胃的代表方剂是四君子汤，这就是我治胃病开处方第一行用四君子汤的缘由。

中医学认为，胃主受纳，腐熟水谷，脾主运化，转输精微。脾主运化的功能主要依赖脾气，即脾气旺盛。若脾胃气虚则脾失健运，消化吸收运输水谷精微的功能失常，就会出现食欲减少、胃脘胀痛、大便异常、体乏无力等症状。若胃气亏虚、胃失和降则气逆于上，就会出现恶心、呕吐、嗳气呃逆、嘈杂反酸等症状。所以说胃病的临床表现实际上是脾胃纳运功能失职的结果，而导致脾胃纳运失职的根本原因就是脾胃气虚。治疗就要用补益脾胃法。

临证常看到胃病患者有面色萎黄、肢体困倦、舌体胖大、舌边有齿痕、脉象细弱无力等脾胃之虚的表现。胃病患者中多伴有幽门螺杆菌感染，胃被幽门螺杆菌侵犯，表明脾胃气虚不能抵御病邪。胃病患者做胃镜检查可见胃黏膜充血、水肿、糜烂、溃疡，出现腺体萎缩，这些均为脾胃气虚所致。

对四君子汤的药理研究表明，四君子汤具有提高机体免疫功能，增加网状内皮细胞的吞噬能力，增强胃肠道黏膜屏障作用，防止幽门螺杆菌等病原微生物的侵袭。若用四君子汤加活血化瘀药丹参，更能改善胃黏膜血流，促进胃黏膜的炎症溃疡病灶修复愈合，加快胃病早日康复。所以说，胃病以脾胃气虚为本，治宜补益脾胃，以四君子汤加丹参为基础方治疗。

第157讲
谈谈出汗

出汗是正常的生理现象，今天给大家讲讲出汗。

人体皮肤上有200万～250万个汗腺，其主要功能就是分泌汗液。汗液的主要成分有水、氯化钠、氯化钾、尿素、尿酸、氮、乳酸等，其中尿素、尿酸、氮、乳酸是对人体有害的废物，要通过汗毛孔张开，微微出汗，将其排出体外，有利于身体健康。中医学认为，出汗可以通经活络、疏通血脉。有学者总结出汗有十大好处。

1. 排出毒素

将体内代谢的废物毒素如乳酸、尿酸、氨等，随出汗排出体外。

2. 调节体温

暑天炎热出汗多，冬天寒冷出汗少，人体通过出汗来调节体温。

3. 控制血压

运动出汗可以扩张毛细血管，加速血液循环，增加血管壁弹性，达到降低血压的目的。

4. 抗菌、抗病毒

汗液中含有抗菌肽，能有效抵御细菌、病毒经皮肤侵袭人体。

5. 护肤美容

皮肤汗腺分泌的汗液与皮脂腺分泌的油脂形成一层乳化膜，可防止体表水分的丢失，使皮肤显得光滑湿润，达到美容护肤的功效。

6. 防骨质疏松

出汗有利于钙质的保留，具有防骨质疏松的作用。

7. 增强记忆力

美国对20000名学生进行教育实验，结果表明，主动运动出汗对学生会产生积极正面的效果，增强记忆力和专注力。

8. 保护皮肤

出汗可以清洗汗毛孔，清洁皮肤以达到保护皮肤的作用。

9. 促进消化和睡眠

不动不出汗，则气血运行缓慢，影响消化，导致人吃饭不香；神经活动也受影响，导致人晚上睡不好。

10. 提高免疫力

每个汗腺内均存在免疫球蛋白 A，可提高免疫力。

以上列出的出汗十大好处不一定很准确，但每天微微出汗，排出毒素，调节体温，对身体健康是有益的。

第158讲
浅谈瘀血

今天给大家谈谈瘀这个话题。

瘀者淤也，是指淤积在体内失去了生理功能的血。瘀血学说，在我国已有2000多年的历史，如马王堆三号墓出土的帛书《五十二病方》中的第四十九病方就是用活血化瘀法治疗"蛊"的疾病。此后的《内经》《难经》和《神农本草经》等医籍中，也均有运用活血化瘀法治疗"气血"疾病的记载。尤其《神农本草经》所载365味中药中，有活血化瘀作用的中药如丹参、桃仁、水蛭、赤芍等80余种，一直沿用至今。

瘀血学说，溯源于汉代，发扬于晚清，近代更有所发展。瘀血之源溯源于《内经》。如《灵枢·水胀》："寒气客于子门，子门闭塞，气不得通，恶血当泻不泻，衃以留止。"《素问·调经论》说："五脏之道，皆出于经隧，以行血气。血气不和，百病乃变化而生。"说明了引起瘀血的原因和导致瘀血的一些症状。《素问·阴阳应象大论》中"血实宜决之"和《素问·至真要大论》"坚者削之""结者散之""留者攻之"等描述，对瘀血提出了治疗原则。汉代张仲景所著的《伤寒论》《金匮要略》中有"瘀血"的病名，并提出了具体的"活血化瘀"方药，对后世有很大启发。《伤寒论》中的桃核承气汤、抵当汤（丸）、大黄䗪虫丸、桂枝茯苓丸、下瘀血汤、鳖甲煎丸等方剂，初步形成了活血化瘀的治疗思路，为后世运用活血化瘀的理论奠定了基础。隋唐时期的代表著作《诸病源候论》《备急千金要方》《外台秘要》等均论述了瘀血证候，增添了不少活血化瘀的方药。唐代《新修本草》在《本草经集注》844种中药的基础上，更增加了血竭、苏木、延胡索等活血化瘀药物，至今仍为临床所沿用。宋代《太平圣惠方》《太平惠民和剂局方》《圣济总录》等著作中介绍了不少活血化瘀的方剂。金元时期朱丹溪重视解郁散结，注意兼用顺气和血，痰瘀同治。李东垣以治"脾胃内伤"为擅长，但在调理脾胃中，提出"升阳""益气"及"通血脉"的论点，如补中益气汤中就兼用当归身和血，对于瘀血证则用复方活血汤（柴胡、天花粉、当归、桃仁、大黄、穿山甲）。清代对瘀血的认识和治疗又有发展，王清任在《医林改错》中介绍了方剂 30 余首，修改妇科方剂 2 首，对瘀血病证列举 50 余种，以通窍活血汤、血府逐瘀汤、膈下逐瘀汤分治三焦瘀血，用补气活血的补阳还五汤治疗半身不遂。唐容川所著《血证论》，对各种血证论述颇详，强调"凡瘀血，总以祛瘀为要"；还提出了"瘀血不去，新血不生"，主张二者并重的观点。近代张锡纯创制的活络效灵丹和调冲汤，都是以"瘀血"立论的。以上诸家，在瘀血理论和活血化瘀治则方面都有不同程度的贡献，是我们今天研究瘀血和活血化瘀治则的宝贵资料。根据气为血帅的道理，治血要与补气、理气相联系，补气、理气又要与祛瘀相结合，特别是祛瘀中重用黄芪是经验之谈。

中医学"瘀血"的概念与西医学的"淤血"并不完全相同。西医学之"淤血"，多指静脉血液循环障碍，导致局部和全身的某些病理改变。中医的瘀血证有广义和狭义之分。狭义的瘀血证是指血液运行不畅、瘀滞或停积于脏腑或局部，如心力衰竭引起肺、肝瘀血；血液不循脉道，妄行脉外，又未流出之血；高脂血症血液混浊如牛乳的血；血管中血液凝固性升高的病变，如缺血性脑血栓、心肌梗死等。广义的瘀血证含义比较广泛，它包括狭义的瘀血证，更泛指由于痰浊、食滞、寒邪、气郁、温邪、出血、外伤等病因所引起的血液瘀滞的证候。

第 159 讲
瘀血的概念和临床症状及体征

昨天讲了对瘀的认识，今天讲瘀血的概念和临床症状及体征。

瘀血广泛地存在于中医内科、外科、妇科、儿科、神经科、肿瘤科、骨伤科、皮肤科、老年病科、五官科、口腔科等疾病中。

1. 概念

什么是瘀血？瘀字古代与淤通用，而淤是淤泥的淤。淤泥是很好的肥料，但很臭、很污秽，可以说，瘀血是失去了正常生理功效的污秽的血，因瘀血引起的病证称瘀血证。

2. 临床症状

瘀血常见的症状：①疼痛；②发热；③月经不调；④各种炎症；⑤出血；⑥发枯、脱发、头发早白；⑦口干咽燥；⑧皮肤（瘙）痒疹；⑨疮疡疖肿；⑩痔疮；⑪心悸；⑫惊恐多疑；⑬失眠恶梦；⑭夜游症；⑮癫、狂、痫；⑯中风不语；⑰口眼㖞斜；⑱肢体麻木；⑲半身偏瘫；⑳抽搐震颤。

3. 体征

有瘀血者常见以下体征：①舌质紫暗或舌有瘀斑、瘀点，舌下静脉曲张；②固定性疼痛或腹痛拒按；③病理性肿块；④血管异常（静脉曲张、毛细血管扩张、血管痉挛、唇及肢端紫绀、血栓形成、血管阻塞）；⑤血不循经而停滞及出血后引起的瘀血、黑便、皮下瘀斑、血性腹水等；⑥月经紊乱、经期腹痛、经色黑有瘀斑等；⑦面部、唇部、齿龈及眼周紫黑；⑧肌肤甲错（皮肤粗糙、肥厚、鳞屑增多），或肢体麻木，或偏瘫；⑨腭黏膜征阳性（血管曲张、颜色紫暗），或精神狂躁；⑩脉结代，或脉涩，或无脉。

第160讲
瘀血证的诊断

今天给大家讲瘀血证的诊断。

瘀血证的诊断，主要根据病史、症状、体征和实验室检查。

1. 病史

凡是有外伤史、手术史、月经史、胎产史、慢性病史者则提示有瘀血。

2. 临床症状

瘀血常见的症状：疼痛；发热；月经不调；各种炎症；出血；发枯、脱发、头发早白；口干咽燥；皮肤痒疹；疮疡疖肿；痔疮；心悸；惊恐多疑；失眠恶梦；夜游症；癫、狂、痫；中风不语；口眼歪斜；肢体麻木；半身偏瘫；抽搐震颤。

3. 瘀血的体征

瘀血常见以下体征：舌质紫暗或舌有瘀斑、瘀点，舌下静脉曲张；固定性疼痛或腹痛拒按；病理性肿块，如肝脾肿大、淋巴结肿大等；血管异常，如静脉曲张、毛细血管扩张、血管痉挛、唇及肢端紫绀、血栓形成、血管阻塞；血不循经而停滞及出血后引起的瘀血、黑便、皮下瘀斑、血性腹水等；月经紊乱、经期腹痛、经色黑及有瘀块等；面部、唇部、齿龈及眼周紫黑；肌肤甲错（皮肤粗糙、肥厚、鳞屑增多），或肢体麻木，或偏瘫；腭黏膜征阳性（血管曲张、颜色紫暗），或精神狂躁；脉结代，或脉涩，或无脉。

4. 实验室检查

实验室检查有以下表现表明有瘀血：微循环障碍；血液流变学异常；血液凝固性增高或纤溶性降低；血小板聚集性增高或释放分解亢进；血流动力学障碍；病理切片有瘀血表现；仪器检测显示血管阻塞。

诊断：凡具备病史、症状、体征和实验室检查各一项者，即可诊断为瘀血证。

第 161 讲

治疗瘀血证的常用中药和方剂

昨天讲了瘀血证的诊断，今天讲治疗瘀血证的常用中药和方剂。

1. 常用中药

中医治疗瘀血证要活血化瘀，具有活血化瘀作用的中药有 100 多种，常用的有 40 余种，分类如下。

（1）一般活血药：桃仁、红花。

（2）凉血活血药：牡丹皮、丹参、白茅根、地榆、槐花。

（3）温通活血药：川芎、桂枝、肉桂、姜黄。

（4）补血活血药：当归、鸡血藤。

（5）破血祛瘀药：三棱、莪术。

（6）活血止血药：三七、蒲黄、五灵脂、大黄。

（7）行气活血药：延胡索、郁金、香附、降香。

（8）活血接骨药：骨碎补、自然铜。

（9）活血利水药：马鞭草、泽兰、益母草。

（10）活血止痛药：乳香、没药、血竭。

（11）活血舒筋药：牛膝、苏木、木瓜。

（12）活血通经药：路路通、王不留行、刘寄奴、干漆。

（13）破癥化瘀药：水蛭、虻虫、䗪虫、穿山甲。

2. 常用方剂

临床常用具有活血化瘀作用的代表方剂，有桃红四物汤、血府逐瘀汤、膈下逐瘀汤、少腹逐瘀汤。近代比较有代表性的活血化瘀方，有冠心Ⅱ号和由冠心Ⅱ号移植到日本的冠元颗粒等。

第 162 讲
百病皆生于气

中医有"百病皆生于气"的理论，今天给大家讲讲。

气血是维持人体正常生命活动的基本物质，气的运动形式不外乎"升降出入"，气的正常运动可化生精、气、血、津液等精微物质，以及维持脏腑的正常功能，实现人体与外界天人相应的动态平衡。若气的运动失常，则诸病可生，故有"百病皆生于气"的理论。

人体的脏腑经络都是气升降出入的场所，而脾胃是人体气机升降的枢纽，脾胃功能正常则能腐熟水谷和运化精微，气血生化有源，能供给人体充足的营养，从而保证人体生命活动的正常进行。

我们消化科脾胃病患者多，脾胃病的主要病机是脾气不升，胃气不降，肝气不疏，导致气机阻滞，气血凝滞不通，而出现胃痛、胃胀、痞满等症。治疗宜补益脾气，以恢复脾的升清功能；补益胃气，以恢复胃的降浊功能；疏肝气，以恢复肝的疏泄功能。方选四君子汤合四逆散治疗。六腑以通为顺，胃气以通为补，治胃病一定要注意通。这里讲的通，不仅限于狭义的通腑，而是广义的通。若寒凝不通者，加生姜、干姜、高良姜、桂枝、附子以温通寒邪；食积不通者，加鸡内金、山楂、神曲、莱菔子以消食通积；血滞血瘀不通者，加莪术、丹参、川芎以活血通瘀。凡是针对病因治疗的，均可谓之通。对胃病的治疗，不管怎么辨证论治，都勿忘补脾气、理胃气、疏肝气，以调理脾胃的升降气机，维持人体气血调和与阴阳平衡。

第 163 讲

内伤脾胃，百病由生

今天给大家讲李东垣"内伤脾胃，百病由生"的理论。

脾胃对疾病的发生、发展、诊断、治疗、预防、康复等方面都起着重要的指导作用，故李东垣说"内伤脾胃，百病由生""百病皆由脾胃衰而生也"。

中医有脾胃为后天之本、气血生化之源的理论。脾胃内伤而虚弱则不能生化气血，气血不足则内不足以维持人体身心的活动，外不足以抗御病邪的侵袭，从而导致疾病的发生。引起脾胃损伤的病因，有饮食不节、劳逸过度、情志内伤、外感时邪等。李氏认为，内伤病的形成常是上述因素相互影响的综合作用结果，而又均归之于脾胃损伤。这就不难看出，脾胃与健康有着紧密的联系。"脾胃损伤"的病机是脾胃气机失调，升降失司。李氏认为，阴精所奉，调脾胃既和，谷气上升。脾胃居中焦，是精气升降运动的枢纽，升则上输于心肺，降则下归于大肠和肾，因而脾胃健运，脾升胃降，清升浊降，才能气机调和，维持人体正常的升降运动，维持"清阳出上窍，浊阴出下窍；清阳发腠理，浊阴走五脏；清阳实四肢，浊阴归六腑"的正常功能。若脾胃气虚，升降失司，则五脏六腑、四肢九窍就会发生各种病证。

第164讲
脾胃病的调理

昨天讲了脾胃损伤，百病而生的理论，今天讲脾胃病的调理。

脾胃为仓廪之官，后天之本，脾胃一运一纳，化生精微，是气血生化之源。人体生长发育以及维持生命的营养物质全赖脾胃纳运供给。通过健脾扶正，增强机体的防御功能，可达到防病、治病、抗衰老的目的。历史上用来养生延年的健脾方药很多，如白术酒、琼玉膏、还少丹、茯苓煎、五味异功散、香砂六君子汤、人参健脾丸等，多以补益脾胃的参、术、苓为主药，增强脾的运化和胃的受纳功能。近代研究证实，这些中药能增强细胞免疫功能，增强细胞吞噬能力，的确有防病、治病、抗衰老的作用。

临床证实，补气健脾方补中益气汤、参苓白术散、归脾汤能增强胃肠道消化吸收，调节植物神经系统紊乱，改善能量代谢。从"胃主降浊"理论出发，选用具有利尿排浊功效的中药，如猪苓、泽泻、草决明、槟榔、车前子、茯苓等药，能增强机体分解性代谢功能，加速病理产物排泄。中医有"六腑以通为用"的理论，临证要提倡通畅肠胃，保障代谢旺盛，达到排毒养颜、健康延年的目的。

因此，脾胃病的调理，常有健脾利尿、通腑排毒、调理气血三法。

第一，调理气机，通腑排毒。六腑以通为用，胃以降为顺，各种内外因作用于脾胃皆可导致气机阻滞。如食物的残渣停留在大肠，不能及时排除，毒素被体内吸收，有损身体健康，百病由生。因此，治疗上需要时时通腑排毒、疏理气机，保持脾胃正常生理功能的纳与化、升与降、燥与湿的矛盾统一。每天要保持大便通畅，及时把有害健康的废物垃圾排出体外，维护身体健康。

第二，健脾清化，利尿排毒。经常吃油炸煎烤食品和大鱼大肉，易形成湿热、食积等病理性产物，困阻脾胃，形成湿热证候，日久生痰成瘀，痰瘀互结而百病遂生。治宜健脾利尿，清化湿热。平时应适当多喝汤水，保持小便通畅清亮，使新陈代谢中对人体有害的毒素从小便排出体外，维护人体健康。

第三，调理气血，平衡阴阳。脾者体阴而用阳，胃者体阳而用阴，若体用失衡则容易导致病变。脾胃亏虚则气血运行不畅，导致气滞、血瘀等病变。用中药调理气血、平衡阴阳是治疗脾胃疾病的重要方法。每天散步做操，喝点热汤热茶或用热水洗澡，微微出汗，使堆积在肌肤的乳酸等代谢产物随汗排出体外，可促使气血运行通畅，从而维护阴阳平衡，保障身体健康。

第165讲

胃肠疾病多兼有气郁

今天给大家讲讲胃肠疾病多兼有气郁的观点。

据调查资料显示，我国抑郁症发病率为 3%～5%，目前已超过 2600 万人。抑郁症属中医郁病的范畴。中医有气郁、血郁、痰郁、湿郁、热郁、食郁的六郁之说，《丹溪心法·六郁》有专论。我个人观点，六郁之中以气郁最为多见，胃肠疾病多兼气郁。

抑郁症的主要临床表现为精神抑郁、神疲、急躁易怒、失眠多梦、神情淡漠、心悸、叹息、胸闷气短、健忘、悲伤欲哭等症。我在消化科诊治的疾病当中，看见大部分患者因胃肠病来诊而多兼有以上症状，我多辨证为脾虚肝郁证。治宜补气健脾，疏肝理气。补气健脾用四君子汤，疏肝理气用柴胡疏肝散。对女性患者，还要在处方中加 1～2 味花类中药如合欢花、绿萼梅、玫瑰花、玳玳花等，男性患者，则加郁金、香橼、佛手等，以增强疏肝解郁作用；并要配合心理治疗，多做劝导、安慰、解释工作，有利于疾病的康复。

第166讲
说说人体管道网络系统

今天给大家讲讲人体管道网络系统。

人体是由五脏六腑组成的，脏腑各个系统如循环系统、消化系统、泌尿系统、呼吸系统的管道、管腔之间，又通过血管、淋巴管、体液相互联络成管道网络系统，维持人体正常的生理功能。当这些管道网络系统受到外因和内因的影响，出现不通畅或堵塞时，就会引起疼痛等症状。这就是中医所讲的"不通则痛"。治疗宜用通法。如对外感疼痛，宜发汗以通，常用荆芥、防风、麻黄、桂枝等发汗，可以缓解头痛、身痛。现代医学研究表明，"汗法"除促进汗腺分泌和血管扩张外，还有排除毒素、散发体热、改善循环、促进代谢产物和炎症吸收的作用。上消化道疾病包括食管和胃的炎症溃疡，临床多有疼痛、食欲不振等症状。治宜调节脾胃，促使脾胃和食管的升降功能恢复正常，促使气滞、湿阻、食积、胃火、胃虚等致病因素消失，则食欲增进、疼痛消除、生理功能恢复。临床上升药有升麻、柴胡、葛根、桔梗等，多用于脾虚证和内脏下垂证；降药有旋覆花、降香、槟榔、莱菔子、大黄等消导清热泻下药，多用于胃实证、热证，以及寒热错杂、虚实错杂诸证。方剂常用半夏泻心汤、清胃散、旋覆代赭汤、枳实导滞丸等。下消化道疼痛，多见于各种腹痛，如胆结石见右胁痛等。其病机是邪滞腑道，"六腑以通为用"，治当以通下为顺，方选麻子仁丸、六磨汤、大承气汤、大柴胡汤、利胆排石汤、温脾汤、桃仁承气汤等。腑道一通，诸痛自除。周围血管性疼痛，包括周围血管功能性舒缩障碍和血栓、硬化等器质性病变所致的疼痛，如雷诺病、动脉硬化性闭塞症、血栓闭塞性脉管炎等，临床以病位剧痛为特征。对周围血管性疼痛的治疗，宜扩张血管，活血以通，应在中医辨证论治的基础上，重用能够扩张周围血管的丹参、川芎、桃仁、红花等活血化瘀药以通脉。炎症性疼痛性疾病，是由炎性细胞、病原微生物及其有害产物积聚管腔所致。因此，畅通其炎性病灶的管道，解除其炎性梗阻的最好办法是解毒排浊。解毒可消除管道炎症的渗出性水肿充血以治本，排浊可畅通管道以治标。临床上，前列腺炎多选清利湿热之龙胆草、黄柏，通络之川牛膝、皂刺；输卵管炎多选清热解毒之蒲公英、红藤，通络之丹参等；尿路感染多选清热解毒利湿之黄柏、瞿麦，活血通络之桃仁、红花。

　　我认为，人体存在管道网状系统。体内代谢废物停滞、堆积，可导致网状管腔系统的堵塞而出现痛症。治宜用通法，以疏通人体各系统的管道管腔。只有清理了调节网状管腔系统的各种障碍物，才能达到"通则不痛"的健康状态。

第 167 讲
介绍关幼波老十纲辨证

今天给大家介绍我师傅关老的"十纲辨证"。

中医讲阴阳、表里、寒热、虚实八纲辨证，关老认为气血辨证在诊疗中很重要，应加到八纲辨证中去。因此，他倡导"十纲辨证"。我学了关老的"十纲辨证"，现介绍如下。

关老临证 70 多年，既保持中医八纲辨证，又重视气血辨证，倡导"十纲辨证"，丰富和发展了中医理论。八纲辨证的理论最早见于《黄帝内经》。《东垣先生伤寒正脉》一书中正式提出了八纲辨证的内容。八纲辨证自确立以来，一直作为中医辨证的总纲，从没有人突破过。关老经过长期的临床实践，充分认识到气血辨证的普遍性和重要性，提出把气血辨证补充到八纲辨证的总纲中去，取名为"十纲辨证"。

气血是维持人体生命活动的基本物质和动力源泉。关老治各种肝病，不论辨什么证，都会在处方中加用调理气血的中药。如气虚，加用黄芪、党参；气滞，加用橘红、香附；气逆，加用旋覆花、代赭石；气陷，加用黄芪、升麻、柴胡；血虚，加用当归、阿胶；血滞，加用丹参、泽兰；血瘀，加用泽兰、红花；血热，加用丹皮、赤芍；出血，加用十灰散、三七。

我的临床体会：在辨证论治的基础上，加上调理气血的中药，的确可以加快症状的消除和提高临床疗效。

第 168 讲
我的开方用药习惯

每个人都有自己的习惯，如生活习惯、饮食习惯、工作习惯等。每个医生开方、治病、用药，也有自己的习惯。今天给大家介绍我开方用药的习惯。

对初诊患者或病情相对简单的患者，我看病开方一般用 12 味药，处方写三行，一行 4 味药。对患有 2 种以上疾病或病情复杂的患者，我一般用 16 味药，处方写四行，一行 4 味药。

我开处方第一行的 4 味药，是四君子汤（人参、白术、茯苓、甘草）。因人参较贵，临床多改为作用相近的党参，患儿则改用孩儿参；患者口干、舌燥，有阴伤之象，改用北沙参益气生津；若有大便干燥，大肠燥热，津液不足时，改用玄参增液润燥。这些内容已在前面应用四君子汤的体会中讲过，就不重复了。

处方第二行 4 味药：主诉不思饮食者，多为脾胃虚弱，用香砂六君子汤治疗，第二行就写陈皮 10g，炒半夏曲 9g，广木香 10g，砂仁 3g；主诉胃胀时，第二行写陈皮 10g，炒半夏曲 9g，枳实 10g，厚朴 3g；主诉胃痛时，第二行写陈皮 10g，炒半夏曲 9g，白芍 15g，延胡索 15g；主诉恶心、呕吐、嗳气、呃逆时，第二行写陈皮 10g，姜半夏 9g，旋覆花 10g，代赭石 10g；主诉反酸时，第二行写陈皮 10g，清半夏 9g，海螵蛸 15g，煅瓦楞子 30g；主诉烧心时，第二行写陈皮 10g，清半夏 9g，吴茱萸 3g，黄连 3g。

处方第三行 4 味药治疗次证或次要症状：兼见畏寒怕冷的脾胃虚寒证，第三行写桂枝 10g，白芍 15g，干姜 5g，大枣 10g；兼见失眠，加炒枣仁 15g，夜交藤 20g；兼见胃痛重，加木香 10g，九香虫 3g，三七粉 3g；兼见腹痛，加乌药 10g，九香虫 3g，三七粉 3g；兼见老年人便秘，用火麻仁 30g，郁李仁 20g，瓜蒌仁 30g，杏仁 9g；兼见年轻人便秘，用芒硝 10g，酒大黄 10g；兼见泄泻，加芡实 15g，炒山药 10g，鸡内金 10g，焦三仙 30g；兼见咽痛，加桔梗 10g，牛蒡子 10g，锦灯笼 5g；兼见咳嗽痰黄，用枇杷叶 15g，黄芩 10g，鱼腥草 15g，贝母 10g；兼见胁痛，加柴胡 10g，白芍 15g，延胡索 15g，郁金 10g；胃痛检查有溃疡时，加海螵蛸 15g，贝母 10g；有口疮时，加白芷 10g，白及 10g。

第169讲
治病勿忘调理饮食

治病除药物治疗外，还要配合理饮食。今天给大家讲治病勿忘调理饮食。

消化科的病多因饮食不节（洁）所致，如暴饮暴食，吃得太油腻、太辛辣、太生冷，或吃了腐败变质的食物，损伤脾胃致病。医生治病不能开一张处方就了事，还要叮嘱患者调理饮食来配合治疗。因为饮食有预防疾病的作用，有滋养作用，有抗衰老作用和治病作用。调理饮食，可概括为补、泻、调。

补：是指补益脏腑气血虚证。如鸡汤可用于虚劳；当归羊肉汤可用于产后血虚；牛乳可用于病愈后调理；胎盘粉可用于补肾强身；猪骨髓可用于补脑益智；黑芝麻能补血、生津、润肠、乌发；银耳有益气生津的作用，可用于肺脾两虚、津亏阴虚体弱之人。米面果菜有改善人体功能，补益脏腑气血的作用。

泻：是指泻实祛邪，针对邪气实证。如大蒜治痢疾、山楂消食积、鳗鱼治肺痨、藕汁治咳血、赤豆治水肿等。

调：是指调整人体阴阳。如阳虚的人，可用具有温补作用的牛肉、羊肉、狗肉、干姜等辛热类食品温补阳气；阴虚的人，可用具有清补作用的百合、甲鱼、海参、银耳等甘凉食品养阴生津。

临床上除了按作用来指导患者选用食物外，还要注意食物的多样化。一天要吃20种以上的食物，并注意饮食的荤素搭配和粗细搭配，养成良好的饮食习惯和生活习惯，配合药物治疗，就可达到1+1＞2的效果。

第170讲
浅谈络病

今天给大家讲讲络病。

经络学说是中医针灸学的基础理论，它是指导针灸诊断和治疗的基础。近几年，又在经络学说基础上发展成络病学说，吴以岭教授撰写了络病专著——《脉络论》。我学习了吴以岭教授的《脉络论》，结合自己的体会给大家讲讲络病。

1. 经络系统

经络是经与络的总称，经络包括十二经脉和十五络脉。络脉为十五络脉、别络、血络、孙络的总称。十二经脉之络，加任脉、督脉、脾之大络，共为十五络。络脉中浮行于人体浅表部位的，称之"浮络"；络脉中最细小的，称为"孙络"。清代喻昌在《医门法律·经脉论》中说，经脉以下的络脉有4个层次，即从十二经脉的分支十二络，十二络脉的分支为一百八十原络，原络分支为一百八十缠络，缠络分支联系三万四千孙络，孙络之间为缠绊，构成网状的循环通路。为此，有学者提出"三维立体网络系统"的概念。

2. 经络的生理作用

经络循行全身，通达表里，贯穿上下，具有输送气血、荣内卫外的生理功能。若受某种因素影响，经络荣内卫外的生理作用发生障碍则发病。

3. 络病的病理变化

邪入别络、浮络、孙络、血络则发生病变。邪客络脉则影响络中气血的运行及津液的输布，导致络失通畅，出现络脉瘀阻、络脉拙急、络脉不荣的病理变化。

（1）络脉瘀阻：络脉是气血津液输布环流的枢纽和通道，气机通畅则络道无阻，是维持正常人体生理功能的前提。若气滞导致血行不畅，或寒凝血脉，或湿滞络脉，或痰阻络道，或血热互结，或邪气犯络，均可使中焦气机郁滞，血行不畅，络内运行的气血涩滞，出现络脉瘀阻证，表现为疼痛（叶天士所谓"久病入络")、出血（血不循经）、癥瘕积聚（痰瘀阻络）等。

（2）络脉拙急：是指因受寒、过劳、情志刺激等因素引起络脉的收引挛缩状态，导致猝然不通。心络拙急则表现为心痛；胃络拙急则表现为胃痛；脑络拙急则表现为头痛；四肢络脉拙急则表现为肢体疼痛。

（3）络脉不荣：络脉具有渗灌气血，生化津血，环流经气，贯通荣卫的功能。若各种原因引起络脉气血损伤，导致络脉不充，失于荣养，可出现面色苍白无华、皮肤干燥等症。

4. 络病的治法

针对络脉病变特点，古代医家提出"络以辛为泄"的治疗原则。在临床上，我通常选用味辛的中药，配合通络药组成辛温通络、虫药通络、补气通络等治疗络病的方法。对络脉不荣，治以通补兼施，寓通于补，选用八珍汤；对络脉瘀阻者，重用辛香走窜活血化瘀药，如丹参、川芎、延胡索、姜黄、莪术等。络脉瘀久病重者，则要用虫类药祛瘀通络，如全蝎、蜈蚣、蝉蜕、土鳖虫、水蛭等。络脉拙急、内风拘引者，治宜祛风解痉通络，药选地龙、白僵蚕、蛇类药、防风等。久病选虫类药与蛇类药联合应用以搜风通络，如治疗络病的中成药——通心络。

第 171 讲
四大经典著作中的症状术语

中医四大经典著作中有多少症状术语？今天给大家介绍介绍。

上个月我参加王永炎院士的博士后（张志强）出站评议，了解到张志强博士后对中医四大经典著作中的症状术语进行了普查，写出了普查报告，并附有 1110 页 22 万字的术语普查附件。普查结果：四大经典中全部症状术语有 11558 条，其中《素问》3672 条，《灵枢》2777 条，《难经》439 条，《伤寒论》2658 条，《金匮要略》2012 条。将表述完全相同的术语合并后，共计术语 5600 条。其中单次出现症状为 4302 条，重复出现症状为 1298 条；《素问》1461 条，《灵枢》1733 条，《难经》290 条，《伤寒论》931 条，《金匮要略》1185 条。将临床概念相同的术语合并后，共计 3824 条。

张志强博士后将症状术语分为十四大类进行统计分析：

（1）舌苔类 20 条，其中舌象 15 条、苔象 5 条。

（2）脉象类 830 条。

（3）寒热类 255 条，其中寒 126 条、热 129 条。

（4）饮食类 69 条。

（5）睡眠类 9 条。

（6）噩梦类 55 条。

（7）语言类 39 条。

（8）声音类 154 条，包括语声、吸吸、咳嗽、呃逆、呕吐、嗳气、呵欠、喷嚏、太息、肠鸣等。

（9）排出物类 327 条，包括汗、二便、其他排出物。

（10）气味类 9 条。

（11）胎产类 8 条。

（12）解剖定位类 1676 条，包括毛发、爪甲、肌肤筋骨、头面诸窍、二阴、头面、心胸腰腹、躯体等。

（13）神情类227条，包括情志、精神、神志、性格。

（14）形态类146条，包括体形和姿态。

张志强博士后对中医四大经典著作的普查工作，不是简单地将书中症状术语进行统计，而是参考大量经典权威注释的内容，对于注释不明或释文有争议的术语，一般先作训诂，确定每一术语的原始意义，然后综合近现代四部经典相关权威注释著作和《中医诊断学》《中医症状鉴别诊断学》《西医诊断学》《西医症状鉴别诊断学》等现代中、西医学诊断书籍的内容，诠释其内涵和外延。张志强博士后根据典籍所做症状术语普查工作是一件创新的有意义的工作。

第 172 讲
浅说人体体质

今天给大家讲讲人体体质。

从古希腊的希波克拉底提出"体液学说"，到王琦教授撰写了《中医体质学》专著，"体质"一词已逐渐被医学界所认识、研究和应用。什么是体质？

1. 体质的概念

体质是指人体生命过程中，在先天禀赋和后天获得的基础上形成的形态结构、生理功能和心理状态等方面综合的、相对稳定的固有特质，是人类在生长发育过程中所形成的与自然、社会环境相适应的人体个性特征。其表现为结构、功能、代谢及其对外界刺激反应等方面的个体差异性，对某些病因和疾病的易感性，疾病转变转归中的某种倾向性。它具有遗传性、个体差异性、群类趋同性、相对稳定性和动态可变性等特点。

2. 中医体质的概念

一方面体现了体质形成的基础是先天禀赋和后天获得两个基本要素，另一方面也反映了机体内、外环境相统一的整体观念。机体内环境的协调性体现在人的形体结构、脏腑功能与精神意识相关，即中医"形神合一"的生命观。机体与外环境的统一，是指生命个体在后天生长发育过程中与外界环境相适应而形成的个性特征，体现了"天人合一"的整体观，即人与社会统一、人与自然统一。

3. 为什么要了解体质

了解体质可以分析与疾病发生的相关性。体质不同，发病倾向也不同。了解体质，可以指导养生保健。认识了自己的体质，可采取措施来改善自己的体质，对于好发的疾病可以早做预防，推迟或消除疾病的发生。

第173讲

介绍王琦教授的九种体质学说

今天给大家介绍王琦教授的九种体质学说。

对体质的分类，专家学者们提出了四分法、五分法、九分法等多种分类方法。王琦教授设立课题对中国人的体质进行了研究，结题时邀请我参加科技成果评审。评审专家对王琦教授的中医体质研究成果给予了很高的评价。由中华中医药学会发布了王琦教授的九种体质（平和质、气虚质、阳虚质、阴虚质、痰湿质、湿热质、瘀血质、气郁质、特禀质）学说，九种体质观在中医行业内还有不同的看法，我同意王琦教授将人群体质分为九种基本类型的观点，但需要在应用中补充完善。王琦教授的九种体质学说内容如下：

（1）平和体质：是身体强健壮实的体质状态。表现为体态适中，精力充沛，面色红润，头发稠密有光泽，目光有神，嗅觉敏锐，口唇红润，不易疲劳，耐受寒热，睡眠良好，胃纳香甜，二便正常，舌苔薄白，脉和有神。

（2）气虚体质：由于元气不足，以气息低弱、机体、脏腑功能状态低下为主要特征的一种体质状态。表现为精神不振，身体虚弱，容易疲劳，面色㿠白，目光少神，语音低怯，气短懒言，身体乏力，动则气喘，出汗不停，食欲不振，舌质淡红，舌体胖大、边有齿痕，脉象沉细。

（3）阳虚体质：由于阳气不足，以虚寒现象为主要特征的体质状态。表现为面色㿠白，口唇色淡，平素畏冷，手足不温，喜热饮食，精神不振，睡眠偏多，大便溏薄，小便清长，舌淡胖嫩、舌边齿痕，舌苔白润，脉沉迟弱。

（4）阴虚体质：由于体内津液精血等阴液亏少，以阴虚内热为主要特征的体质状态。表现为平素易口舌干燥，咽干鼻干，口渴不饮，手足心热，面色潮红，大便干燥，小便短涩，舌红少津，少苔，脉象细数。

（5）痰湿体质：由于水液内停而痰湿凝聚，以黏滞重浊为主要特征的体质状态。表现为面部皮肤油脂较多，多汗且黏，胸闷痰多，容易困倦，口中黏腻，身体沉重，舌体胖大，舌苔白腻，脉象多滑。

（6）湿热体质：以湿热内蕴为主要特征的体质状态。表现为面垢油光，口苦口黏，身重困倦，容易生疮，大便燥结或黏滞，小便短赤，阴囊潮湿，舌质偏红，苔黄厚腻，脉象滑数。

（7）瘀血体质：是指体内有血液运行不畅的潜在倾向或瘀血内阻的病理基础表现的体质状态。表现为面色晦暗，皮肤色素沉着，容易出现瘀斑，易患疼痛，皮肤干燥或肌肤甲错，或有出血倾向，口唇暗紫，舌质暗红或有瘀斑，舌下静脉曲张，脉象细涩或结代。

（8）气郁体质：由于长期情志不畅、气机郁滞而形成的以性格内向不稳定、忧郁脆弱、敏感多疑为主要表现的体质状态。表现为情绪不稳定，忧郁脆弱，敏感多疑，烦闷不乐；胸胁胀满，或走窜疼痛，多善太息，或嗳气呃逆，或咽间有异物感，或乳房胀痛；睡眠较差，食欲减退，舌质淡红，舌苔薄白，脉象弦细。

（9）特禀体质：表现为一种特异性体质，多由于先天性和遗传因素造成的一种体质缺陷（包括先天性、遗传性的生理缺陷，先天性、遗传性疾病，过敏反应，原发性免疫缺陷等）。表现为遗传性疾病有垂直遗传，先天性、家族性等特征；胎传性疾病为母体影响胎儿生长发育及相关疾病特征。

我同意王琦教授的九种体质学说的观点，但我认为人群中还有一种常见的血虚体质。我的观点，是要在九种体质的基础上增加血虚体质。血虚体质是多因失血过多，或因脾胃衰弱化生血的功能不足而致的体质状态。表现为头晕乏力，心悸怔忡，面色不华，唇舌爪甲色淡无华，手足麻木，关节屈伸不利，两目干涩，视物昏花，舌质淡红，脉象沉细。为此，我认为人体有十种体质。

第174讲
体质的心理特征与发病倾向

昨天介绍了王琦教授的九种体质，今天讲九种体质的心理特征和发病倾向。

（1）平和体质：是人体强健壮实的体质状态，对自然环境和社会环境的适应能力较强。心理特征是性格随和开朗。发病倾向为平素患病较少。

（2）气虚体质：以机体脏腑功能低下为主要特征的一种体质状态。对外界环境适应能力差，不耐受寒邪、风邪、暑邪。心理特征为性格内向，情绪不稳定，胆小。发病倾向为体虚易感冒，或病后抗病能力弱，易迁延不愈。

（3）阳虚体质：以虚寒现象为主要特征的体质状态。对外界环境适应能力差，不耐受寒邪，耐夏不耐冬，易感湿邪。心理特征为性格多沉静、内向。发病倾向多为寒证，或易从寒化，易病痰饮、泄泻、阳痿。

（4）阴虚体质：以阴虚内热为主要特征的体质状态。对外界环境适应能力较差，平素不耐热邪。心理特征为性情急躁，外向好动，活泼。发病倾向多为有阴亏燥热的病变，或病后易表现为阴亏症状。

（5）痰湿体质：以痰湿凝聚为主要特征的体质状态。对梅雨季节及潮湿环境适应力差。心理特征为性格偏温和，稳重。发病倾向为易患消渴、中风等病证。

（6）湿热体质：以湿热内蕴为主要特征的体质状态。对外界湿热交蒸气候较难适应。心理特征为性情多急躁易怒。发病倾向为易患疮疖、黄疸等湿热病证。

（7）瘀血体质：指瘀血内阻征象的体质状态。对外界环境适应能力较差，不耐受风寒侵袭。心理特征为性情急躁，健忘。发病倾向为易患出血、中风、胸痹等病证。

（8）气郁体质：气机郁滞所致的体质状态。心理特征为忧郁脆弱，敏感多疑。发病倾向为易患郁症、脏躁、百合病、不寐、梅核气、惊恐等病证。

（9）特禀体质：是先天性和遗传因素造成的一种体质缺陷。对外界环境适应能力极差，极易患病。心理特征因禀质特异情况而有所不同。发病倾向为过敏体质者易药物过敏，易患花粉症；遗传疾病，如血友病、先天性畸型等；胎传疾病如"五迟""五软""解颅"等。

（10）血虚体质：是指人体血液不足所致的脏腑功能低下的体质状态。对外界环境适应能力差。心理特征为情绪不稳定，胆小。发病倾向为体质虚弱，极易患病，病后因抗病能力弱而迁延难愈。

第 175 讲
浅说体质的调养

前面介绍了体质分类、心理特征、发病倾向，今天讲讲对体质的调养。

（1）平和体质：平和体质的调养方式，是饮食不要过饱过饥，不吃寒冷或过热饮食；多吃五谷杂粮和蔬菜瓜果，少吃油腻辛辣食物。适当运动。

（2）气虚体质：气虚体质调养方式，是多吃补气的食物（米类、面类、豆类、薯类、菜花、香菇、牛肉、兔肉、鸡肉、鸡蛋等）。少吃耗气食物（槟榔、空心菜、生萝卜等）。可适当吃补气中药（人参、黄芪、西洋参、太子参、党参、白术、甘草）。适当运动，如打太极拳、太极剑以增强体质，平时可按摩足三里穴进行自我保健。

（3）阳虚体质：阳虚体质饮食调理，宜吃补阳的食物（羊肉、狗肉、核桃、栗子、茴香），不要吃寒凉食物。药物调理常用补阳中药鹿茸、海狗肾、肉苁蓉、补骨脂、仙茅、淫羊藿等。起居要适应寒暑变化，宜住坐北朝南房子。运动方面可做五禽戏、八段锦、太极拳，多听些激情、高亢、豪迈的音乐。

（4）阴虚体质：阴虚体质起居调理要掌握"秋冬养阴"的养生原则，选择坐南朝北的房子。运动锻炼，可选择太极拳、八段锦、保健功。中午午睡半小时。避免熬夜，避免剧烈运动。饮食调养宜多吃甘凉滋润的食物，如瘦猪肉、鸭肉、龟、鳖、绿豆、百合等，少吃羊肉、狗肉、韭菜、辣椒等温燥食物。

（5）痰湿体质：痰湿体质饮食调养以清淡为原则，少吃肥肉及甜、黏、油腻的食物。适当多吃葱、蒜、海藻、海带、萝卜、金橘、芥末。平时多进行户外活动。衣着应透气散湿，经常晒太阳，进行日光浴。坚持运动锻炼以强身健体。

（6）湿热体质：湿热体质的调养方式，宜饮食清淡，多吃甘寒、甘平的食物，如绿豆、芹菜、黄瓜、冬瓜、藕、西瓜。少食辛温助热的食物，应戒除烟酒。不要熬夜，不要过于劳累。盛夏暑湿较重的季节，要减少户外活动，适当进行运动锻炼。

（7）瘀血体质：瘀血体质的调养方式，应多做有益于心脏血脉的活动，如太极拳、八段锦、保健按摩术等。精神调养要培养乐观的情绪，精神愉快以促使气血流畅，有利于血瘀改善。饮食调理宜常吃佛手、黑木耳、桃仁、油菜、慈菇、黑豆、藕、桃子等具有活血祛瘀作用的食物，可少量饮酒，醋可常喝。

（8）气郁体质：气郁体质的调养方式，食物可选用小麦、蒿子杆、葱、蒜、海带、海藻、萝卜、金橘、山楂等具有行气、解郁、消食、醒神作用的食物。睡前避免饮茶、喝咖啡等提神醒脑的饮料。要增加户外活动，坚持运动锻炼，多参加集体活动，解除自我封闭状态，多向朋友倾诉不良情绪。

（9）血虚体质：指人体血液不足或血的濡养功能减退所致的以脏腑功能低下为主要特征的一种体质状态。其调养方式：①饮食调理常用的补血食物，如米类、香菇、豆腐、菠菜、猪肝、血豆腐、猪肉、牛肉、羊肉、鸡肉、鸡蛋等。②药物调理常用补气药物，如当归、熟地黄、白芍、阿胶、黄精、首乌、鸡血藤、枸杞子、大枣等。根据自己的体能，选用一些传统的健身功。平时可按摩内关、足三里穴。

（10）特禀体质：特禀体质的调养方式是生活中要加强身体锻炼，顺应四时变化，以适寒温。尽量避免接触致敏物质，如尘螨、花粉、油漆等。治疗以益气固表或凉血消风，纠正过敏体质为法。对于先天性、遗传性疾病，或生理缺陷，一般无特殊调治方法，或从亲代调治，防止疾病遗传。平时采用补肾（补先天）健脾（补后天）调肝法调治。

第176讲
浅说脾胃学说的形成

脾胃学说是中医学的重要内容，今天给大家讲脾胃学说的形成。

1.《黄帝内经》奠定了脾胃学说的理论基础

《黄帝内经》对脾胃的解剖、生理、病理、治疗原则等内容已有认识。其中《素问·经脉别论》曰"饮入于胃，游溢精气，上输于脾；脾气散精，上归于肺，通调水道，下输膀胱，水精四布，五经并行"，阐述了胃主受纳、脾主运化的生理功能，概述了饮食消化、营养吸收的全部过程。

2. 隋唐宋代推动了脾胃学说的发展

巢元方《诸病源候论》对脾胃病从病因、病机、证候、发病时间、脉象、预后等方面都有较全面的阐述。《诸病源候论》卷二十一"脾胃胃诸疾·呕吐候"说："呕吐者，皆由脾胃虚弱，受于风邪所为也。……胃内有寒，则呕而吐，其状长大息，心里澹澹然，或烦满而大便难，或溏泄。"把呕吐的病因和证候描写得非常详细。唐代孙思邈在《备急千金要方》中，把临床疾病按五脏归类。孙思邈重视脾胃病的治疗，提倡食养和食疗。他在《备急千金要方·食治》中强调食物疗法的作用，提出用饮食疗法能治好的病，就不需要用药物治疗。宋代钱乙《小儿药证直诀》中将五脏疾病按所主、本病、辨证、治疗四方面加以论述，强调调治脾胃在儿科中的重要性，认为"脾胃虚弱，四肢不举，诸疾遂生"。

3. 金元时期形成了系统的脾胃学说

（1）张元素强调了脾胃在五脏六腑中的地位：张元素在《医学启源》中说："脾者土也……胃者，脾之腑也……人之根本，胃气壮则五脏六腑皆壮也。"在治疗上，张氏根据脾喜温运、胃喜润降的特点，提出治脾宜守、宜补、宜升，治胃宜和、宜攻、宜降的治疗原则，对后世论治脾胃病有很大启发。

（2）刘完素强调胃中阴液润泽对脾胃生化的作用：刘完素突出的学术观

点是"火热论"，认为六气皆从火化，五志过极皆为热病，脾胃的生化在于胃中阴液润泽作用。他提出脾胃湿气过甚者，应用药燥其湿；脾胃干涸者，宜药以寒滋阴泻阳。因为脾阳不运则不能推陈，胃阴不降则不能纳新，故只有使其润泽水谷，才能得以正常纳运。这些论点为李杲著《脾胃论》打下了基础，也为叶天士倡导胃阴学说起了先导启迪作用。

（3）李杲著《脾胃论》，创立脾胃学说：《脾胃论》中除异功散外，五苓散、备急丸、三黄丸是引用前人方，李杲自创了59首方剂，共用103味中药。统计结果：59个方中，用1次的中药有43种，用过2次的中药有14种，用过3次的中药有8种，用过4次的中药有4种，用过5～9次的中药有20种，用过10～19次的中药有6种（苍术、茯苓、半夏、黄柏、羌活、泽泻），用过20～29次的中药有7种（人参、白术、黄芪、陈皮、升麻、当归、柴胡），用30次以上的中药只有甘草，共用了34次。从统计看出，李杲在《脾胃论》一书的用药药味相当集中，同时也反映了他健脾和胃、益气升阳、兼泻阴火的主导思想。李杲所著《脾胃论》《内外伤辨惑论》《兰室秘藏》能完整地反映他的学术思想，既继承了《内经》《难经》学术思想，以及仲景、洁古等人的理论观点，又提出创新性见解。李杲提出"百病皆由脾胃衰而生"，在治法上提出"惟益脾胃之药切"。这一见解至今仍有临床指导意义。

第177讲
说说脾胃升降功能

昨天我们讲了脾胃学说的形成，今天讲脾胃的升降功能。

脾与胃位于腹中，以膜相连，一脏一腑互为表里，为人体气化升降的枢纽。胃主受纳，脾主运化。脾主升，输布水谷精微，为气血生化之源。胃主降，将食物糟粕向大肠传导排出。若脾胃升降功能异常则百病生，治须调理脾胃升降功能。

1. 脾胃升降的体用关系

脾胃同居中州，脾在里，属阴，为阴脏，其性主升。升要靠阳气鼓动，才能将营养津液上输到肺，然后转输到全身，故谓脾是体阴而用阳。胃为腑，属阳，其性主降，水谷入胃得以下行，要靠胃腑下降之功。胃腑要完成下降功能，必须保障胃津濡润，故谓胃是体阳而用阴。脾喜燥而恶湿，胃喜润而恶燥。湿邪为患，脾阳受湿困不能升，则脾运失司。胃得湿润之气方能下降，燥邪为患，则必伤阴液。叶天士说，脾宜升则健，胃宜降则和。太阴湿土，得阳始运；阳明燥土，得阴始安。

2. "脾胃升降"与诸脏的关系

脾胃的升降功能要靠其他脏腑配合才能完成。

（1）肝与脾的关系："见肝之病，知肝传脾，当先实脾"，通过恢复脾胃可治好肝病。肝气郁结，则横逆犯胃，肝胆火郁若与胃气相合上逆，则可出现恶心呕吐、呃逆口苦等症。治宜疏肝解郁，条达气机，清肝胆火，使胃气下降，脾气得升，则诸症皆除，此乃通过治肝而后达到治脾的目的。又如肝郁脾虚，致使脾气不升，痛必泄泻，治宜抑肝健脾，用痛泻要方；肝郁得解，脾气得升，则痛泻自止。

（2）心与脾的关系：心主神，脾主思。思虑过度，则心脾两伤。脾气郁久则气结而不得升，心气衰则脾气易损，肌肉消瘦。妇科常用归脾汤以养血补心，升脾益气。养心气才能解郁结，郁结解则脾阳升，气旺而血自生。

（3）肺与脾的关系：脾主散精，上输于肺。脾气旺盛则肺气充足，脾气不足则肺气也虚，所以治肺也要治脾。如四君子汤中人参补肺气，白术补脾气，茯苓佐白术以健脾渗湿，甘草益气补中，共奏健脾养胃、升阳补气之功。

（4）肾与脾的关系：肾是藏精之脏，既存真阴，又藏真阳。脾为气血津液化生之源，是供给肾阴肾阳的物质基础。肾阳不足不能鼓动脾阳，则脾气不能升。若脾气弱，运化失职，不能将营养津液输于肾，则肾气也不足。所以脾与肾相互资助。如四神丸治肾泄，其中补骨脂补命门之火，吴茱萸温中祛寒，肉豆蔻暖胃理肠，五味子补肾益气、涩肠止泻，生姜暖中，大枣健脾。四神丸温肾暖脾，固肠止泻，脾肾双治。

第178讲
说说脾阴与胃阴

脾胃有阴阳之分，今天说说脾阴与胃阴。

口干舌燥，手足心热，舌红少津为阴虚。五脏皆可出现阴虚，兼心悸气短可诊为心阴虚，兼干咳无痰可诊为肺燥肺阴虚，兼腰酸膝软可诊为肾阴虚。

今天说说脾阴虚，重点说脾阴与胃阴。

1. 脾阴与胃阴的概念

脾阴是脾运化功能活动所依赖的基本物质；胃阴是胃中的津液，是腐熟水谷的物质基础。

（1）脾阴与胃阴是不同的物质基础，具有不同的生理功能。脾为阴脏而中含阳气，阴阳协调，转输水谷精微，上并于心，化为营血。营由脾藏，血由脾裹，故谓"脾之阴为营血"。胃为阳腑而中含阴液，水谷入胃，通过腐熟之后，游溢精气，上归于肺，随着肺之宣发布散，流于全身，因其来源于胃而称"胃之阴为津液"。由于津液流动需要阳气的推动方能充养全身，故又谓"阴中之阳"。

（2）脾阴虚证与胃阴虚证的病因病理有差异。脾为脏，胃为腑，互为表里。脾阴虚证多由内伤气血，损耗营阴所致。如操劳过度、思虑过度、忧伤郁怒、嗜食辛辣、五脏虚损等均可导致脾阴虚。而胃阴虚证则多由外感热邪，灼伤阴津，六淫化燥生火，劫夺津液；或热病之后余热未尽，损耗津液所致。

脾阴亏虚、脾血消耗的主要病理变化：一是运化失调，营血生化乏源，五脏六腑失养；二是虚火妄动，伤络扰神，致使营血不藏，意志不舍。

胃阴亏虚、津液受耗的主要病理变化：一是受纳腐熟的功能减弱；二是胃肠润降失职，燥热内生；三是胃阴亏虚则胃阳偏亢，虚火上升。

一般说来，脾阴亏虚是逐渐形成的。脾气虚进一步发展为脾阳虚，脾阳虚进一步发展导致脾阴虚，亦可由他脏累及导致脾阴虚，故脾阴虚非朝夕得之。导致胃阴虚，一般更快速，如温病火热入于气分，胃即应之，热势炽盛伤耗胃液；加之温病发热，汗出伤阴，故胃阴易伤，其伤快速。

（3）脾阴和胃阴不可分割，相互濡润、相互渗灌。脾阴能化谷助运，生化血液，濡养脏腑，促进胃阴的生成；而胃阴则能腐熟水谷，濡润胃肠，为脾阴提供物质基础。二者在生理上相互促进，共同协调，共同完成对水谷的消化与吸收，为人体提供赖以生存的物质基础。脾与胃通过阴阳协调而发挥各自生理作用，脾喜燥恶湿，主升发运化；胃喜润恶燥，主受纳而以下降为顺。两者刚柔相济，升降和调，共同完成受纳运化功能，成为人体"后天之本"的"能源"基地。若胃阴不足，水谷不化，则脾阴乏源，导致脾阴不足；脾阴不足，则不能为胃行其津液，又致胃液枯槁。

2. 临床表现

（1）脾阴虚与胃阴虚均有阴虚证：脾阴虚证偏重运化、升清的功能失调；症见食少纳呆，或食后腹胀，倦怠乏力，形体消瘦，烦满，手足心热，口干不欲饮，大便干结或不爽，舌红少津，苔薄，脉象细数。胃阴虚证偏重受纳、和降的功能失调；症见饥不欲食，手足心热，口渴欲饮，脘痞嘈杂，或干呕呃逆，胃脘灼热，便干溲少，舌红少津，舌苔花剥，脉象细数。

（2）慢性病多见脾阴虚，急性热病多见胃阴虚：脾阴虚证多见于慢性疾病过程之中，主要表现为阴津生化匮乏的虚损病证，病程较长，所损之阴不能速生；胃阴虚证病位较浅，大多由火热之邪所伤，在急性热病过程中多见；主要表现为津枯肠燥，纳化通降失职的热证，故胃阴虚证较甚，且兼火旺之热象。

（3）脾阴虚证与胃阴虚证治疗用药有别：临床上因内伤杂病者，多属脾阴虚证；外感热病或呕吐伤津者，多属胃阴虚证。

其治疗用药有别："胃为阳土，宜凉宜润"，养胃阴多用甘凉、甘寒之品（麦冬、生地黄、梨汁、蔗浆、藕汁、冰糖、天花粉、芦根等），方剂如吴瑭的益胃汤、沙参麦冬汤、五汁饮等。脾喜燥恶湿，脾阴虚证以虚热为多，治宜用甘淡平之品，甘能补虚，淡不滞湿。药选山药、茯苓、莲子、扁豆、芡实、粳米等，方剂如胡慎柔的养真汤（四君子汤加山药、莲肉、白芍、五味子、麦冬、黄芪）、陈无择的六神散（四君子汤加山药、扁豆）、喻昌辉的益脾汤（山药、莲子、核桃仁、芡实、扁豆、茯苓、太子参、白术、石斛、桔梗、谷芽、炙甘草）等。

脾阴与胃阴的脏腑部位不同，生理功能不同，病理表现不同，故治疗时滋脾阴与养胃阴所选用的药物也不同。但在临床上往往脾胃同治，或滋脾以治胃，或养胃以调脾，或两者并治，贵在审证求因，治病求本。

第179讲
说说脾阳虚与胃阳虚

昨天讲了脾阴与胃阴，今天我再给大家讲脾阳虚与胃阳虚。

脾阳虚证是指脾阳虚少而阴寒内盛所表现的证候，多由脾气虚发展而来。其临床表现为脘腹疼痛、喜按喜暖，脘腹胀满，大便稀溏，四肢不温，畏寒怕冷，或肢体沉重，或周身浮肿、小便不利，或白带量多、质稀无味，舌质淡，苔白滑，脉沉迟无力。脾胃互为表里，脾主升清，脾虚则脾的升清功能减弱，同时会影响胃的降浊功能，脾胃的升清降浊功能失调和气血亏虚可导致脾阳虚证。阳虚生内寒，会导致胃阳也虚也寒，故在临床上称为脾胃虚寒证。

胃阳虚证是指寒凝滞胃腑，损伤胃阳所表现的证候，多因过食生冷或脘腹受寒，损伤胃阳所致。胃阳虚证，习惯称胃寒证。症见脘腹疼痛，痛轻则绵绵不已，重则拘急剧痛、遇冷加重、得温痛减，口淡不渴，纳食减少，肢凉喜暖，口泛清水，舌质淡，苔白滑，脉迟细弦。胃阳虚多由胃气虚发展而来，而胃气虚多因持久的饮食不节，损伤胃气，导致胃气虚而不能受纳水谷和腐熟水谷，从而出现纳食减少、脘腹胀满等症状。此时过食生冷，复感寒邪，寒邪进一步损伤胃的阳气，寒邪凝滞胃腑导致寒邪凝胃证。

中医治则，虚则补之，因此脾虚要补脾，胃虚要补胃。补脾补胃的方剂，可选用四君子汤。阳虚则寒盛，治宜温阳散寒，药可选附子、肉桂或桂枝以温阳散寒。因导致脾阳虚的寒是内寒，宜用干姜温中散寒；而导致胃阳虚的寒多是外寒，宜用生姜温胃散寒。

第180讲
说说甲状腺结节

今天给大家讲甲状腺结节。

结节是影像学上的描述性词语，甲状腺结节是指位于甲状腺内较小的肿瘤、囊肿或正常组织构成的团块，是临床上常见的内分泌疾病。随着检查设备超声、CT、核磁在医学上的广泛应用，甲状腺结节也能检查出来了。流行病学调查显示，2010年普通人群中甲状腺结节发病率为18.6%，女性多于男性，中老年较青少年多见。近十年来的发病率明显增加，可能与自身免疫、环境污染、接触放射线、遗传、碘摄入等因素有关，与人们的生活工作节奏加快、熬夜和不良饮食习惯也有关。临床数据显示，90%以上的甲状腺结节是良性结节，有8%左右是恶性结节。在这8%中，又有1/3小于1cm，不需要马上手术切除，定期随访即可。

医生对甲状腺结节患者要耐心解释病情，消除其对甲状腺结节会癌变的恐惧心理。甲状腺结节通常没有症状，多数是在常规体检中发现。

遇到甲状腺结节患者该怎么处理？

（1）分清甲状腺结节的性质，通过穿刺、基因检测确诊是良性还是恶性。

（2）抽血化验甲状腺功能，观察甲状腺是否还在正常工作。

（3）做甲状腺超声检查，了解结节的大小、位置、形态、边界及供血情况。

（4）良性结节不需要手术，临床观察，3～6个月复查。恶性结节手术切除。

（5）结节大于4cm，会对食管和气管形成压迫，需要手术治疗。

（6）甲状腺结节短期内生长太快，或有呼吸不畅、声音嘶哑等症状，要通过穿刺明确性质。若有甲状腺癌家族史的患者要高度警惕癌变，宜尽早手术治疗。

（7）做到"三个好"，可预防甲状腺结节。一是好心态，愉悦的心情是防病的基础；二是好习惯，生活规律，避免熬夜和过度疲劳，远离有毒有害物质，每年体检 1 次；三是好饮食，一日三餐，定时定量，荤素搭配，控制摄碘。弥漫性甲状腺肿伴发甲状腺结节，要严忌碘饮食（食用无碘盐，禁吃海带、紫菜、海鱼等海产品）。桥本甲状腺炎伴发结节要吃低碘饮食。

（8）我师傅关幼波教授告诉我，凡是慢性病、难治病、怪病、不明原因的病都责之于痰瘀。我认为，甲状腺结节是在脾气亏虚的基础上痰瘀互结所致。治宜补气健脾，化瘀祛痰。方用四君子汤加莪术、白花蛇舌草、薏苡仁、贝母、牡蛎、夏枯草等。

第181讲
说说肺结节

昨天介绍了甲状腺结节，今天讲肺结节。

肺结节不是病名，而是一种影像学的描述。肺结节是指肺内直径 ≤ 3cm 的类圆形或不规则形病灶，影像学表现为密度增高的阴影，一时确定不了是什么疾病，而暂时采用"结节"这个名称进行描述。若 < 1cm 的结节，称为"小结节"；< 5mm 的结节，称为"微小结节"；而 > 3cm 的病灶就不称为结节，而称为"肿块"。

据美国对 26722 名年龄介于 55 ～ 74 岁大量吸烟的人群进行长达 7 年以上的追踪，用 CT 筛查，肺有结节的人数占到 24.2%，其中只有 3.6% 的人被确诊为肺癌。我国肺结节患病率为 10% ～ 20%，在 1 亿肺结节患者中，8000 万是小于 8mm 的小结节。据统计，2008 年 1 ～ 6 月在三甲医院接受肺部 CT 检查的 7456 人中，有 46% 的人有肺结节。其中 5mm 以下的微小结节患者 2351 人，占 69%；5mm 以上的肺结节患者 1077 人，占 14.7%，而纯玻璃样结节占 21%。

依据结节密度，将肺结节分为三类。

一是磨玻璃密度结节：是指肺内模糊的结节影，结节密度较周围肺实质略增加，呈云雾状淡薄影，如同磨砂玻璃一样，但其内可以看见血管及支气管的轮廓。

二是实性结节：是指其内全部是软组织密度的结节，密度较均匀，其内血管及支气管影像被掩盖。

三是部分实性结节：是指其内既包含磨玻璃密度，又包含实性结节密度的结节，密度不均匀。

肺结节恶性概率：部分实性结节>磨玻璃密度结节>实性结节。

在多个肺癌筛查试验中发现：直径 < 5mm 的肺结节，其恶性概率在 1% 以内。肺结节越大，其恶性概率增加。

李乾构 带徒小课 200 讲

为什么会生成肺结节？首都医科大学附属胸科医院肿瘤内科主任医师张树才说："90％以上的肺结节是炎症、淋巴结、结核、真菌等原因所致。因此，绝大多数肺结节是良性病变，只有2％肺结节有恶变可能。"中国医学科学院肿瘤医院胸外科副主任医师黄进丰认为，肺部结节越大，患癌概率越高。该院曾对70岁以上肺部肿瘤患者进行统计，发现肺结节超过3cm、年龄在70岁以上的患者，基本上都诊断为肺癌。

肺结节是否是恶性病变？首先看结节的影像学特点，其次看结节的大小。另外，从事烹饪、重度污染、粉尘接触、有毒化学物等相关工作，以及吸烟的人都是肺癌高危人群。以上人群发现肺部结节时，应引起重视。

我认为，肺结节是在脾气虚的基础上痰瘀互结所致。治宜补气健脾，祛痰化瘀。方用四君子汤加莪术、白花蛇舌草、薏苡仁、贝母、牡蛎、鱼腥草、三七等。

第 182 讲
说说胃肠息肉

今天讲讲胃肠息肉。

胃肠息肉是指胃肠道黏膜表面隆起的赘生物病变。以大肠最为多见，其次是胃，小肠息肉较少见。息肉的病因，目前尚不明确。息肉可单发或多发，可有蒂或无蒂，直径 1～2cm。资料表明，胃肠息肉发病率为 10% 左右，发病年龄 45 岁以上多见，男性是女性的两倍。胃肠息肉可分为炎症性息肉、腺瘤性息肉和错构性息肉三类。腺瘤性息肉，又分为管状型息肉（多见）、绒毛型息肉（少见，易恶变）和混合型息肉。胃息肉多发于胃底部（79% 属炎症性，21% 属腺瘤性），大肠息肉多见于结肠（腺瘤性占 80%，错构性占 10%，炎症性占 10%）。胃肠息肉属于中医学"癥瘕积聚"的范畴。

胃肠息肉早期无明显症状，患者多是做胃镜与肠镜检查时才发现，往往同时患有胃炎、胃溃疡、十二指肠溃疡、结肠炎、溃疡性结肠炎等疾病。治疗要在辨证论治的处方上，加用化痰散瘀药（贝母、牡蛎、三棱、莪术、三七、白花蛇舌草、薏苡仁等）。

胃肠息肉患者有以下情况时，必须手术治疗：①一级亲属（父母、子女、兄弟姐妹）有胃癌或肠癌的；②胃肠息肉大于 2cm 的；③腺瘤性息肉的病理为绒毛状腺瘤或高级别瘤变的；④居住在胃癌或肠癌高发地区，而年龄又在 45 岁以上的。

胃肠息肉的转归：胃肠道息肉多数是良性的，但息肉根基大而直径大于 2cm 的易恶变。有学者观察，乙状结肠息肉患者 3～5 年后复查结果：70% 保持不变，8% 变小，18% 自然消失，只有 4% 的体积增大。

胃肠息肉的预后：胃肠息肉经有效治疗后，炎症性息肉和增生性息肉预后良好。易复发的是腺瘤性息肉，结肠息肉切除后 1 年的复发率为 5%～15%、5 年累计复发率为 20%。

第183讲
浅说肠上皮化生

慢性萎缩性胃炎多伴有肠上皮化生（简称肠化生），今天给大家讲讲肠化生。

肠上皮化生是指胃黏膜上皮被肠型上皮细胞所代替，即在胃黏膜出现类似小肠或大肠黏膜上皮细胞。肠化生是胃黏膜一种很常见的病变，肠化生在浅表性胃炎患者中有24.7%，在萎缩性胃炎患者中有75.3%。另外在胃溃疡、胃息肉等病证中亦可见到肠上皮化生。有学者报告，Hp感染是肠化生发生的重要因素。有学者对115例非溃疡性消化不良的患者进行检查，发现Hp感染者为61.7%，在Hp阳性患者中有肠上皮化生的为65.5%，而Hp阴性患者中有肠上皮化生的只有25%。国外有学者报告，根除Hp感染后，肠上皮化生明显减轻。有学者认为，Hp感染导致胃炎，炎症逐渐加重，继发了肠化生。

1. 肠上皮化生的来源

肠上皮化生起源于黏膜浅层的腺颈部，腺颈部保留着胚胎发育的未分化细胞，构成胃上皮膜的增殖中心。未分化细胞的分裂繁殖，补充衰老丧失的上皮细胞。在病理情况下，未分化细胞可向肠型上皮细胞方向分化，即形成肠上皮化生。

2. 肠上皮化生的结构

肠上皮化生由吸收细胞、柱状细胞、杯状细胞及潘氏细胞组成，有时还有内分泌细胞。由以上几种细胞组成的肠上皮化生，代替了胃黏膜原来的上皮组织。肠化生轻时，只见于黏膜浅层，代替表面上皮、小凹上皮及腺颈部；肠化生重时，可占据黏膜全层。肠化生呈灶状分布，病变重者，病灶连成片。胃窦的肠化生比胃体和胃底多见，窦小弯更多见且程度较重。

3. 肠上皮化生的类型

国外将肠化分为Ⅰ型、ⅡA型及ⅡB型三型。国内根据化生细胞的形态和分泌黏液的性质，将肠化分为小肠型完全肠化、小肠型不完全肠化、大肠型完全肠化和大肠型不完全肠化四型。

4. 肠上皮化生与胃癌的关系

国内外学者从流行病学、病理学、组织化学、生物化学及分子生物学等多方面大量研究表明，大肠型完全肠化或不完全肠化与胃癌的关系最为密切，可视为癌前病变。

5. 我对肠上皮化生的治疗

我治疗萎缩性胃炎，用补益脾胃的四君子汤为基础方，臣药白术用莪术替代，获得较满意的疗效。古代名医王好古称，莪术有健脾益胃的功效；李时珍在《本草纲目》中也说，莪术能健脾益胃。我归纳莪术具有健脾和胃、行气活血、消积止痛的功效。

我的临床体会，莪术小剂量（10～15g）偏于活血化瘀，大剂量（15～30g）偏于化瘀消积，治癥瘕积聚。我在临床治疗萎缩性胃炎，用莪术与党参、茯苓、甘草、白花蛇舌草、薏苡仁配伍。莪术药理试验表明，对小鼠肉瘤有抑制作用；能抑制金黄色葡萄球菌、乙型溶血性链球菌、大肠杆菌、伤寒杆菌、霍乱弧菌的生长；莪术对大鼠实验性胃溃疡有明显治疗作用，可显著抑制血小板聚集，降低全血黏度的作用。有学者报告，莪术有逆转肠上皮化生的作用。

第184讲
浅说异型增生

有进修医生问我，萎缩性胃炎伴有异型增生怎么治疗？今天讲讲这个问题。

胃黏膜上皮细胞增生，分为单纯性增生和异型增生。异型增生，又称不典型增生，为癌前病变。大多数癌前病变都要通过异型增生而发展为癌。异型增生在胃镜活检中的检出率为9.9%，多见于慢性萎缩性胃炎。有学者统计，早期胃癌中的2/3病例有异型增生。

1. 异型增生的一般特点

异型增生多发生于胃窦及小弯。1980年，世界卫生组织癌前病变小组将异型增生的特点归纳为细胞不典型，细胞分化异常及黏膜结构紊乱。

2. 异型增生分级

1978年，全国胃癌协作组病理组将异型增生分为轻度异型增生、中度异型增生度、重度异型增生三级沿用至今。以轻度异型增生最多见，一般可恢复。有学者随访40例重度异型增生者5年，有22例发展为癌（占55%）。

3. 异型增生分型

异型增生分为腺瘤型异型增生、隐窝型异型增生、再生型异型增生、球样异型增生和囊性异型增生五型。

4. 异型增生的中医治疗

胃黏膜上皮细胞异型增生是胃细胞不正常的分裂增生，中医治疗要扶正祛邪。扶正用四君子汤补气健脾，祛邪用莪术、白花蛇舌草、薏苡仁健脾祛湿、化瘀解毒。有学者报告，莪术能逆转肠上皮化生和异型增生。白花蛇舌草为抗癌中药，体外试验对急性淋巴细胞型、粒细胞型、单核细胞型，以及慢性粒细胞型的肿瘤细胞有较强抑制作用；对吉田肉瘤和艾氏腹水癌亦有抑制作用。浙江大学李大鹏教授从薏苡仁中提取具有抗癌作用的薏苡仁酯制剂治疗消化系统癌症。

第 185 讲
说说喝茶

大家天天喝茶，茶叶也是一味中药。我们在学校没学过，今天补课。

茶叶为山茶科植物茶的嫩叶或嫩芽，我国长江流域及长江以南地区均产。春、夏和秋季采摘初发的叶芽，以清明前采摘者称为明前茶。一般经加工精制后用，亦可鲜用。我国茶生产历史最久，品种也多，大约有 140 种，常喝的有绿茶、红茶和花茶三种。一般老百姓喝茶是这样安排：绿茶性凉，擅长清热解暑，宜炎热的暑天喝；红茶性温，擅长温中健胃，宜严寒的冬天喝；花茶居中，宜春、秋季喝。

茶叶性味功效：茶叶性凉，味甘、微苦，具有清暑止渴、消食和胃、清热利尿、解乏醒神的功效。主治风热上犯，头晕目昏，暑热烦渴；或饮酒过度，嗜睡，神疲体倦，小便短赤或水肿尿少，油腻食积，消化不良，湿热泻痢等症。此外，茶叶还有解毒的作用，用于误服金属盐类或生物碱类毒物尚未被吸收者。

用法用量：每次用 5～10g 茶叶，沸水泡茶饮；或水煎服；或入丸、散剂。

食用方法：菊花 10g，绿茶 5g，沸水浸泡，徐徐饮用，具有清热解暑、清肝明目的作用。适用于夏热所致的头目不清、精神疲倦、烦热尿赤。

药用验方：健脾消食汤（花茶末 15g，神曲 15g，鸡内金 10g，白术 10g，枳实 10g），水煎服，具有健脾消食的功效。主治暴饮暴食，脘腹胀满，不思饮食等症。

茶叶的化学成分与药理作用：茶叶含嘌呤类生物碱，以咖啡碱为主，另有可可豆碱、茶碱、黄嘌呤、胡萝卜素、维生素、精氨酸、单宁酸、鞣质、挥发油、三萜皂苷等。茶叶中所含的茶碱和咖啡碱对中枢神经系统有强大的兴奋作用。绿茶提取物有明显的降压作用，抗动脉硬化作用，抗氧化作用。茶叶尚具有利尿、降血脂、抗癌、抗病原微生物、抗炎和抗过敏作用。茶中含的单宁酸可预防中风。动物试验证实，茶叶中的单宁酸能抑制过氧化脂质生成，其效果比服用的维生素 E 高 200 倍。实践证明，饮茶有利于人们的身体健康。其主要原因是茶叶中含有对人体非常有益的六大类营养物质（咖啡碱、多酚类化合物、维生素类、矿物质、氨基酸及脂多糖）。

喝茶注意事项：①脾胃虚寒、失眠及习惯性便秘者慎服。②服人参、土茯苓、威灵仙及含铁药物者禁服。③茶叶过量、喝茶过浓，易引起烦躁、兴奋、呕吐、失眠等"中毒"症状，大量喝西瓜汁可解"醉茶"。④饭后不宜立即喝浓茶（绿茶含鞣酸高达 10% ～ 24%。饭后立即喝茶，茶叶中的鞣酸与食物结合成不溶性沉淀物，使铁难以被吸收。⑤不宜空腹饮茶。⑥婴幼儿忌饮茶。

【茶叶传说】乾隆封君山茶为贡品的故事：传说乾隆皇帝下江南来到岳阳，乘船泛舟洞庭，登上君山，品尝了君山茶，当他看到用柳毅井水冲泡的君山茶，水色清亮，幽香四溢，乾隆喜笑颜开，赞不绝口，当即封银针茶为御茶。《巴陵县志》对君山贡茶有记载："君山贡茶，自乾隆四十六年始，每岁贡十八斤。谷雨前，知县遣人采制一旗一枪，白毛茸然，俗呼白毛尖。"君山茶产于唐代，而君山银针盛名于清代，与乾隆皇帝封君山茶为贡品密切相关。

第
185
讲

说
说
喝
茶

幽门螺杆菌的发现、命名与感染率

幽门螺杆菌（Hp）是导致胃病的元凶，今天给大家讲 Hp 的发现、命名与感染率。

1. 幽门螺杆菌的发现

1981 年，澳大利亚皇家佩斯医院的病理科医师 Warren 和实习医师 Marshall 用染色法发现胃黏膜标本上存在细菌，用四环素治疗 1 例胃内有细菌的胃炎，发现清除细菌后胃炎症状得到改善，随后试图从胃黏膜上培养分离出这种细菌，反复培养 30 余次均未获得成功。1982 年 4 月，在做第 37 次培养时，正值复活节休假，培养皿不经意地培养了 5 天，看到了菌落。1982 年 10 月 22 日，在皇家澳大利亚内科学院的会议上，首次报告了这种细菌与胃炎相关。随后他们于 1983 年在 *Lancet* 杂志上报道了近 3 年来在 135 例胃黏膜活检标本上发现了细菌，该菌在光镜下形态与空肠弯曲菌相似，用 Warthin–Starry 染色，很容易辨认。在巧克力琼脂上，能培养出这种细菌。自 Hp 分离后，专家学者们从流行病学、细菌学、病理学、毒理学，从蛋白组学、基因组学，从细胞水平到分子机制的研究，都取得了巨大的成就。

2. 幽门螺杆菌的命名

1983 年，Warren 与 Marshall 分离出细菌，其形状类似弯曲菌属，暂称之为"未鉴定的弯曲状杆菌"。因其寄生在胃窦幽门部，国内译名为"幽门弯曲菌"。我国杨海涛教授于 1991 年将它译为"幽门螺杆菌"，于是全国通用这个名称。

3. 幽门螺杆菌的感染率

2001 ～ 2004 年，专家在全国 20 个省市、40 多个中心的自然人群中对 Hp 感染进行流行病学调查，其结果：Hp 感染率为 40% ～ 90%，平均为 59%。感染率最低的是广东省，为 42%；最高的是西藏，为 90%。世界范围内，成人 Hp 感染率达 50% ～ 80%。

我国属发展中国家，Hp 感染率高。用集成分析法对接受内镜检查用活检组织学检测 Hp 的 13 篇论文 3519 例资料进行分析，Hp 感染率为 61%，属世界上高感染地区。研究表明：经济落后、卫生条件差、文化水平低，则 Hp 感染率高；Hp 感染率随着年龄增加而升高。

第187讲
幽门螺杆菌传播的方式

昨天讲了幽门螺杆菌（Hp）的发现、命名与感染率，今天讲幽门螺杆菌的传播方式。

Hp 传播途径至今尚未完全明了。Hp 寄居于人类，但实验表明：动物蒙古沙鼠、猪、猫和猩猩等亦可被 Hp 感染。多数研究认为，人是自然环境中的唯一传染源，人与人间传播是唯一传播途径，通过口－口、胃－口传播已被肯定。

流行病学调查资料显示：贫穷、教育程度低、卫生差、居住拥挤、兄弟姐妹多、儿童与父母或保姆同床等，都是 Hp 感染的高危因素。职业中，如胃肠科医护人员受感染可能性更大。国内一组报告显示，Hp 阳性儿童的整个家庭成员 Hp 感染率为 68.8%，其中父母双亲感染率为 63.6%；而 Hp 阴性儿童的整个家庭成员 Hp 感染率为 15.4%，其中父母双亲感染率为 22.2%，差异非常显著。

Hp 可通过胃肠道从粪便排出，污染食物和水源而传播感染。自然环境中分离培养 Hp 是粪－口传播的证据，有报告从南美国家沟渠水中分离 Hp 成功。南美调查显示，Hp 感染率与进食被粪便污染的蔬菜及水源相关。

有报告，从唾液、反流呕吐物、牙菌斑中检测发现 Hp。巴基斯坦报告在无刷牙习惯的 178 人中，用牙垢斑涂片和尿素酶试验检测 Hp，阳性者 173 人，Hp 感染者达 97%；而有刷牙习惯的对照组，Hp 感染者仅 23%。西非一组报告母亲通过咀嚼食物后喂养的幼儿与非咀嚼喂养的对照比较，Hp 感染的危险系数为 2.9 倍。总结上述内容，在自然条件下，Hp 通过人－人传播，而通过动物、宠物、苍蝇、昆虫传播未被证实，即使有也是个别现象。人－人传播中，通过口－口、胃－口证据较多，而粪－口传播尚无有力证据说明其普遍性。但在卫生条件差的地区，可能性较大。

胃镜检查引起 Hp 医源性传播引起关注。在检查 Hp 阳性患者后，用

PCR 法可发现 61% 胃镜表面和内道受 Hp 污染，活检钳污染更为严重。荷兰一组对 281 例镜检前 Hp 阴性患者中，有 3 例（1.1%）镜检后获 Hp 感染。日本学者观察，1913939 例胃镜检查中，有 420 例（占 0.02%）检查后约 1 周内发生急性胃黏膜病损，这部分患者镜检前血清 Hp 抗体阴性，镜检后过半数转为阳性，认为病损是内镜引起急性 Hp 感染所致，故内镜需用理化方法彻底消毒。

第188讲
中医药根除幽门螺杆菌的思路

今天给大家介绍中医药根除幽门螺杆菌（Hp）的思路。

西医用"三联""四联"来根除 Hp，但抗生素耐药率逐年上升。据报道，北京地区甲硝唑耐药率从 1999 年的 36.3% 上升到 2005 年的 79.2%；克拉霉素从 1999 年的 10% 上升到 2005 年的 41.9%。中华医学会消化病学分会 Hp 学组和 Hp 科研协作组对全国 16 个省市 20 多个中心城市 Hp 耐药流行病学调查显示：抗生素的耐药率，甲硝唑为 50%～100%（平均 73.3%），克拉霉素 0～40%（平均 23.9%），阿莫西林 2.7%。多数患者还有食欲不振、恶心欲吐、大便干燥等胃肠道反应。国内有研究表明黄芩、黄连、黄柏、蒲公英等清热解毒药具有杀灭 Hp 的作用。

我认为根治 Hp 不能都用苦寒的黄芩、黄连、黄柏、大黄等清热解毒药，而要在中医理论指导下辨证用药。下面介给我根除幽门螺杆菌的思路。

1. 四君子汤益气健脾，是根除幽门螺杆菌的有效基础方

中医有"邪之所凑，其气必虚""百病皆由脾胃衰而生"的理论，临床多见 Hp 感染患者面色萎黄、消瘦乏力、食欲不振、嗳气便溏等脾胃虚弱的症状。胃镜下多见胃黏膜色泽变淡，胃黏膜红白相间以白为主，黏液减少，这些均为脾胃虚弱之象。故脾胃虚弱是胃病发生发展的根本，治疗胃病 Hp 感染时，要以补益脾胃为根本大法。中医补益脾胃的代表方剂，就是四君子汤，但临床要辨证运用。

2. 丹参活血化瘀，增加胃部营养供给，是根除 Hp 的有力措施

胃为多气多血之腑，胃病为反复发作的慢性病，中医有"久病必瘀"理论。各种病因导致胃的气机阻滞，胃失和降，可直接影响胃络血液运行而形成胃络瘀阻证。胃镜检查有幽门螺杆菌感染者，常见胃镜下胃黏膜暗红、水肿、糜烂或黏膜粗糙不平，有结节隆起呈颗粒状，均为瘀血征象。治宜具有活血化瘀作用的丹参。研究表明，活血化瘀类药可以改善胃黏膜血循环，增加胃的血流量，改善胃局部缺血缺氧状态，增加胃部营养供给，增强和保护胃黏膜的屏障功能，有利于抑杀 Hp。

3. 补充益生菌，可改变胃内环境，有利于抑杀 Hp

对有幽门螺杆菌感染的胃病患者，除用中药治疗外，还要嘱患者一日三餐后喝一小罐（125g）益生菌酸乳。益生菌酸乳，含有乳酸杆菌、双歧杆菌、枯草杆菌等对人体有益的多种益生菌，可改变胃内环境，使之不适宜 Hp 生长繁殖，从而有利于抑杀 Hp。

4. 根除幽门螺杆菌，需要辨证论治

研究表明：黄连、黄芩、大黄、地榆、大蒜、归尾、丹参、高良姜、干姜、石斛、党参等近 100 种中药，均有不同程度的抑杀和根除 Hp 作用。用中医药根除 Hp，需要在中医理论指导下进行辨证论治。在运用四君子汤基础方的同时，还要随兼证（兼症）加减。如兼见食欲不振的脾胃气虚证，加木香、砂仁、鸡内金、炒三仙；兼见胃痛怕冷的脾胃虚寒证，加桂枝、炒白芍、干姜、炮附子；兼见胃部重坠的中气下陷证，加黄芪、升麻、柴胡；兼见头晕眼花的气血两虚证，加当归、川芎、白芍、熟地黄；兼见失眠多梦的心脾两虚证，加当归、枣仁、夜交藤；兼见两胁胀痛的肝脾失调证，加柴胡、白芍、郁金、枳壳；兼见剧痛黑便的气滞血瘀证，加丹参、仙鹤草、延胡索、三七粉；兼见口干舌燥的胃阴亏虚证，加麦冬、生地黄、玉竹；兼见烧心、口苦、烦怒的肝胃郁热证，加栀子、黄连、吴茱萸。兼见胃部热痛，加黄连、黄芩、延胡索；兼见胃凉痛，加干姜、良姜；兼见气怒作痛，加香附、郁金；兼见伤食痛，加莱菔子、鸡内金、山楂；兼见舌苔黄厚腻，加藿香、佩兰、草果。

5. 对用"三联"和"四联"根除 Hp 失败者，宜采用中西医结合治疗

对用"三联法"和"四联法"根除 Hp 失败的患者，宜采用中西医结合治疗，即在采用西药三联或四联疗法的同时，配合中医治疗。研究表明，中西医结合治疗 Hp 感染，对延缓西药耐药性的产生、降低毒性和不良反应的发生率、防止复发等方面，效果满意。

第189讲
中药汤剂煎服法

中药汤剂怎么煎？怎么服？中医有规范，今天介绍我常用的中药汤剂煎服法。

1. 煎药

煎药前：首先要选好煎药锅，以砂锅最好，不锈钢锅或电锅也可以，但不能用铝、铁、铜、锡锅煎药，因为中药含有鞣酸，与上述金属可发生化学反应，产生沉淀物，使中药有效成分减少而影响药效。选好煎药锅后，要把煎药锅清洗干净，煎药的水要用清洁的新鲜自来水或泉水或井水，不要用热水瓶的热水或保温杯的沸水煎药，也不要用经过反复煮沸的凉白开水煎药。煎药前不需要清洗中药，将从医院拿回的一剂中药倒入锅内加水后，要浸泡30～60分钟之后才点火熬药。一般花、叶、茎、全草类中药浸泡30分钟左右，根茎、种子、果实、矿石类中药浸泡60分钟。

煎药时：我常叮嘱患者自己加3片生姜和3颗大枣，目的是增强益气健脾、温中散寒作用和调和药味及清除余毒。煎药加多少水合适？传统的方法是加3碗水煎成1碗。因为一剂中药的药味不同，每味中药的剂量也不一样，不同的中药吸水量也不同，那加多少水煎药合适呢？我推荐加水应加至以水浸没中药面2～3cm为佳；或用手掌按压中药时，水刚刚漫过手背。煎药开始要用大火（即武火），待煮沸以后改用小火（即文火），保持微沸状态继续煎煮15～30分钟。一般治外感病的汤药，煮沸以后继续煎煮15分钟即可；治慢性病的汤药，煮沸后要继续煎煮30分钟左右。然后把煎煮的药液倒出来，少加水煎第二遍，一般加第一次水量的2/3左右，煎药方法同上，倒出第二遍煎药液，并将第一遍药液与第二遍药液混合温服。关于汤药煎煮时间，还要灵活掌握。对有芳香类含挥发油中药的煎煮时间宜短，对有矿石类、贝壳类中药或滋补类中药的煎煮宜用文火且煎煮时间延长15～30分钟。

李乾构 带徒小课 200 讲

2. 服法

我院中药汤剂代煎成 2 袋（每袋 200mL），早晚各喝 1 袋（200mL）。

治外感病的汤药煎 2 次，共取 400mL，分 4 次温服，早晚各喝 100mL，上午 10 点和下午 3 点各喝 100mL，乘热喝。喝完汤药，卧床盖被，休息半小时左右，最好微微出汗以驱邪外出，则外感即愈。

治慢性病的汤药煎 2 次，共取 300mL，分 3 次温服，上午 9～10 点、下午 2～3 点、晚上 9～10 点各服 100mL，即餐后 2 小时左右服药。经治疗后，若慢性病的病情稳定，自觉症状不多时，可改为一剂汤药服 2 天。即一剂汤药煎煮 2 次，共取 400mL，分 4 次温服，每天服 2 次，上午 9～10 点和晚上 9～10 点各服 100mL。

第
189
讲

中药汤剂煎服法

第 190 讲
浅说气病

中医有"百病皆生于气"的理论，今天说说气病。

气血是构成人体的最基本物质，也是维持人体生命活动最基本的物质。人有病，或病在气分，或病在血分，或病在气血，今天先讲气病。

人体的气来源于父母先天的精气和食物中的水谷之气，以及自然界的清气，通过脾胃、肺、肾等脏腑生理功能的综合作用，将三者结合起来而生成气。气的生理功能有推动作用、温煦作用、防御作用、固摄作用和气化作用。若各种因素影响气的生理功能，则导致气病。临床常见气病，有气虚证、气滞证、气逆证、气陷证、气脱证。

气虚证：是机体脏腑功能衰退，元气不足而出现的全身性虚弱症状的总称。气虚证多见于老年人、病后或素体禀赋不足者；临床表现为神疲乏力，呼吸气短，语声低微，少气懒言，纳少不香，或见面色㿠白，头晕目眩，心悸自汗，舌淡，脉虚细无力等症。治宜补气健脾，方用四君子汤加味。

气滞证：是机体气的流通不畅而导致气机阻滞所出现的一系列症状总称，多因外邪侵袭、情志不遂或外伤等因素所致；临床特点为胀痛，疼痛窜走而部位不固定，每因情志变化而胀痛加重。治宜疏肝理气，方用柴胡疏肝散加减。

气逆证：是肺、胃、肝的生理功能失常，气当降不降而反上逆所出现各种症状的统称，多与外邪、食滞、郁热、痰浊，情绪抑郁等致病因素有关；临床表现为咳嗽气喘，恶心呕吐，嗳气呃逆，胸胁胀痛等症。治宜和中降逆，方用旋覆代赭汤合二陈汤加减。

气陷证：因先天不足或后天失养而致元气亏损，气机升降失常，以中气下陷、升举无力为特征的一系列症状的总称，常见于脾胃久病和内伤杂病；临床表现为气短乏力，神疲懒言，脘腹坠胀，久泄脱肛，阴挺，脉细无力等症。治宜补气举陷，方用补中益气汤加减。

气脱证：因先天不足或久病、重病、失治而致元气亏损，气机升降失常，出现气脱等一系列症状的总称；临床表现为气短气促，四肢厥逆，恶寒蜷卧，脉微而下利等症。治宜回阳救逆，补气固脱；方用四逆加人参汤。

第191讲
浅说血病

中医有"气血同源"的理论，昨天讲了气病，今天说说血病。

气血既是构成人体的最基本物质，也是维持人体生命活动最基本的物质。人有病，初始在气，日久入血分。

人的血是由营气和津液组成的。营气和津液是来自食物，经脾胃纳运（消化吸收）而生成的水谷精微，所以说，脾胃是气血生化之源。《灵枢·决气》谓："中焦受气取汁，变化而赤，是谓血。"而血的生成，又要依赖营气和肺的作用，方能化生为血。正如《灵枢·邪客》谓："营气者，泌其津液，注之于脉，化以为血，以荣四末，内注五脏六腑。"以上所述表明，营气和津液都是生成血的物质基础，而营气和津液又是来源于食物，经过脾胃纳运而生成的水谷精微。若各种原因损伤脾胃，则血液的生成不足，可形成血虚的病理变化。若气虚推动无力，则血在脉中流动、迟缓，导致血滞。若血不循经而溢于脉外，则可导致出血。溢于脉外的血，日久则形成瘀血。各种因素影响气血的生理功能，可导致气病和血病。临床常见的血病，有血虚证、血滞证、血瘀证、出血证。

血虚证：多见于大出血后、月经过多、术后、久病重病患者；临床表现为头晕眼花，神疲乏力，面色㿠白，唇色淡白，心悸气短，经少色淡，舌质淡红，脉象沉细等症。治宜补血益气，方用四物汤加黄芪。

血滞证：多见于慢性病，久病血脉运行不畅者；临床表现为跌打损伤者的肿胀疼痛，慢性病久病患者的肢体麻木等。治宜益气活血，方用丹参饮。

血瘀证：多见于慢性病、久病，血行停滞脉中，或出血后血瘀脉外者；临床表现为外伤瘀肿，各种疼痛，肢体麻木，癥瘕积聚，唇紫舌质暗红等症。治宜活血化瘀，方用桃红四物汤。

出血证：多见于咳血、呕血、衄血、便血、尿血、崩漏等各部位的出血，术后、产后出血；临床表现为头晕目眩，神疲乏力，心悸气短，口干舌燥，舌质淡红，脉象沉细等症。治宜益气止血，方用十灰散加黄芪、三七。导致出血证的病因有寒热虚实的不同，治疗必须辨证。如因血热迫血妄行的出血证，治宜凉血止血，上方加生地黄、生艾叶、栀子炭；因冲任虚损导致出血，治宜补血止血以固冲任，上方加当归补血汤；因阳气虚弱不能摄血的出血证，治宜温阳益气止血，上方加十全大补丸。治出血证，均可用仙鹤草、白及、三七止血。

第192讲
感冒的诊治思路

今天给大家讲讲我诊治感冒的思路。

感冒为临床上常见病、多发病。今年冬天，北京气候反常，一冬没有下雪，气温比往年要高，空气干燥，感冒的患者特别多。中医治感冒，辨证分风寒证与风热证两个主要证候。风寒感冒用辛温解表法治疗，方选荆防败毒散或九味羌活汤加减；风热感冒用辛凉解表法治疗，方选银翘散合桑菊饮加减。

此外，夏天感冒多兼有暑湿，宜在处方中加清暑化湿之品（藿香、佩兰、香薷）；年老体弱之人感冒，还应在处方中加补益之品（黄芪、人参、西洋参）。这样才符合中医辨证论治的治则，方可提高临床疗效。

要提高临床疗效，还需注意以下几点：

一是多喝水、多休息、多吃新鲜水果，这是感冒的常规治疗。国外很多医生治疗感冒不开药，而叮嘱患者多喝水、多休息。感冒多为细菌和病毒混合感染所致，多喝水、多休息、多吃新鲜水果，可补充津液和营养，有利于患者康复。

二是三通排毒，这是治疗感冒的根本措施。大便通、小便通、汗毛孔通，可将体内代谢的废物、毒素及时排出体外，疏通人体管道，调和气血，平衡阴阳，有利于感冒患者早日痊愈，是治疗感冒最根本的措施。

三是喝西红柿汤面，这是治疗感冒最理想的膳食。感冒患者一定要保持微微出汗，煮汤面时用一个西红柿加 100g 青菜，打一个鸡蛋，趁热吃面、吃菜、喝汤，既有丰富的营养，又能刺激汗腺出汗排毒，还可补充身体的水分，一举三得。因此说，西红柿汤面是治疗感冒最理想的膳食。

四是在治感冒处方中，必须加用柴胡、芥穗。我当住院医生值夜班时，遇到患者发热，不管什么原因引起的，都肌注 2mL 柴胡注射液，退热效果非常理想。柴胡解肌表发汗，是治疗感冒要药。芥穗含有挥发油，能刺激汗腺发汗，无论感冒风寒证或风热证均可应用。因此，柴胡、芥穗也是我治感冒必须用的有效中药。

第 193 讲

久咳从脾论治

今天给大家讲讲久咳从脾论治的话题。

咳嗽为临床上常见病证，多因外感或内伤导致肺气失于宣发、肃降，迫使肺气上逆而引起咳嗽。外感咳嗽治疗不及时、不彻底，往往迁延成久咳难愈。我的临床经验，久咳要从脾论治。

（1）从五行相生关系看：五行关系中木生火，火生土，土生金，金生水，水生木。五脏中，肺属金，脾属土，脾为肺之母，肺为脾之子，儿子有病母担扰，母亲身体健康，乳汁营养丰富，可增强孩子的抗病能力，有利于疾病康复。所以，补益脾气是治疗久咳肺虚的重要法则，即常说的"培土生金法"。

（2）从经络关系看：《灵枢·经脉》云："肺手太阴之脉，起于中焦，下络大肠。"表明肺之经气源于母脏脾。手太阴肺经，足太阴脾经，肺脾两经同属"太阴"，有"同气相求，同声相应"之意。

（3）从气血生化输布的协作关系看：《素问·经脉别论》谓："饮入于胃，游溢精气，上输于脾，脾气散精，上归于肺，通调水道，下输膀胱。"肺主气，司呼吸，脾主运化为后天之本，是气血生化之源，由肺呼吸的氧气和脾胃化生的水谷精微，经肺脾合作，共同完成代谢、输布，肺脾在生理功能和病理变化过程中能相互协调和影响。如脾失健运，水湿不化，聚而生痰，会影响肺的宣发和肃降功能，导致咳嗽。

（4）从临床现象看：研究表明，慢性支气管哮喘患者有食管形态学病变的检出率达 63.6%，食管反流率达 65.5%。慢性阻塞性肺病患者多有食欲不振、餐后饱胀、大便干燥等症。有学者对胃溃疡患者的肺活量检测，结果低于无胃病患者，表明胃病日久亦可导致肺功能受损。

（5）治疗方药：以陈夏六君子汤为基础方。党参 15g，白术 10g，茯苓 10g，甘草 3g，陈皮 10g，法半夏 10g。

加减法：痰清稀多泡沫，畏寒怕冷，加桂枝 10g，干姜 5g 以温化寒痰；痰黄黏稠，咯出不爽，加黄芩 15g，浙贝母 10g，鱼腥草 15g 以清化热痰；动则作喘，胸憋气短，加蛤蚧 10g，五味子 10g 以补肾纳喘；汗出恶风，反复感冒，加黄芪 15g，白术 10g，防风 10g 以补气固表；纳呆食少，大便稀溏，加木香 10g，砂仁 3g，鸡内金 10g 以健脾开胃；痰少或夹有血丝，舌红无苔，加百合 10g，麦冬 10g，白茅根 30g 以滋阴止血；唇紫，舌质暗红或有瘀斑，加丹参 15g，莪术 10g，三七粉 3g 以活血化瘀。

第194讲

治疗咳嗽变异性哮喘的体会

今天给大家讲治疗咳嗽变异性哮喘的体会。

咳嗽变异性哮喘（CVA），又名过敏型哮喘，是哮喘的一种特殊类型。1970 年 Stanescu 和 Teculescu 首次报道以咳嗽为主诉的哮喘。1972 年，Glauser 称这类疾病为"咳嗽变异型哮喘"。本病归属于中医的"咳嗽""哮喘""喘证""痉咳""百日咳"等不同疾病的范畴。我个人认为，本病属于中医学的"燥咳"。

1. 病因病机

（1）外感失治，邪郁于肺，肺气失宣，肺管不利，气道挛急而致病。

（2）先天禀赋不足，又有宿痰内伏于肺，遇风寒外袭（过敏原），致使痰浊与外邪搏击于气道，使气机不畅，气道受阻，肺气阻闭，失于清肃，而咳嗽喘息。

关于 CVA 的发病机理，有炎症学说和喘息阈学说。99% 的 CVA 患者，表现为持续的气道炎症与气道高反应性，刺激末梢咳嗽感受器，直接引起咳嗽反射，因而没有喘息症状和体征。喘息阈值高，可能是咳而不喘的原因。

2. 临床特点

（1）临床主要表现为顽固性咳嗽，78.8% 为阵发性干咳。

（2）应用各种抗生素、止咳药无效，但用平喘药、激素有效。

（3）发病年龄不限，但儿童发病率较高。

（4）多数患者有家族或个人过敏史。

（5）气道高反应试验阳性。

（6）过敏试验阳性。

（7）常因相关因素诱发，如过敏原、冷空气、油烟气味、运动或上呼吸道病毒感染。

（8）肺部听诊、胸部 X 线及肺功能检查通常是正常的。

3. 我国目前儿科试行的诊断标准

（1）咳嗽持续或反复发作1个月以上，常在夜间或清晨发作，痰少、运动后加重，临床无感染征象，或经长期抗生素治疗无效。

（2）支气管扩张剂可使咳嗽发作缓解（为基本诊断条件）。

（3）有个人过敏史或家族过敏史，气道呈高反应性、变应原试验阳性等可作辅助诊断。

4. 治疗

（1）西医治疗：一是用支气管扩张剂；二是用茶碱类药；三是抗胆碱药；四是类固醇类药，如二丙酸倍氯米松、色甘酸钠雾化吸入，可降低气道高反应性。

（2）中医辨证治疗：燥咳治以润肺止咳，自拟润肺止咳汤。桑叶15g，杏仁9g，炙麻黄5g，生黄芪20g，紫菀5g，麦冬15g，地龙10g，生甘草5g。

加减：兼感风寒，加防风10g，芥穗10g，苏叶10g；兼感风热，加金银花15g，连翘15g，黄芩15g；兼有痰浊，加陈皮10g，法半夏10g，茯苓10g；脾胃虚弱，加党参10g，白术10g，茯苓15g；肺虚气弱，加黄芪15g，白术10g，防风10g，百合15g；气滞血瘀，加柴胡10g，郁金10g，丹参20g；有过敏史者，加蝉蜕5g，僵蚕10g，乌梅10g。

5. 治疗体会

（1）CVA是在肺气虚的基础上，邪郁于肺，肺气不宣，失于清肃，气道挛急而致病。肺虚肺燥为本，久咳少痰为标，治宜补肺润燥治其本，解痉止咳治其标。

（2）补肺宜用生黄芪，润燥宜用麦冬，解痉宜用地龙，久咳宜用诃子肉。

（3）本病多有过敏史，在辨证论治处方中加蝉蜕、僵蚕、乌梅等中药脱敏，可提高临床疗效。

（4）有喘息者，加葶苈子、苏子、五味子降逆平喘。

（5）重症者，宜中西医结合治疗。

第 195 讲
变应性鼻炎辨治体会

今天给大家讲变应性鼻炎的辨证论治体会。

过去我们将遇到花粉、花絮、气味而打喷嚏、流鼻涕的，均诊为过敏性鼻炎，现改称"变应性鼻炎"。变应性鼻炎属于中医"鼻鼽"范畴。病机多因肺气亏虚，卫表不固，腠理疏松，风寒乘虚而入，侵犯鼻窍，导致鼻窍壅塞，津液停聚而致病。本病的病位在鼻，与肺、脾、肾三脏关系密切，治疗离不开此三脏。

临床表现为喷嚏、流清水样鼻涕、鼻塞、鼻痒、眼痒等症状。若皮肤点刺试验阳性者，即可诊断为变应性鼻炎。

变应性鼻炎，中医分肺脾气虚证、脾虚湿困证、肺经郁热证、肺肾阴虚证和肾阳亏虚证进行辨证论治。

我治疗变应性鼻炎的体会：

（1）肺脾气虚是变应性鼻炎发病的根源，治宜健脾补肺，方用黄芪四君子汤为基础方，随兼证和兼症加减。

（2）尘螨是变应性鼻炎最常见的变应原，搞好个人卫生、家庭卫生及环境卫生，断绝尘螨的食物来源和滋生条件。

（3）对尘螨过敏者，要增强体质，提高自己的免疫功能和抵抗力。

（4）尘螨过敏者，要少吃发物。

（5）在处方中酌加防风、蝉蜕、辛夷、细辛、白芷等祛风通窍药。细辛辛香走窜、芳香透达、通利九窍，与辛夷同用，具有良好的通窍止涕疗效。现代药理研究表明，防风、蝉蜕、细辛、辛夷、白芷等具有抗变态反应的作用。

（6）变应性鼻炎宜内治与外治相结合。除辨证治疗内服汤药之外，还要配合用辛夷和细辛配制的辛细滴鼻液滴鼻，以提高疗效。现代研究表明，辛夷具有收缩鼻黏膜血管的作用，辛夷挥发油有很好的抗过敏作用。细辛也具有较强的抗过敏作用，细辛滴鼻液用于治疗变应鼻炎的鼻窍不通、流清涕患者，疗效显著。

变应性鼻炎辨治体会

第 196 讲

颈椎病眩晕症的中医治疗

今天给大家讲颈椎病眩晕症的中医治疗。

颈椎病是骨科病名，是指颈椎间盘变性、颈椎骨质增生所引起的综合征。西医将颈椎病分为神经根型、脊髓型、椎动脉型及交感神经型四型，其中以神经根型颈椎病最为常见，占颈椎病 60％以上。多见于中年以上男性，多有外伤病史或长时间从事伏案工作和睡眠姿势不当病史，每因外伤、劳累或受寒冷刺激而诱发。临床表现为颈部活动受限或僵硬、颈肩部疼痛、枕部感觉障碍，或皮肤麻木，或手指麻木，眩晕头痛，视物模糊，耳鸣耳聋，上肢力量减弱，甚则出现手中握物突然失落现象。

检查：棘突、棘突旁或沿肩胛骨内缘有压痛点，神经根牵拉试验阳性。颈椎正斜位片，见颈椎关节退行性病变、椎间孔狭窄等。

中医学认为，中年以后肝肾渐衰，颈骨缓弱，加之外伤或积劳成疾，使筋络受损，气滞血瘀，经络闭阻不通，气血不能布达而致病。

辨证：气滞血瘀，脉络痹阻。

治法：调理气血，温经通痹。

方药：自拟舒颈止眩汤（葛根汤加减）。

葛根 30g，桂枝 10g，赤芍 15g，白芍 15g，炙甘草 5g，当归 10g，川芎 10g，天麻 10g，延胡索 10g，威灵仙 15g，杭菊花 10g，三七粉 3g。

兼有气虚者，加黄芪 20g，党参 10g；兼有血虚者，加鸡血藤 30g，熟地黄 10g；兼有肾阴虚者，加服六味地黄丸；兼有肾阳虚者，加服金匮肾气丸；兼有肝肾不足者，加服滋补肝肾丸；兼肢体麻木者，加服血府逐瘀丸。

为提高疗效，可配合按摩治疗或自我颈部保健。在治疗的同时，要纠正不良姿势，保暖避寒，减轻颈部压力，有利于颈椎病的康复。

第 197 讲
介绍我的三通养生保健法

今天给大家介绍我的三通养生保健法。

三通是指大便通、小便通、汗毛孔通。三通养生保健法能疏通人体脏腑管道，使人体气血经络通畅，及时把人体代谢的废物、毒素排出体外，保持人体的脏腑平衡、气血平衡、阴阳平衡，从而达到维持身体健康的目的。

1. 大便通

从生理角度看，每日或隔日排便 1 次，粪便不干不稀，排便通顺均属正常范围。若某种原因使粪便存在肠道内的时间过久，粪便内含的水分被过度吸收，以致粪便过于干燥、坚硬，排出困难，2 天以上排便 1 次，排便困难或不通畅则称便秘。我主张每天排便 1 次，排出毒素，身体安康。

研究表明：粪便中含有水分、食物残渣、大量死的和活的细菌。细菌中的酶对食物残渣进行发酵和腐败，产生的沼气、二氧化碳、脂肪酸、硫化氢、氨、吲哚等废物、垃圾、毒素，应该及时排出体外，粪便在体内多滞留一分钟，毒素就多毒害身体一分钟。有资料表明，大便通畅，血中坏胆固醇、肌酸等有害物质能被迅速削减，有利于高血压、心脏病、脂肪肝、肥胖症的康复。

保持每天排便，消除便秘的方法有五：

一是主动喝水，以软化粪便，使排便通畅：早晨起床后，喝 400 ～ 500mL 温开水，上午喝 400mL，下午喝 400mL，晚上喝 100 ～ 200mL，一天要喝 1200 ～ 1500mL 水。要主动喝水，不要等口渴了再喝水。喝水可以润滑肠道，软化粪便，促使粪便顺利通过肠道排出体外。

二是纠正不良饮食习惯，多吃含纤维素的食物：每天吃一斤蔬菜和半斤水果；饮食要有规律，吃饭要定时定量；少吃肉类等含纤维食物少的食物；不要挑食偏食，要多吃粗粮、杂粮，少吃辛辣上火之品；要忌烟少酒；每天吃三薯（白薯、马铃薯、芋薯），这是防治便秘的理想食物。

三是自我顺时针按摩腹部：在餐后和排便时，自我顺时针按摩腹部 100 次左右，有增强胃肠动力、促进胃肠蠕动、加快排便的作用。

四是纠正不良的生活习惯和排便习惯：起居要有时，有劳有逸，保持充足的睡眠，保持良好的情绪。养成每日定时入厕排便的习惯，不要忍憋大便，上厕所时不要看书报，不要玩手机，要集中思想排便。

五是坚持锻炼身体，以提高整体功能，促进肠蠕动，加快排便：运动有提高整体功能和增强胃肠蠕动功能，促使肠内容物下移；运动还可增强腹肌、膈肌、提肛肌的力量，促进肠胃蠕动，有利于排便。

2. 小便通

小便通是指一天排尿 5 ～ 6 次，排出 1500mL 左右尿量，颜色清亮，排尿畅通。尿液中的成分主要是水分和身体代谢最终产物如尿素、肌酐、马尿酸、尿色素、氨等。尿液中的尿素、肌酐、氨是对身体有害的物质，可通过小便排出体外，有利于身体健康。要做到小便通，就要适当多喝水，不吃油炸煎烤等上火食品。

3. 汗毛孔通

汗毛孔通是指汗毛孔张开，能微微地出汗，将身体内毒素排出体外，有利于身体健康。人体皮肤有 200 万～ 250 万个汗腺，可以分泌汗液，汗液的主要成分有水、氯化钾、氯化钠、碳酸氢、尿素、尿酸、氮、乳酸等。其中尿素、尿酸、氮、乳酸是对身体有害的物质，需要通过微微出汗排出体外。

大便通、小便通、汗毛孔通的三通保健法，可以疏通人体脏腑管道，促使人体气血经络通畅，及时把人体代谢的废物、毒素排出体外，保持人体的脏腑平衡、气血平衡、阴阳平衡，达到健康的目的。

第198讲
说说我喔喝的三花茶

大家都喝茶，今天给大家介绍我喝的三花茶。

我今年（2022年）85周岁，身体尚好，能坚持每周一、二、三、四上午出门诊，我认为是得益于我每天喝三花茶。我从小就爱喝茶，喝了一辈子茶。茶是个好饮料，茶叶中含有近400种成分，主要有茶碱、咖啡碱、黄酮类及苷类化合物、芳香油化合物、碳水化合物、多种维生素、多种微量元素等。茶叶中的这些成分对人体是有益的。茶是中国人的主要饮品，故有"不可一日无茶"之说。如何喝茶？选用哪种茶好？这与每个人的喝茶习惯有关。例如北京人喜欢喝花茶，南方人喜欢喝绿茶，福建、台湾人喜欢喝乌龙茶，内蒙古人喜欢喝奶茶。我爱喝三花保健茶（玫瑰花1g，杭菊花2g，三七花3g，龙井茶4g），沸水泡2次，代茶饮。

功效：活血降压，疏肝解郁。

其中三七花具有活血化瘀、降脂补益的作用；玫瑰花具有疏肝解郁、调节情绪的作用；杭菊花具有清肝明目、醒脑降压的作用。

适宜人群：中老年人，患有高血压、冠心病的人群。

注意事项：①茶叶可根据个人喜好，选用红茶、花茶、铁观音、普洱茶都可以。②晚上最好少喝茶，以免影响睡眠。③茶叶不要放得太多，每天2～5g为宜，不要喝浓茶。④服西药时，最好不要用茶水送服或吃药后立即喝茶。⑤孕妇不宜喝三花茶。

第199讲
说说中药抑酸药

李乾构 带徒小课 **200** 讲

患者诉泛酸，我常用中药抑酸治疗。中药调节胃酸分泌具有较好的作用，作用缓和而持久，副作用较少。今天给大家说说中药抑酸药。

中药抑酸药有海螵蛸、珍珠母、瓦楞子、龙骨、牡蛎、钟乳石等矿物类药和贝壳类药，这类药性味咸涩而温，功能收敛制酸、祛痛止血。其有效成分主要为碳酸钙，具有中和胃酸的作用。

海螵蛸有抑酸，促进胃溃疡愈合的作用。用海螵蛸（乌贼骨）与贝母配制的散剂——乌贝散，有保护溃疡面的作用。试验表明，乌贝散能明显吸附胃蛋白酶，中和胃酸，从而减少胃蛋白酶对溃疡面的消化作用，减少了胃酸对溃疡面的刺激，从而起到保护溃疡面的作用。从体内及体外的胃液分析，乌贝散对胃液中的游离酸和总酸度均有强大的中和作用，除有对抗胃酸的局部作用外，还有抑制胃酸分泌类似抗胆碱能神经药物的作用。

瓦楞子冲剂具有抑制胃酸及抗消化性溃疡作用。在溃疡面愈合方面，优于甲氰咪胍。瓦楞子冲剂中的黏质胶，可在胃、十二指肠黏膜表面形成薄膜保护层，并能促进新生肉芽生长，加速溃疡面愈合；能抑制胃肠平滑肌收缩，使胃肠蠕动减慢。复方瓦楞子冲剂具有抑制幽门螺杆菌生长的作用，其抑菌能力优于甲氰咪胍。

此外，对胃酸有抑制作用的中药还有柴胡、半夏、干姜、党参、甘草等。

第 200 讲
说说中药的胃动力药

患者诉胃胀或餐后饱胀，说明胃动力不足。今天给大家讲讲中药的胃动力药。

中医病机的气机阻滞与西医胃肠道动力障碍有相似之处，中医常用理气药来治疗胃肠道动力障碍。理气药具有疏通气机、消除气滞的功能，主要用于气滞证。临床表现以胃部饱胀或疼痛胀闷为主，治宜理气行气，可选中药陈皮、青皮、枳实、枳壳、木香、乌药、香附、大腹皮、槟榔、沉香、降香、甘松、莱菔子等中药。

实验研究表明：理气的中药对消化功能有明显的调节作用，既能抑制胃肠道运动，又能兴奋胃肠道运动。例如陈皮、青皮、枳实、枳壳、乌药、香附、木香均可降低家兔离体肠管紧张性，同时收缩幅度亦见减小，然后使肠管进一步舒张。青皮、陈皮、厚朴有解痉作用，解痉方式可能是对肠管平滑肌的直接抑制。陈皮含多种成分，对消化道有多种作用，既能"芳香健胃，祛风下气"，又能缓解脾胃气滞所产生的症状。

理气药陈皮中的挥发油，对消化道有缓和刺激的作用，有利于胃肠积气的排出，并能促进胃液分泌，有助于消化。理气药（如枳实、橘皮、佛手、厚朴、木香、香附、乌药、沉香等）均含有挥发油，具有局部刺激作用，内服能促进肠蠕动，增进泻药的泻下作用。

此外，具有温中散寒、健脾和胃的中药，如干姜、胡椒、桂枝、肉桂、丁香，亦有促进胃肠动力作用，排除消化道内积气，从而达到排气消胀的效果。